乳腺病 最新疗法

主编　王兆信　潘化远

学术顾问　吕世长

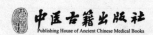

中医古籍出版社
Publishing House of Ancient Chinese Medical Books

图书在版编目（CIP）数据

乳腺病最新疗法 / 王兆信 , 潘化远主编 . -- 北京：
中医古籍出版社 , 2017.7
　　ISBN 978-7-5152-1516-7

　　Ⅰ . ①乳… Ⅱ . ①王… ②潘… Ⅲ . ①乳房疾病 – 诊
疗 Ⅳ . ① R655.8

中国版本图书馆 CIP 数据核字 (2017) 第 165741 号

乳腺病最新疗法

主编　王兆信　潘化远

责任编辑　王益军　赵东升
封面设计　映象视觉
出版发行　中医古籍出版社
社　　址　北京东直门内南小街 16 号（100007）
印　　刷　三河市华东印刷有限公司
开　　本　710mm×1000mm　1/16
印　　张　19.25
字　　数　336 千字
版　　次　2017 年 7 月第 1 版　　2017 年 7 月第 1 次印刷
印　　数　0001 ~ 2000 册
书　　号　ISBN 978-7-5152-1516-7
定　　价　45.00 元

内容提要

乳腺疾病是危害妇女身心健康的常见病、多发病，分为乳腺炎、乳腺增生、乳腺纤维腺瘤、乳房囊肿、乳腺癌以及男性巨乳症六大类。其致病因素比较复杂，如治疗不及时或治疗不当，可能发生病变，随时导致生命危险。本书重点介绍了目前最新的乳腺病诊疗技术，既为广大读者介绍了乳腺病防治科普知识，又重点介绍了专业技术很强的高科技手术设备及方法。对各种乳腺病的治疗，既有西医的手术治疗，又有传统的中医辨证施治。体现了济南乳腺病医院中西医结合综合施治的特色疗法，为广大乳腺病患者带来了福音。本书深入浅出、通俗易懂，内容新颖，是一部既专业又科普的实用读物。

序

突然接到一个陌生的电话，自称是济南乳腺病医院的医生，请我对他撰写的《乳腺病最新疗法》一书进行审阅并写序。为了对书稿的真实性负责，按照该书作者提供的地址，我从济南火车站乘 11 路公交车到少年宫下车，果然看到济南乳腺病医院。私自走进医院确实看到了他们切下的男性 6 斤（像西瓜大小）的大乳房标本，与该医院官网上描述完全相符。该院是以男性乳房发育、女性纤维腺瘤、肿块、乳腺癌等乳房多发病、疑难病的诊治为主，集医疗、科研、保健、康复于一体的乳腺病专科医院，是城镇职工医疗保险、济南市新型农村合作医疗定点医院。

《乳腺病最新疗法》，既有现时代的先进性与广泛性；又有专业学术上的科学性、系统性及权威性。是一部内容丰富，资料详实的临床专著，根据国内大多数临床医师诊疗专业技术知识更新的迫切需要，汇集了国内学有专长、专心乳腺病研究的、享有极高声誉的专家、教授、新一代中坚力量的有识之士，吸取前人之精华，去其糟粕、广采博引、尊古训而不拘泥，系统总结了目前国内诊疗乳腺病的经验。从实践上升到理论，又以理论指导实践，给众多乳腺病患者带来福音。

作为本书的第一读者，从本书的初稿到成书，我反复阅读数遍，从中见证了作者在微创手术技术及中医辨证施治等方面的可喜成果，令吾钦佩之至，我为祖国医学与现代医学结合的又一硕果，为祖国医学后继有人而感到莫大的欣慰。为了扶持年轻的一代，我责无旁贷，一次次的阅读这部书稿。

该书纲举目张，源流清晰，深入浅出，内容新颖丰硕，术语准确，严谨规范，病类详实，选方适宜、实用、科学，既有继承前人之经验，又有新的创意，实乃集现代中西医结合治疗乳腺病之大成。完成如此杰作，实乃不易，感人至深，是吾辈所愿而未能所及的。余见而喜曰："此乃济世之大成也"。故不揣肤浅，乐之为序而弃于篇首。并向同仁和广大读者推荐这部具有临床实用价值的专著。

吕世长于北京

2016 年 5 月 17 日

前　言

　　女性乳房是显著的女性第二性征，生长发育及其功能受内分泌腺的控制，特别是受垂体前叶及卵巢激素的影响较大。乳腺疾病较多，但概括起来，最常见的有两大类：即乳腺组织感染所引起的炎症和乳腺组织结构改变所致的肿块，即乳腺增生、乳腺肿瘤。

　　乳腺病一般分为乳腺炎、乳腺增生、乳腺纤维腺瘤、乳房囊肿、乳腺癌以及男性巨乳症六大类，是临床常见病，多发病。严重危害人们的身体健康，尤其是目前乳腺癌的发病率有逐年上升的趋势，为了提高广大患者的身体健康，根据乳腺病诊疗医生知识更新及广大患者的需求，济南乳腺病医院组织有关专家撰写了《乳腺病最新疗法》一书。

　　本书重点介绍了目前最新的乳腺病诊疗技术，既为广大读者介绍了乳腺病防治科普知识，又重点介绍了专业技术很强的高科技手术设备及方法。对各种乳腺病的治疗，既有西医的高科技的手术治疗，又有传统的中医辨证施治。体现了我院中西医结合综合施治的特色疗法，为广大乳腺病患者带来了福音。本书深入浅出、通俗易懂，内容新颖，是一部既专业又科普的实用著作。

　　本书在设计、编写、统稿过程中得到中华医学会、中国营养学会、中国性学会中医分会常务理事，国内著名医学专家吕世长主任医师大力帮助，再次表示感谢。

　　由于笔者个人水平所限，书中难免有错误或不妥之处，敬请广大同仁和读者批评指正，使之日臻完善。

济南乳腺病医院

2016 年 5 月

学术顾问

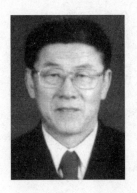

　　吕世长，主任医师，毕业于山东医科大学。中华医学会、中国营养学会、中国性学会、中医分会常务理事。山东省卫生行政复议、应诉、听证主持人。多次参加国内外学术活动，发表具有国际水平的医学论文20多篇；多次为国际文化交流中心医学部授课。编著和主审医学书籍10多部：《新编儿科临床指南》《现代性病临床指南》《营养性疾病》《特殊人群用药指南》《现代抗感染临床用药指南》《妇科疑难杂症奇效良方》《中西医结合治疗不孕不育症》《赐嗣—不孕症诊疗理论与实践》《新编实用优生指南》《临床用药不良反应及处理》《药物临床分析与临床实践》《男性不育诊疗指南》《营养性疾病理论与实践》《孕产妇相关疾病》及人类健康指南系列丛书（五部）等。《乙肝病毒感染调查研究》获科技成果奖。"中西医结合治疗输卵管阻塞"及"中西医结合治疗胃癌"两项临床的研究通过省级鉴定、达到国内领先水平。

作者简介

王兆信，主任医师，中美 GE 乳腺学院教学委员，原省立医院影像科主任，肿瘤学、乳腺诊断学专家，中国乳腺学会委员，山东乳腺影像医学会委员，从事乳腺影像诊断研究四十余年。曾援助坦桑尼亚首都医院医学影像工作教学两年，全省十余家市级以上医院会诊讲学。擅长 X 线诊断工作和各类乳腺疾病的诊断治疗。对于乳房肿块、乳腺纤维瘤、早期乳腺癌等的诊断有深入研究。

潘化远，主任中医师，毕业于山东中医学院医疗系。祖传中医世家，其父是济南市政府命名的十大名老中医之一，自幼受家庭的熏陶，酷爱中医临床工作四十余年，专心致力于中医理、法、方、药的研究，特别对妇科、乳腺疾病有较好的研究和治疗方法，尤其擅长中医妇科疑难杂症、乳房肿块、疼痛和肿瘤术后的中医、药方调理，具有独到的见解和治疗方法，是济南市知名中医专家之一。

刘增坤，副主任医师，从事普外科临床工作 30 余年，具有丰富的临床和手术经验，微创男乳手术技术领先，2010 年为亚洲第一大乳男郭庆坡成功手术，中央电视台慕名采访报道，男乳微创清除术手术切口微小而隐蔽，将安珂旋切、局部吸脂、乳腔镜技术综合运用取得了良好的手术效果，截止到目前开展男乳手术 400 余台。

王兆泰，副主任医师，山东省普外专业委员会委员，济南市普外专业委员会委员，原武警山东省总队医院普外科主任，武警部队普外专业委员会理事，《中华新医学杂志》编委，曾获武警部队科技进步三等奖2项、国家专利1项。在国家权威统计源、核心期刊发表论文30余篇。从事普外科临床和科研工作26年。在乳腺手术治疗方面积累了丰富的临床经验，能够处理多种复杂疑难问题。广泛开展了乳腺癌的手术治疗。

刘淮海，主任医师，毕业于山东医学院，山东省济南市麻醉学会委员，专注于各类疾病的手术麻醉，有多篇论文在国家核心医学刊物发表，著有《实用临床麻醉学》《小儿心脏病学理论与实践》专著两部。擅长于各类乳腺病的手术麻醉，以零差错、零事故深受患者信赖。

张世国，副主任医师，从事外科临床工作30余年，发表医学论文10余篇。曾获得军队科技进步三等奖。担任中华医学论坛编辑，擅长普外科常见病，多发病的诊治，特别擅长乳腺疾病的诊断与治疗，对乳腺结节、乳腺囊肿、乳腺增生、乳腺副乳、急性乳腺炎、乳腺纤维瘤等的治疗有独到见解。对乳腺病的微创治疗有深入研究，是国内首批操作"针孔取瘤术（旋切）"的乳腺病医师。

目　录

第一章 绪 论

第一节 乳房的发育、生理解剖及病理变化

一、乳房的发育

乳房的发育是女孩进入青春期的指征。乳房的发育过程可分为 5 个时期：

青春前期：乳房和乳头逐渐隆起如小丘状，乳晕直径增大，是青春期乳房发育的表现。

青春期：乳房和乳晕进一步增大，隆起的圆形轮廓似小型的成年乳房。

成年期：典型的成年人乳房，具有光滑的圆形轮廓。

妊娠期：乳房进一步增大，并显得更加饱满，乳晕增大，颜色加深。

老年期：老年人的乳房逐渐下坠萎缩。乳房发育示意图，见下图。

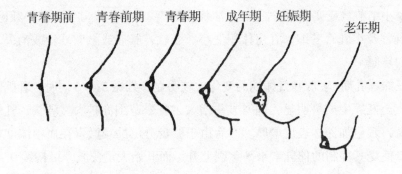

青春期前　青春前期　青春期　成年期　妊娠期　老年期

乳房发育示意图

乳房的发育历经胚胎期、婴幼儿期、青春期、月经期、妊娠期、哺乳期、绝经期、老年期等不同阶段。作为内分泌激素的靶器官，乳房在各个时期均处于机体内分泌激素特别是性激素的影响下，故各期乳房的表现有其各自的特点。

胚胎期　当胚胎发育至第 2 个月时，在胸腹两侧从腋窝至腹股沟的连线上，

由外胚层的上皮组织发生 6 ~ 8 对乳头状的局部增厚，即乳房原基。正常情况下，除胸部的乳房原基外，其余的乳房原基都在出生前退化或消失。如果多余的乳房原基不退化，就会出现副乳腺，多发生在腋窝和胸前部，一般小于正常乳房，较大者月经来潮前可有胀痛或放射痛，妊娠哺乳期可见泌乳。

婴幼儿期 新生儿的乳房仅有几根主要的腺管，没有性别差异，持续到青春期前。60%的新生儿出生 1 周左右，乳头下可触及蚕豆大小的硬结，伴有肿胀、发红、有少量乳汁样分泌物，即"新生儿乳腺炎"。这是母亲通过胎盘留在新生儿体内的雌激素的作用，一般 2 周左右自行消失。

青春期 随着卵巢的发育和逐渐成熟，女孩从 12 ~ 13 岁起，乳房逐渐增大。主要表现为乳头增大，乳腺叶间的脂肪细胞含量较少，结缔组织含量丰富，触摸较硬韧；随后腺管增多并且分支，腺泡开始形成和发育，乳头、乳晕的颜色逐渐加深。到出现月经时，乳房的发育逐趋完善，形状呈半球形。

月经期 青春期后，月经来潮，进入性成熟期，此时子宫内膜呈现周期性变化，乳腺同样因内分泌变化而出现周期性变化。青春期后卵巢开始分泌雌激素及孕激素等内分泌激素，刺激乳腺组织增殖胀大，导管增多，叶间结缔组织和脂肪组织也增多，腺体组织呈现增生及退化复原的周期性变化。经前乳腺导管扩张、上皮增生、水肿。血管增多，组织充血，乳房变大、胀、质韧，触之呈小结节状或变硬，同时有轻度胀痛或触痛。经后末端乳管和腺小叶退化，末端乳管及小乳管萎缩，乳房体积变小、变软，胀痛或触痛减轻或消失，乳腺趋向复原。

妊娠哺乳期 乳腺在妊娠期的变化比较明显，妊娠 5 ~ 6 周时，乳腺开始增大，至妊娠中期最明显，同时乳头增大，乳晕范围亦扩大。乳头、乳晕色素沉着，颜色加深，表皮增厚。产后由于胎盘分泌的孕激素在血中浓度突然下降，使受其抑制的催乳素水平急剧上升，而开始大量泌乳，可持续 9 ~ 12 个月。

绝经及老年期 绝经前期由于雌激素和孕激素的缺乏，乳腺已开始萎缩，乳腺上皮细胞消失，管腔变细，但因脂肪积聚而外观肥大。组织学改变表现为：导管上皮细胞变平或消失，腺小叶结构大大减少或消失，间质纤维发生透明变性（玻璃样变性）、钙化等。各种囊性病变主要发生在绝经期后、已有退化改变的乳腺组织中。

二、乳房的体表位置和形态

成年女性乳房的位置一般位于胸前的第 2 ~ 6 肋骨之间，内界为胸骨外侧缘，外界达腋前线，内侧 2/3 位于胸大肌之前，外侧 1/3 位于前锯肌表面。95% 的乳房在外上象限有一狭长的部分伸向腋窝，称为乳房尾部（腋尾部），腋尾部亦可发生癌变，易与肿大的腋窝淋巴结及副乳腺癌相混淆。

我国成年女性不同年龄段乳房形态各不相同，未经哺乳者多为半球形或圆丘形，哺乳后多有一定程度的下垂。双侧乳头对称，青年女性乳头一般正对第 4 肋骨或第 5 肋骨水平，略指向外下方。乳晕色泽深浅各异，青春期后乳晕呈粉红色，妊娠后乳晕区域普遍增大，色泽加深，呈深褐色。

三、乳房的血管、淋巴、神经分布及病理变化

（一）动脉

胸廓内动脉的穿支：又称内乳动脉，从锁骨下动脉第一段发出，距胸骨缘 0.5cm ~ 1cm，在第 1 ~ 6 肋软骨、肋间内肌后面，沿胸膜及胸横肌前面下行。胸廓内动脉在各肋间均发出分支，分布至乳腺内侧部分，其中以 1 ~ 2 穿支较为粗大，乳腺癌根治术时应注意结扎，以免回缩引起出血。

腋动脉的分支：供应乳腺外侧及上部的血供，自内向外依次为胸最上动脉、胸肩峰动脉胸肌支、胸外侧动脉、胸背动脉。胸最上动脉由胸小肌上缘下行，进入乳腺，该血管较细，但走行变异大，清扫腋尖淋巴结时应注意。胸肩缝动脉胸肌支经胸大小肌之间下行，穿过胸大肌，营养胸大肌、乳腺的上部和内侧。胸外侧动脉沿胸小肌下缘行走，分支至胸大小肌、乳房外侧部。胸背动脉发自肩胛下动脉，伴随胸背神经行走，发出肌支营养背阔肌及前锯肌，再供给乳房外侧。

（二）静脉

1. 内乳静脉的穿支：是引流乳房最大的静脉，尤以最上三个肋间穿支最明显。内乳静脉注入同侧无名静脉。

2. 腋静脉分支：血液回流至锁骨下静脉和头臂静脉，周围淋巴组织丰富，是乳腺癌根本清扫淋巴结的主要区域。

3. 肋间静脉属支：乳腺的静脉直接注入肋间静脉，再注入奇静脉和半奇静脉。

以上三条途径均可将乳腺癌癌细胞或癌栓经无名静脉或奇静脉汇入上腔静脉，发生肺及其他部位的转移。癌灶累及浅筋膜或皮肤时，癌细胞也可经皮下浅静脉发生远处转移。

椎静脉系统：与肋间静脉丛广泛交通。椎静脉丛内压力低，又无静脉瓣，容易发生倒流。当癌细胞侵入肋间静脉时，即可直接转移至脊柱、骨盆、股骨上端、颅骨、肩胛骨、肱骨上端、脑等部位。

（三）乳腺的淋巴回流

1. 乳房皮肤的淋巴管

乳房皮肤内不存在毛细淋巴管，乳头、乳晕和乳晕周围皮肤的浅层的毛细淋巴管网注入深层的毛细淋巴管网。浅层淋巴管网注入深层的毛细淋巴管网。浅层淋巴管网广泛交通，当乳腺癌侵犯浅层淋巴管网或被癌细胞栓塞时，可引起淋巴阻塞，出现"橘皮征"。当乳腺癌侵犯乳腺实质并阻塞淋巴管交通时，癌细胞可随乳腺淋巴管内的逆流淋巴液，经四通八达的周围皮肤的淋巴管转移到对侧乳腺、对侧腋窝淋巴结或胸腹部皮肤。乳腺癌术后局部皮肤复发，除种植性转移的可能性外，皮肤淋巴管网癌细胞的浸润为重要原因。

2. 乳腺实质的淋巴管

乳腺小叶内不存在毛细淋巴管。乳腺实质的淋巴管起自小叶周围结缔组织内的毛细淋巴管网，并发出淋巴管在输乳管和腺小叶周围吻合成淋巴管丛，向乳头汇集，汇入乳晕下淋巴管丛。

（四）乳腺的区域淋巴结

1. 腋淋巴结

腋淋巴结是上肢数目最多的一群淋巴结，总数 30 ~ 60 个，平均 35 个。按解剖学原则可以分为 5 群，即外侧群、后群、前群、中央群、尖群。外侧群位于腋窝外侧壁，在肩胛下血管远侧沿腋静脉排列，接受上肢的淋巴回流。后群（肩胛下群）位于腋窝后壁，沿肩胛下动静脉排列，接受腹后壁和胸后壁浅层的部分集合淋巴管，输出淋巴管注入中央群及尖群淋巴结。前群位于腋窝内侧壁，沿胸外侧动静脉排列，第 2 ~ 4 肋浅面，接受脐以上腹前、侧壁及乳腺中央部、外侧部的集合淋巴管，输出至中央群和尖群淋巴结。中央群位于腋窝中央，腋动静脉后下部的脂肪组织内，接受前群、外侧群、后群的输出淋巴管，也可直接收纳乳腺的部分集合淋巴管，输出至尖群淋巴结。尖群（锁骨下群）位于腋窝肩部，在胸小肌内侧，沿腋静脉近端的前面和下面分布，接受前群、外侧群、后群、中央群及胸肌间淋巴结的引流淋巴液。如果尖群受累，提示锁骨淋巴结转移的可能性大，也预示可能已有血行转移，临床多主张乳腺癌根治术时应将其清除，并且单独送检。

但在实际临床操作中，以上分组略微繁琐，而按淋巴结群的部位与胸小肌的关系分为胸小肌外侧群（腋下组）、胸小肌深面群（腋中组）、胸小肌内侧群（腋上组），有助于选择治疗方法和估计预后。仅腋下组淋巴结转移时，5年生存率为62%；有腋中组淋巴结转移时，5年生存率为47%；而有腋上组淋巴结转移时，5年生存率仅为31%。转移淋巴结位置越高，预后越差。

2. 胸肌间淋巴结

又称 Rotter 淋巴结，位于胸大、小肌之间，沿胸肩峰动脉胸肌支排列，接受胸大、小肌及乳腺后部的淋巴回流，输出淋巴结注入尖群。胸肌间淋巴结是乳腺癌转移的重要部位之一，保留胸大、小肌的乳腺癌改良根治术应包括该组淋巴结的清除。

3. 胸骨旁淋巴结

又称内乳淋巴结。位于胸骨两旁，肋软骨后，距胸骨外缘 0.8 ~ 1.25cm，沿内乳动、静脉分布，主要接受乳腺内侧、乳头乳晕区、胸前壁、上腹壁的淋巴引流。不仅乳腺内侧及中央区乳腺癌可转移到胸骨旁淋巴结，乳腺各部位的乳腺癌均可转移到胸骨旁淋巴结。胸骨旁淋巴结收纳上腹及肝镰状韧带的淋巴结引流，当发生淋巴逆流时，可转移至腹腔及肝，因此胸骨旁淋巴结转移是预后不良的标志。

（五）与乳腺外科相关的神经

1. 肋间臂神经

由第2肋间神经的皮肤侧支、第3肋间神经的外侧皮支和臂内侧皮神经在腋窝汇聚而成，横过腋窝分布至上臂内侧及背侧皮肤，伴行淋巴结较多。乳腺癌根治术时常需将其切除，可出现上臂内侧皮肤麻木感。

2. 胸背神经

发自锁骨以下臂丛后束，由颈7~颈8神经纤维构成。循肩胛骨腋缘到背阔肌，常与肩胛下动、静脉伴行，周围有肩胛下群和中央群的部分淋巴结。该神经损伤将影响前臂内旋及外震动作。

3. 胸长神经

起自臂丛锁骨上部，颈5~颈7神经根，由腋静脉内1/3处静脉下缘穿出，沿胸侧壁下行分布至前锯肌。此神经一般无淋巴结伴行，手术损伤该神经，可致前锯肌瘫痪，表现为"翼状肩胛"。

4.胸前神经

是胸大肌和胸小肌的主要支配神经，在乳腺癌标准根治术中须和肌肉一并切除。在乳腺癌改良后根治术和乳房重建术注意保存，否则，将导致胸大、小肌萎缩，完全失去了保留胸肌的意义。

四、乳房的组织学结构

乳腺由输乳管、小叶、腺泡及结缔组织构成，每侧乳腺有 15 ~ 20 个独立的导管系统，每个小乳管与它附近的若干腺泡组成腺小叶，为乳腺组织解剖学的结构单元。乳管开口于乳头，初始较为狭窄管，在距开口处 2 ~ 3cm 的乳头基底部膨大成壶腹状，为乳管内乳头状瘤的好发部位。

乳头的乳晕区无皮下组织，而有许多螺旋走行和放射状排列的平滑肌纤维，受刺激收缩后使乳晕缩小，乳头勃起，排除大乳管内容物，有助于婴儿吸乳。乳头区神经末梢丰富，发生皲裂时可引起刺痛。乳晕附近的手术应在乳晕外缘做环形切口，避免直接在乳晕上做切开，防止切断平滑肌和大乳管。

乳腺是皮肤的衍生物，位于皮下浅筋膜浅层和深层之间。浅筋膜浅层位于皮下脂肪中。乳腺癌根治术分离皮瓣时，解剖面应在此浅筋的浅面，出血少，浅筋膜与深面的胸肌筋膜和浅面的皮下浅筋膜相连，称为乳房悬韧带或 Cooper 韧带，对乳腺组织和脂肪组织起一定的支持作用。乳腺癌若癌灶侵犯 Cooper 韧带，使其挛缩变短，可牵拉病灶表面部分皮肤下凹，形成"酒窝征"；若出现淋巴回流障碍，皮肤出现水肿，由于毛囊及皮脂腺出皮肤与皮下紧密相连，呈现点状凸陷，称为"橘皮征"，为晚期乳腺癌的表现之一。

五、乳腺发育与内分泌的关系

乳腺的发育和分泌功能受内分泌腺的直接控制和影响，亦受大脑皮质的间接调节。在各种内分泌腺中，以卵巢和垂体千叶的影响最大，其他内分泌腺如肾上腺皮质、甲状腺、睾丸等的激素亦具有一定的影响，在乳腺的发生、发育中亦发挥一定作用。

（一）乳腺发育与卵巢激素的关系

卵巢激素有两种，即雌激素和黄体酮，二者都能促进乳腺组织的发育，只是前者主要作用于乳管，后者主要作用于腺泡。初生儿无论男女出生后尿中皆可测得雌激素，3～5日后消失，此种变化系由母体和胎盘性激素所致。自幼年到青春期，尿中雌激素含量渐增，女性比男性更为明显，此时乳腺逐渐发育，但腺小叶尚未发育。

女性自青春期后，卵巢卵泡成熟，便能大量分泌雌激素，此时乳腺迅速发育，明显胀大。原发性无月经症患者用雌激素治疗，可见乳腺增大，但在治疗停止后，乳腺又见萎缩，此时再用雌激素药膏涂抹乳腺，乳腺可再度出现增生，此现象在实验室内亦广泛得到证实，如切除卵巢，青春期的乳腺变化即不能出现，乳腺呈萎缩状态；若注射雌激素，乳腺又可继续发育。此种乳管的再生与雌激素注射量的多少，在某种范围内成正比，如雌激素超过最大量，乳腺的发育并不相应增加，是因大量雌激素控制下丘脑和腺垂体的内分泌功能。雌激素注射量过大，可能产生乳腺小管和腺小叶的发育异常和病变，在卵巢分泌黄体酮以前，腺小叶发育极其有限。性成熟后，尤其是妊娠期间，在黄体酮与雌激素的联合反复作用下，腺小叶始能充分发育。腺小叶的发育，需经过一定强度的激素刺激，以及适当比例的雌激素与黄体酮共同作用，否则末端乳管的上皮细胞亦发生异常，例如囊性增生病，临床上的各种囊性都可见腺小叶的异常，系因卵巢激素功能失常所致，但是，如果囊性增生病一旦形成，黄体酮的治疗大多无效。临床治疗方面，对于乳腺发育不良的患者，有用大量雌激素及小量黄体酮注射治疗，结果乳腺出现结节，其结节比其注射雌激素者大；有人仅用黄体酮治疗，使得腺小叶得到充分发展，动物实验亦证实此点。如动物在性成熟期前切除卵巢，而投以雌激素可使少数腺小叶发育，如补加黄体酮即可使其明显发展。成熟期卵巢切除后腺小叶消失，乳管萎缩；此时注射雌激素即引起乳管再生，但无腺小叶发育；若注射黄体酮，腺小叶始能再生。男性乳腺对雌激素的反应不如女性明显，其组织反应变化较大，睾丸素对男性乳腺产生与黄体酮类似的作用，可以引起腺小叶的发育。

（二）乳腺发育与腺垂体的关系

乳腺发育与腺垂体有密切关系，卵巢功能高时，则垂体功能下降。反之，则功能旺盛。卵巢切除后则见乳腺萎缩，尿中促性腺激素增多；长期大量使用雌激素可抑制垂体活动，小量可刺激垂体的分泌活动，尤其是促黄体激素，使卵巢的黄体化提前，促进腺小叶的发育。垂体切除后，雌激素与黄体激素分泌减少；反之，如移植垂体组织或使用垂体浸出液，可使性腺及乳腺的发育提前成熟，故卵巢激素（雌激素与黄体激素）必须在垂体千叶支配下才能发挥作用，但垂体的激素活动，基本上依靠丘脑下部的功能控制，几乎丘脑部的任何病变，都能影响垂体的功能。

（三）乳腺与肾上腺皮质的关系

肾上腺皮质分泌多种激素，其中能调节性征的激素，在男性有肾上腺激素，在女性有黄体酮和雌素酮。因此当肾上腺皮质增生或发生肿瘤时，可激发幼年期男、女乳腺的发育；如切除了泌乳期动物的肾上腺，即可停止泌乳，若在注射皮质激素，又可恢复泌乳功能。闭经或绝育的妇女，因缺乏卵巢激素，可引起垂体千叶和肾上腺皮质的代偿性功能亢进；反之，如体内有过多的卵巢激素，可引起相关的内分泌腺体的功能退化。因此可用适当的方法减弱或增强某种内分泌的功能，来影响内分泌腺所管制的器官。乳腺癌患者经去势治疗后仍可有广泛复发，一般认为去势后可引起肾上腺皮质的代偿性肥大，因而产生较多量的性激素，从而激发癌瘤的发展。因此设想大量使用可的松可抑制腺垂体分泌促肾上腺皮质激素，造成肾上腺皮质萎缩，从而减少雌激素的来源，所以可的松治疗乳腺癌必须选择卵巢去势的患者，否则疗效不甚佳。

（四）乳腺与甲状腺的关系

甲状腺激素对人体生长发育有重要调节作用，幼年时甲状腺功能不足时，全身发育不良，乳腺的发育亦迟缓；如投以甲状腺制剂，即可使全身发育，第二性征及乳腺亦能及时发育。甲状腺对乳腺的作用是间接的，腺垂体产生的促甲状腺激素减少时，甲状腺激素分泌减少，基础代谢率低下，从而影响乳腺的发育。甲状腺功能不足时，产后的泌乳量亦减少。

乳腺癌患者中有相当多的病例合并有甲状腺功能减退，这是否为乳腺癌的促发因素值得注意。研究证实，甲状腺功能减退，卵巢对乳腺的生理作用亦将发生异常，因此对甲状腺功能不足的女性患者，应查其乳腺有无病变。

（五）乳腺与泌乳素的关系

在垂体促乳素的作用下，发育成熟的乳腺才能泌乳。产后乳腺泌乳的主要因素有二，即失去胎盘雌激素的抑制性影响后，垂体前叶产生泌乳素，以及由于婴儿吸奶的机械性刺激，神经反射促进垂体泌乳素和后叶激素的分泌，使乳腺持续乳液。泌乳素对发育适当的乳腺、且经妊娠者才能发生作用，乳管和腺泡不发育者不能泌乳，泌乳的多寡在于乳腺发育的程度，对退化萎缩和乳腺（如严重的囊性增生病及老年乳腺），泌乳素根本不起作用，但对乳腺退化改变不严重的乳汁不足者，泌乳素尚有治疗作用，在哺乳期切除实验动物的垂体，则乳液分泌迅速停止，若此时给泌乳素又能维持泌乳。泌乳素能增加正常乳腺的泌乳量和延长泌乳期，泌乳期必须持续哺乳，否则泌乳迅速停止，乳腺亦进入退化复原期。

六、妊娠期的乳房生理变化

妊娠期的乳房胀大，乳晕变大变黑，是由于动情激素、泌乳素及黄体素的刺激，乳腺开始增生，导致乳房变大且乳晕因皮脂腺的增加而扩大且有色素的沉淀，这一切的变化均是为了产后能顺利哺乳。同时在 5.7 个月时，有些孕妇会有初乳的分泌，因此乳房的护理在此之后更应注意，特别是乳房的适度按摩及乳头的强化。

七、乳腺病的发病状况

我国乳腺病跃居女性第一高发疾病。随着我国社会生活工作，环境发生巨大变化，女性乳腺病的发病率节节攀升（30 ～ 55 岁的女性已达到 65%），我国近 2 亿的女性受到乳腺病的困扰。

全球乳腺癌发病率自 20 世纪 70 年代末开始一直呈上升趋势。美国 8 名妇女一生中就会有 1 人患乳腺癌。中国不是乳腺癌的高发国家，但不宜乐观，近年我国乳腺癌发病率的增长速度却高出高发国家 1 ～ 2 个百分点。据国家癌症中心和卫生部疾病预防控制局 2012 年公布的 2009 年乳腺癌发病数据显示：全国肿瘤登记地区乳腺癌发病率位居女性恶性肿瘤的第 1 位，女性乳腺癌发病率（粗率）全国合计为 42.55/10 万，城市为 51.91/10 万，农村为 23.12/10 万。

乳腺癌已成为当前社会的重大公共卫生问题。自 20 世纪 90 年代全球乳腺癌死亡率呈现出下降趋势；究其原因，一是乳腺癌筛查工作的开展，使早期病例的比例增加；二是乳腺癌综合治疗的开展，提高了疗效。乳腺癌已成为疗效最佳的实体肿瘤之一。

据世卫组织的最新调查，世界超过 80% 的女性，患有不同程度的乳腺疾病，乳腺癌已发展为全球发病率第一的恶性肿瘤、全世界每年约有 120 万妇女患乳腺癌，50 万人死于乳腺癌，致死率超过 41%，尤其是我国农村地区乳腺癌的死亡率高达 48%。

女人是脆弱的，一旦被乳腺疾病缠上，就会被折磨的苦不堪言，无可奈何上医院，这检查，那化验，动不动就能花上千。

随着现在社会的不断进步，人们生活方式、饮食习惯以及环境因素的变化，我国乳腺癌发病率在近 30 年中每年约增长 2% ~ 3%，成为威胁女性健康的"头号癌症杀手"，卫生部已将乳腺癌列为我国肿瘤防治的重点之一。

据某医院统计，黑龙江省 25 岁至 35 岁妇女的乳腺癌发病率 10 年间增长了 10.7%，省内每年新增乳腺癌患者近 6000 例，约占女性恶性肿瘤的 15%。专家介绍说，乳腺癌确诊后，如能尽早进行积极规范的治疗，并根据个人的特点"定制"行之有效的治疗方案，就能获得较高的治愈率，实现与乳腺癌的"和平共处"。切莫因为种种顾虑拒绝治疗或听信江湖传言胡乱用药，不仅耽误了自己的病情，还可能造成疾病恶化或是复发。

近来媒体不断披露的我国妇女乳腺癌发病比率增高，发病年龄趋于年轻化的消息引起了很多人的不安，而国际权威杂志发表的研究报告显示，环境因素对乳癌发病的影响超过遗传因素的影响，因此有专家预测，随着越来越多的农村妇女走进城市，而城市女性受到更多西方文化的影响，我国城乡妇女乳癌的发生率还会进一步上升。

然而，就在各种各样的坏消息令人沮丧的同时，人们更应该看到这样一个事实：目前在欧美发达国家，尽管乳癌发病率仍在上升，可死亡率已开始下降，原因一方面是越来越多的患者能够在病发早期被发现，另一方面得益于治疗手段的不断进步。

专家指出，近些年来国际上在治疗乳腺癌方面取得了很大的进步，出现了越来越多的新的药物、新的治疗信息和科学与人文相结合的现代乳腺癌防治新理念，这无疑使乳腺癌的治疗在目前成为所有癌症治疗中发展最快的和最为有效的。

中国是乳腺癌发病率增长最快的国家之一，中国抗癌协会公布的统计数字显示，我国近年来乳癌发病率正以每年 3% 的速度递增，成为城市中死亡率增长最快的癌症，发病年龄也呈逐渐年轻化的趋势。中国主要城市 10 年来乳腺癌发病率增长了 37%，死亡率增长了 38.9%，农村死亡率增长了 39.7%。相关资料显示，西方妇女乳腺癌的发患者数高峰期为 50 ~ 55 岁，但中国女性的乳腺癌发病年龄，要比西方女性小 10 岁左右。

早期乳腺癌一般没有症状，什么感觉也没有，甚至不少患者的肿块都不是很明确。尤其当肿块小于1厘米的时候,有可能摸不着,不但患者自己摸不到,可能有的医生去摸也不一定摸出来。有一部分患者可能会有隐隐约约的疼痛,但不是很明显。如果年纪在40岁以上应该要警惕,到医院做一些影像学检查。

乳腺癌的发病原因总体来讲还不是非常清晰,甚至有一些争议,现在比较明确的是家族因素有一定的影响,但并非所有的乳腺癌都是家族性的,多数还是散发的。一般认为,女性的卵巢分泌雌激素比较多,或者雌激素跟其他激素的比例失衡是导致乳腺癌的重要原因。比如女性月经初潮早、绝经晚,或者没生育,或者在绝经以后比较肥胖的。总而言之,乳腺癌是多因素长期作用的结果。

一些不良生活方式会影响女性的性激素水平,从而间接造成乳腺癌风险的增加。

(1)熬夜:熬夜会打乱人体的生物钟,使得由大脑控制的激素分泌水平紊乱,增加患乳腺癌的危险。

(2)精神刺激:精神刺激可改变人体内环境,从而影响内分泌系统功能,导致一种或几种激素的分泌出现异常。国外研究发现,经历过精神创伤或生活挫折的女性,其患乳腺癌的相对危险性可升高2~3倍。

(3)吸烟:女性吸烟是患乳腺癌的危险诱因,尤其青春期妇女,吸烟者与不吸烟者相比,其患乳腺癌的概率高出2/3。月经初潮后5年内开始吸烟的女性比不吸烟者患乳腺癌的风险增加69%。

(4)多次人工流产:流产导致体内激素骤变,可诱发乳腺疾病,反复多次的乳腺病变可成为乳腺癌的诱因。

(5)紧身内衣:有调查发现,穿紧身内衣易致乳腺癌,这是因为紧身内衣,包括过紧的胸罩,会影响淋巴回流,增加乳腺癌的风险。

(6)激素类药品:有些女性为了使乳房丰满或延迟更年期而服用激素类药物,结果导致内分泌紊乱,增加了患乳腺癌的危险。因此,对激素类药品的使用要谨遵医嘱,不要长时间大剂量服用。

第二节 现代高科技技术真空辅助旋切乳腺治疗高难度乳腺病

一、概述

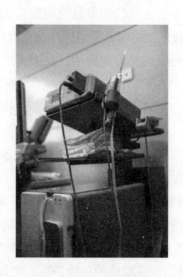

安珂乳腺微创活检系统

乳腺癌的发生是多基因参与和多因素作用的结果，强调"早期发现、早期诊断、早期治疗"有其积极意义。Mammotome 创于 1994 年，乳腺微创旋切系统被引入微创乳腺外科手术的临床应用，它既能早期诊断明确乳腺隐匿性肿瘤的性质，又能在微创的技术运用中既切除病体又保住患者的乳房完美。

Encor 安珂乳腺微创活检系统于 2002 年在国外临床应用，2008 年底引进中国，其创新之处在于，Encor 安珂乳腺活检系统由旋切手柄、控制主机和针孔抽吸泵三大装置组成。

乳腺微创旋切系统能安全切除超声图像下发现的肿块。

（一）适应证

1.肿块活检或切除（包括乳腺外组织）。

2.增生治疗后定性的活检。

3.疑为恶性肿块，术前定性。

4.直径 <3cm。

5. 多发性肿块、年青爱美女性。

6. 丰胸术后，注射假体取出术。

（二）禁忌证

1. 传统手术的禁忌证。

2. 乳腺血管瘤病变。

3. 肿块过大或位于乳头乳晕下。

乳腺疾病是全球女性的常见疾病，它包括乳腺良性疾病与恶性病变，两者关系密切。近50年来，随着生活环境、生活方式和膳食结构的变化，生育模式的改变，乳腺疾病的发病率明显上升。尤其是乳腺癌已占女性恶性肿瘤的 25% ~ 30%。在我国乳腺癌发病率已超过宫颈癌跃居女性恶性肿瘤的首位，并趋向于低龄化与扩大化。

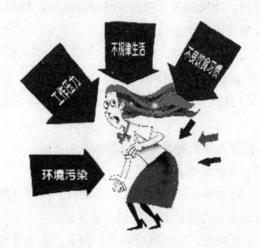

乳腺增生本质上是非癌也非肿瘤，但临床的重要性在于其连续性渐进的演变过程，发生癌变的概率比健康女性高 1.30 ~ 2.69 倍。

二、案例

2010 年济南乳腺病医院引进微创旋切术并在临床上应用手术 4000 例。

1. 旋切刀孔的选择

主张一侧乳腺一个针孔方式，此孔要兼顾一侧乳房多发性、多方位的肿块来选点，并具有医学美容要求。我们多采取以腋前线与乳晕外侧连线至胸骨剑突连线以外的任一点选择、尽量避免乳房内上皮肤切口，因女性喜穿低领衫易暴露切口疤痕。

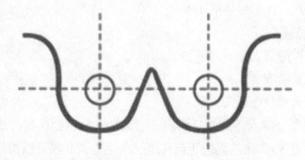

2. 消毒范围

以穿刺开口为中心，15cm 半径以上为标准。

3. 麻醉方式

多选用局部浸润，肿块多者可选用静脉复合麻醉，我们多选用 0.5% 利多卡因 + 注射用血凝酶（巴曲亭）1μ 混合液。

4. 注射部位

（1）麻醉药物注射于乳腺体后间隙。

（2）肿块与皮肤间隙，以其增大组织间隙，防止术中切破皮肤，并可减少出血量。

（3）在 B 超监视注入较大肿块周围间隙减少出血量。

5. 腺肿块位置、大小处理选择

（1）乳头乳晕下较大肿块可采用乳晕弧形切口，钝性分离，肿块周围并切除之，如乳房有其余肿块可借此切口旋切其余肿块。

（2）一侧乳房多发肿块，旋切顺序外下，内下，内上及乳晕区，最后为外上象限，逐步旋切，防止出血发生，因外上象限血运较丰富，易出血。

（3）乳晕区域放大肿块，术中旋切后，在 B 超下确认无明显异常肿块或出血，之后创腔处注入生理盐水，反复冲洗，吸引手术创腔内的残留组织或者血液，以尽量减少残留组织。

（4）术中疼痛，可将麻醉药自后储槽针孔处注入起浸润麻醉作用。

（5）肿块组织较致密，可选择致密型组织切割模式旋切并在 B 超监视下交替用受外力加压组织肿块进行旋切。

（6）术后局部胸部一定加压包扎固定，必要时沙袋压迫 30 分钟以上。

第三节 安珂乳腺微创

一、安珂手术适应证

1. 不能触及而超声可见的局部微小病灶或可以微小钙化，尤其是乳房多发性的肿块病例。

2. 完全切除直径 <30mm 以下的良性病变,如乳腺纤维腺瘤、乳腺增生结节、乳腺囊肿等，达到治疗目的。

3. 增生性病变，可以同时达到诊断及治疗目的。

4. 乳腺结构扭曲，超声可见，鉴别病变性质。

5. 肿瘤的术前诊断，BR-RADS 超声分级为 4.5 级的病变。

6. 化疗或内分泌治疗前(局部晚期乳腺癌)的诊断和治疗后的疗效来判定。

7. 乳腺癌保乳术前乳腺其他部位多发病灶的性质。

8. 乳腺癌术后切口周围新生病灶的诊治。

9. 乳腺注射式丰胸术后假体取出。

10. 男性乳房发育症。

11. 副乳腺治疗及腋窝淋巴结活检。

二、安珂手术的禁忌证

（一）绝对禁忌证：

1. 有出血倾向、凝血机制障碍等造血系统疾病者及月经期，这两种状态会因出血倾向，造成难以控制的局部出血及血肿。

2. 各种类型乳腺血管瘤：较为少见，多为海绵状的血管瘤。

3. 有感染性疾病者。

（二）相对禁忌证

1. 妊娠期、哺乳期：妊娠期手术会引起流产或早产，哺乳期手术会引起血管断裂、造成乳管瘘，引起乳汁淤积。

2. 乳房太小，且病灶太靠近乳头、腋窝或胸壁者不易完全切除，同时可能发生损伤。

三、安珂手术的经过

(一) 术前准备

1. 器械准备：安珂机器一台，高频彩超一台，探头 5cm，频率 ≥ 7.5MHz。

2. 手术物品：安珂刀柄一把，安珂刀头一个，手术包准备：直钳、弯钳、尖刀片、纱布、弯盘 1 个（消毒棉球、酒精纱布），杯子 1 个（麻醉液）、治疗巾等。

3. 药品：生理盐水、肾上腺素、利多卡因、酚磺乙胺注射液等。

4. 其他用具：5ml 注射器、9 号长针头、标本袋、棉垫、普通绷带、手套。

(二) 手术经过

1. 彩超定位并标记乳房包块的位置。

2. 选择刀口位置，尽量用一个穿刺点切除一侧乳腺所有的病灶，并尽量旋转乳腺边缘皮肤切口，以切口为中心消毒皮肤 3 遍，范围 15cm 以上，铺无菌巾。

3. 麻醉：常采取局部浸润麻醉的方式，若肿块较多，或患者要求可采取静脉复合麻醉。局部浸润麻醉多选用利多卡因 + 注射用血凝酶混合液，注射于腺体后间隙、肿块与皮肤之间、较大肿块周围。

4. 在预定穿刺点，用尖刀切开皮肤 3mm，刺入旋切刀刀头于乳腺后间隙，在彩超引导下将旋切刀刺入肿块的底部（根据肿块的大小选择全刀切还是半刀切），术者保持旋切刀的稳定，彩超垂直于肿块并平行于旋切刀柄，进行反复多次旋切、抽吸，直至超声影像显示无残留病灶，终止旋切。

四、术后处理

固定住乳腺，拔出旋切刀，超声再次确认无肿块残留。术野用纱布球压迫止血，穿刺点用酒精纱布覆盖，压迫止血 10min 后，弹力绷带加压包扎 48h。48h 后换药，再次弹力绷带加压包扎。3 天后拆除绷带，伤口即愈合。

第二章 男性乳房增生

第一节 男性乳房发育症（巨乳症）

概述：男性乳房发育症（gynecomastia，GYN）又称男性乳房发育、男性乳房肥大、男子女性乳房发育、男性乳房增生等。是指男性在不同年龄、不同时期出现单侧或双侧乳房肥大，多数无自觉症状，少数可出现胀痛、触痛及乳晕下包块。

男性乳房发育症在正常人群中比较多见，并有逐渐增多之趋势。国外报道，其发病率在 32-38% 之间，国内尚缺乏大宗病例的调查，近期有人调查，该病在新生儿期占 50% 以上，青春期占 39%，老年占 40%。

一、流行病学

GYN 可发生于任何年龄，以 12 ~ 17 岁为多。近年来随着人民生活水平的提高，生活模式的转变及不同年龄段人群食物结构的改变和差异，使该疾病的发病率及就诊率明显提高。

调查发病率（2000 年前后）：国外调查报道：32% ~ 65%，国内调查报道：青春期可达 67%50 岁以上可达 57%。

近期调查：新生儿期 GYN 50% 以上，青春期 GYN 39%，老年期 GYN40% 以单侧少见，双侧多见。

目前国内，针对本病大宗调查病例无权威性发病率报道。双侧同时发病多见，单侧少见。

二、男性乳房肥大分类

（一）原发性男性乳房肥大

又称生理性男性乳房肥大，可分为 3 期：

1. 新生儿男性乳房发育，其发生率为 60% ~ 90%，是由于母体或胎盘的雌激素进入胎儿血液循环引起，通常 1 ~ 3 周消退。

2.青春期男性乳房发育，男性青春期可出现一过性的乳房肥大，发生率约为 30% ~ 60%，通常 10–12 岁开始出现，13 ~ 14 岁达到高峰，多数能够在 1 年内自行恢复到正常状态，不足 5% 的青春期男性 GYN 表现为持续性。多数男孩两侧乳腺增生的程度不完全对称，出现的时间也可不一致。

3.老年性乳房发育，老年期 GYN 以 50 ~ 80 岁之间最为常见，常因睾丸功能下降，雌激素和雄激素的代谢已发生变化，雌激素 / 雄激素比例升高。

（二）病理性男性乳房肥大

又称继发性男性乳房肥大，是由于内分泌疾病，非内分泌疾病或服用某些药物造成，常见的由先天性睾丸发育不全、睾丸、肾上腺疾病、真两性畸形及肾衰，重度营养不良的恢复期或服用某些可导致乳腺增生的药物所致。

（三）特发性男性乳房肥大

是指男性乳房肥大找不到明确的原因，根据我院近 5000 例患者的检查，近 50% 的患者找不到明显的发病原因，可能与空气污染、农药残留及食品添加剂有关。在组织病理学上，男性乳房肥大与女性不同，无分泌乳汁的乳腺小叶，仅有囊性扩张和导管增生，同时伴有纤维脂肪组织增生。

三、发病机制

大多数学者共同认为 GYN 是由于生理性或病理性因素引起体内雌雄激素比例失调而导致男性乳房异常发育、乳腺结缔组织异常增生的一种临床病症。

（一）男性乳房异常发育三种情形

1.雌性激素增多。

2.雌激素 / 雄激素比例增高。

3.乳腺局部对激素的过度反应。

（二）近期国内专家研究认为

1.GYN 的发生与乳腺组织内芳香化酶活性增强，使雄激素转变成雌激素，另外在腺体局部雌激素密度及敏感度增强。雌激素水平上升（引起因素：睾丸肿瘤、肾上腺肿瘤、肝硬化、真两性畸形）

2.GYN 的发生是由于腺体局部 AR（雄激素受体）降低，而使雄激素不能正常发挥作用所致。雄激素分泌过少（由原发性或继发性的睾丸功能低下引起，如睾丸发育不良，无睾症）雌性激素增多 . 雌激素 / 雄激素比例增高

3.乳腺局部激素的过度反应。（甲亢、甲减、慢性肾衰、重度营养不良）。

药物因素除了雌激素药物，近年有报道可以导致乳腺增生的药物有西咪替丁、雄激素、异烟肼、地西泮（安定）、大麻、海洛因等。

四、男性乳腺发育的组织学改变

GYN 的组织病理学与女性乳腺不同，无分泌乳汁的乳腺小叶，仅有乳管的增生和囊状扩张，同时伴有纤维脂肪组织的增生。早期的特点是腺管系统增生，腺管变长，出现新的管苞和分枝，基质的纤维母细胞增生。晚期（数年后）上皮增殖退化，渐进性纤维化和透明变性，腺管数目减少，并有单核细胞浸润。当病情发展至广泛的纤维化和透明变性阶段时，乳腺很难完全消退。

根据乳腺组织中乳腺实质与脂肪组织的增生程度不同，Cohan 将男性乳房肥大分成 3 类：腺体型，以乳腺实质增生为主；脂肪型，以脂肪组织增生为主；腺体脂肪型，乳房实质与脂肪组织均有增生。以腺体脂肪型为最多见。

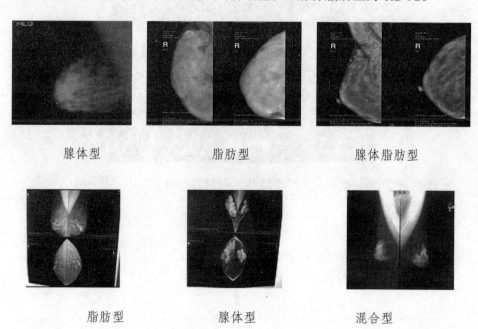

腺体型　　　　　脂肪型　　　　　腺体脂肪型

脂肪型　　　　　腺体型　　　　　混合型

第二节　男性乳房发育症的诊断

诊断：男性乳房发育根据病史，查体及相应的辅助检查诊断不困难，但要查明其发病原因并针对病因进行治疗是件很复杂的事情。

一、临床表现

（一）症状

1. 单侧或双侧乳房肥大是其主要的表现。

2. 肿块：乳内肿块多在乳头乳晕下，似纽扣大小，呈盘状边界清楚，质地坚硬，与皮肤无粘连，活动，有触痛。

3. 疼痛：常有胀痛、刺痛或跳痛，肿块明显的可有压痛、触痛。

4. 乳头溢液：此类患者外观如成年女性乳房，挤压时可有白色液体溢出。

（二）分型

1. 弥漫型

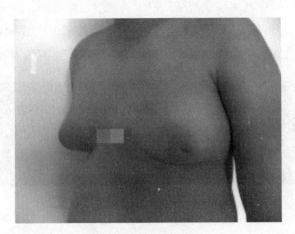

（1）弥漫型增生肥大，无明显结节，有时轻压疼痛。

（2）假性 GYN。

2. 腺瘤型

乳房增大，内有结节，活动好，边缘清晰，触压疼痛。

双侧对称肥大，外观类似女性。

二、临床分类

临床分类是选择手术方式的前提，通常采用 Simon 分类法。

ⅠA 类：轻度乳房增大（没有多余皮肤），范围：6 ~ 10cm，乳头高度 2cm 以下。

ⅡA 类：中等程度乳房增大（没有多余皮肤），范围：10 ~ 14cm，乳头高度 2 ~ 4cm。

B 类：中等程度乳房增大（伴有多余皮肤），范围：14 ~ 18cm，乳头高度 4 ~ 6cm。

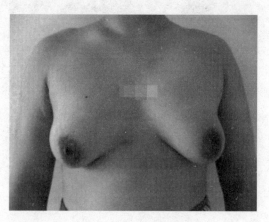

Ⅲ类：重度乳房增大（类似于下垂的女性乳房），范围：18cm 以上，乳头高度 6cm 以上。

三、性腺及相关激素检查

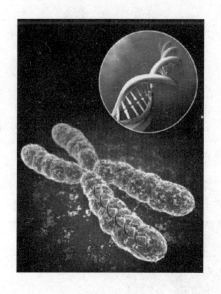

染色体检查

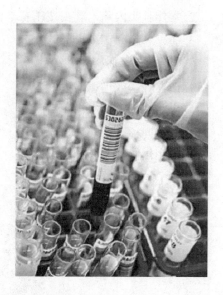

肝、肾功及甲状腺功能

四、影像学检查

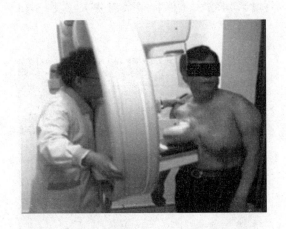

A：乳腺超声检查　　B：钼靶X线检查

五、鉴别诊断

（一）假阳性男性乳房发育症

1. 体型肥胖，脂肪堆积。

2. 常伴乳头内陷，乳头按压有空虚感。

3. 通过彩超和钼靶摄影诊断。

（二）男性乳腺癌

1. 孤立肿块或迅速增大。

2. 皮肤与周围组织粘连。

3. 乳头回缩、溢液等。

4. 钼靶摄影、穿刺或活检。

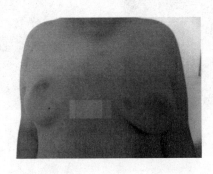

第三节 男性乳房发育症手术治疗
——安珂乳腺切除整形术

本病病因复杂，找出病因并作出科学的正确的诊断，才是制定治疗方案的基础，双氢睾丸酮庚烷盐、他莫昔酚、达那唑、中草药都是治疗男性乳房肥大的常用药物，但往往疗效不理想。对待病史较长，特别是病程超过2年的患者，其肥大乳房增生的腺体已被纤维组织和玻璃样变性替代，通过药物治疗，使其缩小的可能性较小，所以手术是治疗男性乳房肥大的最快、最有效的方法。

男性巨乳症包括西医的男性乳房发育异常症和乳管增生及纤维组织增生性等疾病。发病可以是一侧，也可以是双侧。其病大多发生在青春期青年男性，有时也见于成年或老年男性。表现为乳房肥大，或表现为乳晕部扁圆形良性肿块状如围棋子。有压痛或疼痛。本病可以见于发育正常的男性，也可见于睾丸发育不全及老年前列腺癌等情况。

一、手术治疗的适应证

1. 男性乳房直径大于4cm或2年不消退者。
2. 乳房肥大影响美观和社交活动者。
3. 应用药物正规治疗无效者。
4. 患者心理压力大或疑有恶变者。

二、手术治疗的禁忌证

1. 有精神和心理障碍者。
2. 全身有其他系统严重疾病者。

三、手术方法

男性乳房发育症的手术治疗可追溯到1538年，Paulus Aeginea首先报道用手术的方法治疗男性乳房肥大症。1933年Menvill又提出了从整形角度来考虑用手术治疗男性乳房肥大症。

手术的选择不仅要考虑患者的发病原因、乳房的大小、肥大乳房的组织结构、多余皮肤的多少，还要考虑到患者对形体美的要求。手术可分为：

（一）传统的开放式乳房切除术

全腔镜下乳房切除整形术。

（二）安珂乳腺切除整形术

首先由彩超确定乳房腺体及异常增生脂肪组织的范围，并结合临床查体作出标记。患者手术侧肩背部垫高，仰卧位。用利多卡因、副肾素盐水行乳房皮下、后间隙局部浸润麻醉。选择左侧3点、右侧9点位，在乳房外缘做0.3～0.5mm的切口，从乳房后间隙进针，术者一手持刀，一手固定，掌握旋切乳房的部位，根据术者的习惯选择自上而下或自下而上的顺序进行旋切。一般选择由乳房的内侧向外逐一旋切，这样有利于压迫止血。在乳头乳晕下应保留0.5cm左右厚的组织，以防止乳头内陷及缺血坏死。乳腺腺体基本切除后，超声检查有无残留腺体及皮下凹凸不平的脂肪组织，可在彩超引导下进一步旋切清除，致前胸平整美观。按顺序挤压出手术创腔的积血，术后填压软绵垫或纱布加压包扎。不放置引流管，术后48h更换敷料，加压包扎5～7天，穿紧身背心1个月。

乳房脂肪抽吸术脂肪抽吸联合开放手术乳房切除整形术，安珂（Ancor）乳房切除整形术。

我院近4年来共做男性乳房肥大切除术1000余例。开放性手术300例，其中乳晕下小切口乳腺切除整形术265例，乳晕上月牙切口26例，双环双蒂切口9例。单纯吸脂术6例。安珂乳腺旋切整形术39例。其余655例均行吸脂联合乳晕旁小切口乳房切除整形术，其中乳晕上缘月牙状切口30例，乳晕下缘切口625例。通过1000例手术的体会，我个人认为，吸脂联合乳晕旁切口切除乳房整形术是比较理想的一种术式，安珂旋切术适合乳房轻、中度肥大的患者，特别是对切口要求比较高，瘢痕体质的患者不失为一种较好的手术方式。

（三）脂肪抽吸联合乳晕旁小切口乳腺切除整形术

手术区作好标记。患者站立位，双臂外展90°，用亚甲蓝标出乳房切除的手术区，待患者平躺于手术台上，再进一步标记一下手术区的范围，以便于手术的操作。

肿胀液的配制。2%的利多卡因40ml，0.1肾上腺素1ml，5%小苏打10ml，生理盐水1000ml，一般每侧500ml即可，乳房增大明显的肥胖患者可适当增加肿胀液的用量。

　　脂肪抽吸。首先在乳房的左侧5点、右侧7点位，乳房下皱襞外2cm作0.5cm的皮肤切口，经切口插入注射管，分别在乳房皮下、乳后间隙两个层面将肿胀液均匀注入标记好的手术区。待10-15分钟后用3-5mm的吸脂管连接电动负压吸引器震动吸脂，其顺序是先吸乳房后间隙，再吸乳房皮下，但要避开乳头乳晕区，吸脂后的皮肤其厚度要均匀，一般在0.3-0.5cm之间。要注意乳腺外侧的吸脂可能会伤及皮神经。

　　腺体切除。一般采用乳晕下切口，长度不能超过乳晕周长的1/2，对乳房下垂明显的Ⅲ类患者，可采用乳晕上月牙状切口，切开皮肤后可见皮肤与腺体之间有明显的网状间隙，用精细剪刀剪断网状组织，游离腺体，乳头乳晕下保留约0.5cm厚的组织，完整切除腺体。此时拉开刀口，暴露乳腔后彻底止血，剪除凹凸不平的脂肪组织，并将乳腔与四周皮肤相通。在吸脂切口处放置负压引流管，持续负压引流。间断缝合皮肤。将纱布剪一小孔，乳头从小孔引出，避免乳头受压。加压包扎。一般术后48h拔除引流管。

　　男性乳房发育症其发病原因不明确，痛苦也不大，但给患者带来不同程度的身心损害，尤其是青少年，往往导致性格自闭、偏执等严重的心理甚至精神障碍。目前，手术已成为治疗男性乳房发育症的主要的手段。尽管外科理论和操作技术在不断地发展，但对多余皮肤的处理；乳头血运保障和乳头感觉障碍；术后皮肤的弹性与胸部美观；肥胖患者局部及全身的协调问题，都是需要手术者仔细考虑和认真研究。

　　肿胀麻醉液与吸脂：我院对大部分患者采取全麻下行吸脂联合乳晕切口乳腺切除术。因为肿胀麻醉液不能完全解决疼痛的问题，手术时间比较长，患者恐惧和劳累感比较明显。吸脂术对腺体切除创造了极好的条件：

　　出血明显减少，大大缩短了手术切除腺体的时间。

　　抽吸了脂肪组织，所剩的组织明显减少，方便了腺体的游离，又利于腺体从切口处取出。

　　范围明确，皮肤厚薄均匀。因为在吸脂过程中，既能看到所吸的范围，又能用手触摸其皮肤的厚度。

　　通过吸脂腺体与皮肤、胸筋膜分离清楚，易于手术操作。

　　切口的选择与多余皮肤的处理：吸脂后采用乳晕下小切口，能顺利施行腺体切除术。对Ⅲ类乳房下垂明显的患者，采用乳晕上月牙形切口。月牙形切口不仅切除了部分多余的皮肤，同时也扩大了切口，易于手术的操作和较大腺体的取出。对于多余皮肤的问题，因为患者多为青少年，其皮肤的回缩能力较强，术后近期乳晕及其周围有皮肤皱褶，2-3 个月后逐渐平整，多无需二次手术。

皮肤的厚度与出血：术后的皮肤厚度决定了胸部平坦、美观与复发。皮肤太薄不仅影响血运，而且胸部有一种发紧的感觉，反之胸部平整度差，切口易液化，术后易复发。保留皮肤的厚薄主要根据患者的肥胖程度来决定，使乳房切除后和四周相称。我们一般保留的厚度为 0.5cm 左右，乳头、乳晕的厚度应与其皮肤的厚度相称。术中要仔细止血，特别是乳腺外上侧，乳腺切除后其组织回缩，寻找出血点有一定的难度，最好是先缝扎血管后切断组织。

胸部压迫与负压引流：手术野垫纱布棉垫后用弹力绷带加压包扎，松紧要适度，过松术后易出血，要保证引流管的通畅，防止引流管的阻塞造成皮下积血、积液。引流管一般 48h 拔除。继续加压包扎半个月，穿紧身背心 1 个月。Ⅲ 类患者要穿紧身背心 3-6 个月。

四、GYN 的治疗

GYN 的治疗应根据其病因、病史长短、有无伴随症状、乳房大小等做出合理的选择。

（一）保守治疗

青春期 GYN(10—14 岁)大多在 6—12 个月内自行消退。但临床伴有疼痛、较大。年龄较小的患者可结合病因及临床检查接受药物治疗，但疗效不确切。常用药物有：睾酮、他莫昔芬、氯米芬等。

（二）手术治疗

1. 适应证

（1）处于青春末期或是青春期后仍有乳房发育，乳腺直径 >4 cm，而长期（2 年）不消退者。

（2）严重影响美观。

（3）疑有恶变者。

2. 禁忌证

（1）有精神和心理障碍者。

（2）全身有其他系统严重疾病者。

3. 手术方法

（1）在选择手术方式时，不仅要考虑到患者的发病原因、乳房的大小、肥大乳房的组织构成、有无多余皮肤等情况，而且还要考虑到患者对形体美观的要求。据此可分为：

　　a、脂肪抽吸术

　　b、脂肪抽吸联合开放式切除术

　　c、开放式切除整形术（包括传统手术和微创手术）

　　d、全腔镜皮下腺体切除整形术

　　e、腔镜辅助下皮下腺体切除整形术

　　f、安珂（AnCor）乳腺切除整形术

　　g、开放式腺体切除整形术

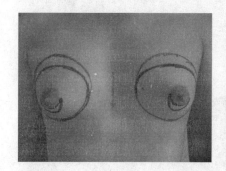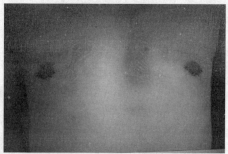

开放式腺体切除整形术

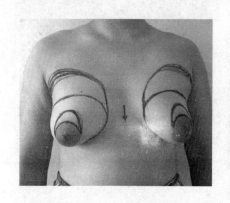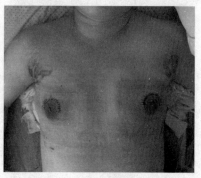

腔镜辅助下皮下腺体切除术

（2）安珂手术过程

4. 麻醉方式选择

（1）局部麻醉

（2）静脉复合麻醉（局麻＋静脉用药）

（3）全麻气管插管

男性乳房发育症术后案例分享

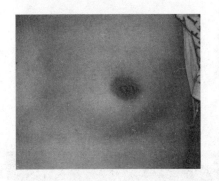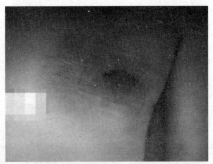

男性乳房发育症术后案例分享

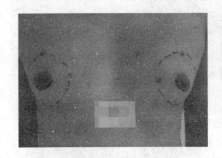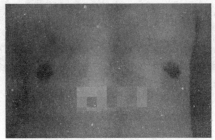

男性乳房发育症术后案例分享

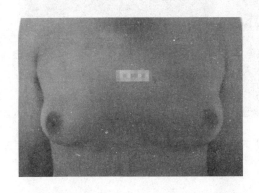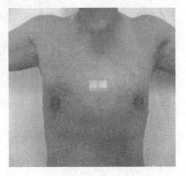

男性乳房发育症术后案例分享

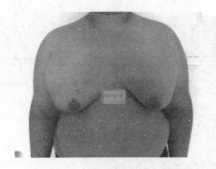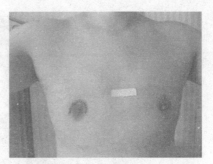

男性乳房发育症术后案例分享

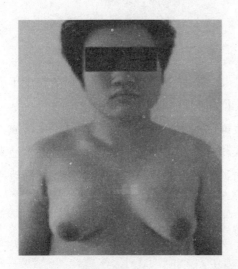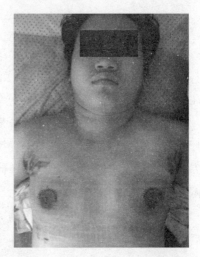

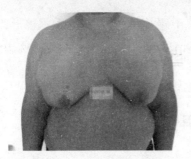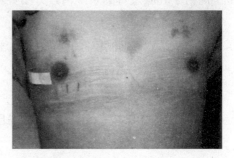

男性乳房发育症术后案例分享

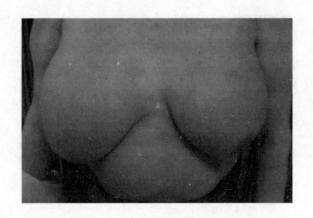

亚洲第一"大乳男"——郭庆坡

CCTV-10《健康之路》特别采访案例

GYN 给患者带来不同程度的身心损害，尤其是处于发育期末的青少年患者往往因此而导致性格自闭偏执等严重的心理障碍。

如何有效地进行治疗是临床医生面临的主要问题。目前外科手术已成为治疗的主要措施，尽管外科理论和操作技术在不断发展，但是外科医生经常会发现，对于 1 名确诊患者，选择何种手术方法才可以获得最佳效果仍然比较困难。

因此，探讨一套能够将乳房的大小、质地、皮肤多余量和皮肤弹性以及术后乳头的血运的保障，超级肥胖患者局部与全身的偕调性等问题均纳入考虑范围的男子乳腺发育的系统治疗方案势在必行。

我院自 2010 年以来共对一千余例近二千侧 GYN 患者实行手术整形，取得了令人满意的效果。也较好的解决了上述诸项问题，但是对于个别特殊患者、特殊问题的手术方法尚有待于完善。

第四节 中医药治疗男性乳房发育症

治疗方法一

消痞丸：柴胡、白芍、清陈皮、法夏、茯苓、白芥子、香附、牡蛎、瓜蒌、莪术。本方有汤剂、丸剂、针剂。

疗效：治疗 22 例乳房包块全部消失。疗程最短 1 个月最长 4 个月，另有老年性前列腺增生 32 例，治愈 27 例；好转 5 例。疗程 1～2 个月。

功效：偏重于疏肝理气，化痰软坚。对老年性前列腺增生症也有显著疗效。

治疗方法二

艾灸：主穴乳中、足三里。配穴法：肝火型患者，去足三里加太冲；气血双亏型患者，加灸气海。

去足三里加太溪。用艾条灸，日灸 1 次，10 次为 1 疗程，休息 3 日，可进行下 1 疗程。肝郁、肝火型患者用泻法，每次灸 20 分钟；气血双亏、肝肾阴亏型用补法，每次灸 40 分钟；火力要足，灸后以胸内发热及下肢有热、酸、困惑为佳。

疗效：总有效率 92%

治疗方法三

柴胡疏肝散加味：柴胡、白芍、枳壳、丝瓜络、台乌、三棱、莪术、郁金各 10g，香附、川芎、陈皮、青皮、甘草各 6g。水煎服，日 1 剂。

疗效：谢某，70 岁。2 年来乳房胀痛。新近两乳晕肿大疼痛，串及两胁，嗳气，呃逆频作。舌质红，苔薄白；脉弦细。证属肝郁气滞，脉失疏通。治宜疏肝理气。服上方 17 剂，愈。

治疗方法四

逍遥散化裁：柴胡、昆布各 20g，当归、贝母、赤芍各 15g，海藻、白芥子、茯苓各 24g，薄荷 6g，南星 10g，甲珠 12g，丝瓜络 30g，香附、木香各 18g。水煎服。

疗效：赵某，41 岁。暴怒后，左侧乳房逐渐长大已半年。西医诊为"乳腺增生症"。脉弦。证属肝脾不和，气郁痰阻。治以理气化痰，软坚散结。上方加减，共服 20 余剂而愈。

治疗方法五

柴胡疏肝散合四海舒郁丸加减、青皮、陈皮各 6g，鲜桔叶 20 张，桔络 5g，柴胡各 10g，牡蛎 30g（另包先煎），浙贝 15g（另包研末），蜈蚣 2 条，茯苓，香附（醋炒）、白芍、当归各 12g，丹参、昆布、夏枯草、海藻各 20g。水煎服，每日 1 剂。

疗效：魏某，55 岁。双乳部包块，某医院诊"良性肿瘤"。双乳包块约 3×3 厘米大小，质地较硬，边缘整齐。心中略烦，脉细涩。证属肝气郁结，痰滞经脉。治以疏肝散结，化痰软坚。予上方 40 剂，包块明显软化变小，继服 3 剂，愈。

治疗方法六

一贯煎加减：沙参、元参各 30g，当归 10g，炙甘草、枣皮各 6g，麦冬、白芍、熟地、枸杞、制首乌各 15g。水煎服，每日 1 剂。加减法：乳房胀痛明显者，加柴胡 10g，川楝 15g。

疗效：赵某，46 岁。半月前左乳房内生一肿块，日益增大，胀痛。伴头晕、目眩、烦躁易怒，口干咽燥，腰酸腿软。查左乳房中有 7x6 厘米扁圆形肿块，中等硬度。舌质红，苔少；脉弦细数。证属肝肾阴虚。治以补肝益肾。予上方 12 剂痊愈。

治疗方法七

方①神效瓜蒌散加味：柴胡、玄参、海藻、昆布、元胡各 15g，瓜蒌 25g，浙贝母 10g（捣碎）、当归、连翘各 20g，乳香、没药各 7.5g。水煎服，日 1 剂。

方②外敷药：石膏、芒硝各 50g，黄柏 100g。共为细面，水调后外敷局部，24 小时更换 1 次。

疗效：治疗 28 例，全部治愈。

第三章 乳腺增生症

第一节 乳腺增生疾病现状

一、概述

乳腺增生 cyclomastopathy，是指乳腺上皮和纤维组织增生，乳腺组织导管和乳小叶在结构上的退行性病变及进行性结缔组织的生长，以及乳管扩张或形成囊肿。故又称乳房结构不良。乳腺增生症一般包括乳痛症、乳腺腺病和乳腺囊性增生病。

现代医学对乳腺增生症的发病原因之机制的认识尚不甚清楚，多数学者认为与内分泌失调有关，如黄体期雌二醇水平显著升高，孕激素水平偏低；或排卵前期促黄体生成素和雌二醇分泌不足等。

其病理表现开始时为乳腺结缔组织水肿，乳腺小叶轻度增生，属功能性改变，可恢复正常，称为乳痛症。后经反复激惹与积累，导致复旧异常，发展为乳腺小叶及纤维组织增生，并呈不可逆性，即为乳腺腺病。此后可于妊娠期或绝经期消失，也可能发展为乳腺导管扩张成囊性增生病，少数甚至演变成乳腺癌。

乳腺增生症是女性最常见的乳房疾病，其发病率占乳腺疾病的首位。近些年来该病发病率呈逐年上升的趋势，年龄也越来越低龄化。据调查约有70%～80%的女性都有不同程度的乳腺增生，多见于25～45岁的女性。

临床特征：乳痛症开始常表现为经前乳房胀痛，而且尤以月经来潮前疼痛加重。经后消失，反复出现。疼痛以乳房外上部为多，疼痛严重时可放射至腋窝及肩部。扪诊时乳房敏感或触痛，有弥漫性坚实增厚感，有时可触及颗粒状结节，但无局限肿块，经后可完全消失。本病多发生于有过多次流产史的25～45岁乳房发育正常之妇女，多于妊娠或绝经后自愈。

乳腺囊性增生的患者平均年龄较大，病变多靠近乳房周边，肿块边界不清，周围有结节，较大的囊性肿块可有波动感，无粘连，可推动。部分乳腺增生患者有乳头排液，或为草绿色、棕色浆液，或为血性浆液。

中青年妇女乳腺腺病，除有随月经周期乳房胀痛病史外，两侧乳房（或一侧乳房）内扪诊时可触及坚韧的多个大小不等呈圆形的肿块，其结节与周围组织分界不太清楚，可推动。经后亦不消退，病变好发于乳腺外上部。

中华医学会外科学会乳腺病组于 1987 年在江苏南通召开会议，制定了乳腺增生病诊断及疗效标准：①临床上有乳腺肿块，且多数伴有乳房疼痛的症状，连续 3 个月不能自行缓解；②排除生理性乳房疼痛，如经前乳房胀痛、青春期乳痛及仅有乳痛而无肿块的乳痛症；③利用钼靶 X 线、干板、B 超、热象图等现代测试手段作为辅助诊断，并排除乳腺癌、乳腺纤维腺瘤及其他乳腺病。

由于该病有发展为乳腺癌的倾向（占 3% ～ 10%），故宜加以重视，必要时作活检，以明确诊断。近年来中医药工作者对本病的治疗积累了比较丰富的经验。

乳房囊性增生病一般发展缓慢，但是，它有可能是导致乳腺癌的一种危险信号。所以，患有此病的女性，应密切注视病情的发展。

乳腺增生症在不同阶段，临床表现不完全一致。

乳痛症。为最常见和最轻的病变，多发生在 30 ～ 40 岁乳房发育正常的妇女。其临床特点是经前乳房肿痛，时可触及颗粒结节，经后消失，下一周期重新出现。乳痛症有可能在发病后 2 ～ 3 年或妊娠、绝经后自愈。

乳腺腺病。多发生于中青年妇女，常有乳痛症病史，乳房肿痛呈周期性，多发生于月经前期。乳房内可扪及边缘不清、坚韧的圆形肿块，多为单侧，位于乳房的外上部，经后不消退。

乳腺囊性增生病。属晚期阶段，发病年龄多在 40 岁左右。临床表现与乳腺腺病类似，但以乳房肿块为特点。其肿块大多靠近乳房周边，常为单侧，肿块四周有散在的结节；肿块增大时呈囊性，囊内液体用针头可抽出。乳腺囊性增生病有乳头状上皮增生者，有发展为乳腺癌的倾向，可视为癌前病变。

乳腺增生症虽有其临床特点，但有时仍难与乳腺癌鉴别，需借助 X 线摄片、红外线扫描、抽吸囊肿内容物涂片做细胞学检查以及肿块切除活检来确诊。

二、中医治疗乳腺增生症的现代研究

（一）乳腺增生症病理研究

中医认为：乳腺增生症属于中医"乳癖"范畴。本病成因，或因恼怒郁闷，情怀失畅，肝气不得正常疏泻而气滞血淤疾凝，乳络瘀滞；或因中虚不运，水谷精气不能化生如常，痰浊内生，凝结乳络；或因木气不舒，血运受阻，气血瘀滞，留聚于乳，发为乳癖。冲任不调者，常有月经紊乱，面部色斑。现代医学认为：婚育、膳食、人生存的外环境和遗传因素是乳腺发病的主要原因。由于这类疾病临床名称不一，故其发生率文献报告差别很大，占乳房肿块送检标本的 12% ~ 58%。本病的发生与月经周期有密切关系，故其病因大多数认为系卵巢功能紊乱或乳腺组织对卵巢激素反应性异常，从而导致乳腺组织结构的改变。

本病治疗应详察病机，着重选用调理肝肾、活血消瘀、化痰散结诸品，籍已消散乳中癖块为要则。肝郁气滞者，治宜疏胆理气、活血散结，方选逍遥散（《合剂局方》）合乳块消加减；痰气凝结者，治宜理气化痰、活血散结，方选海藻玉壶汤（《外科正宗》）加减；肝郁肾虚者，治宜疏肝补肾、通络散结，方选定经汤（《傅青主女科》）合五香丸（《中国医学大辞典》）加减。

以日本种健康雌性大耳白兔为动物模型，肌肉注射雌三醇（E3），造成乳腺增生动物模型，然后针刺相当于屋翳、膻中、合谷、肝俞、天宗等穴位之处，结果：针刺组无增生率 36%，其对照组增生无变化。另外又用雌二醇（E2）造成大鼠乳腺增生模型，并针刺上述穴位，观察大白鼠乳腺增生模型细胞免疫的变化及针刺对其作用。前者实验提示 E2 水平及其受体敏感变化可能是本病发生的重要因素之一。后种实验表明，针刺对抗 E2 所致大白鼠乳腺增生，而且能够对抗 E2 引起的胸腺、脾脏萎缩以及外周血淋巴细胞、胸腺细胞、脾脏细胞中的 ANAE（+）细胞的百分率和淋巴细胞转化率的下降，为进一步研究治疗该病机制提供了一些实验依据。

乳腺是垂体一卵巢轴激素的靶器官，提出乳腺增生可能是由于垂体一卵巢轴分泌失调的观点，用逍遥散合二陈汤加减（柴胡、当归、白芍、白术、茯苓、半夏、川楝子、丝瓜络各 10g，浙贝、生牡蛎、瓜蒌各 15g，夏枯草 20g，陈皮、甘草各 6g）治疗乳腺增生病 51 例，并在用药前后的卵泡期，分别进行唾液雌二醇（E2）、孕酮（P）睾酮（T）及血清泌乳素（PRL）水平测定和乳腺钼靶 X 线摄影检查对照。结果发现，用药后 E2 及 PRL 浓度下降，与用药前比较，有非常显著性差异（P<0.001 及 P<0.005），孕酮（P）有显著差异（P<0.005），T 无明显改变。乳腺钼靶 X 线摄影检查，增生腺体部分吸收者有 21 例。此项观察表明，乳腺增生症患者 E2.P、PRL 浓度高，治疗后可

降低其浓度。说明中药有调节内分泌的作用，可通过抑制泌乳素分泌，减少其对卵泡成熟激素的拮抗作用恢复卵巢功能，并有调整垂体—卵巢分泌，使之规律的效用，因此对乳腺增生癌变也可能起到一定作用。

内分泌失调、乳腺局部细胞学和血液流变学等方面对该病进行了研究。雌孕激素比值（EPL）：在基础体温上升 5 ～ 9 天抽血放射免疫法测雌二醇（E2）、孕酮（P）值，再计算 E/P 比值。检测 78 例，EPL 低于正常妇女值的有 53 例（67.9%），提示乳腺增生发病与卵巢共黄体功能不足有关。催乳素（PRL）：取血及检测方法同上。检测 80 例，异常者 38 例，其中高于正常者 36 例，低于正常者 2 例，进一步说明黄体功能不足与垂体分泌 PRL 异常有一定的关系。局部细胞学：共检查 48 例，其中 45 例在镜下见有多量炎性细胞浸润，提示乳腺增生病的道理过程是局部炎性细胞浸润及结缔组织细胞增生的慢性炎症过和。血液流变学：检测 56 例，以血粘度高切变、低切变异常为多，表明该灯患者红细胞变形能力低及红细胞聚集性高，而红细胞压积、蛋白电泳等变化不明显。该病病机应为肾虚肝郁而引起卵巢分泌黄体素不足，或雌孕激素分泌比例失调，使乳腺在经前期过度增生与经后期复原不全是其主要病理变化，突出表现为乳腺增生同时伴有乳腺局部炎症并存的病理过程。故该病本质是非感染性慢性炎性及非肿瘤性肿物疾病。故治疗既要根据内分泌失调的病理采用疏肝补肾法，也要重视局部病理变化的特性，即炎性细胞浸润和结缔组织细胞增生而畏以消炎散结。

（二）现代诊断方法与辨证分型关系的研究

冷光透照方法检查乳腺增生患者，观察其力像有无异常，并与中医辨证分型相对照。结果发现气滞型、痰凝型、血瘀型三型乳腺增生冷光透照图像各有特征。气滞型患者，见乳房皮下静脉显示正常，或有一二支与解剖学回流走向相符、管径稍粗的静脉。静脉管径清晰，走向自然，分枝少。弱光下见乳房结块为匀质，灰度淡于乳晕灰度的阴影消失。痰凝型患者，乳房皮下静脉血管增多，如树枝样分枝，或乳房结块局部皮下静脉血管增多。血管管径增粗，偶有弯曲，但血管管径清晰。乳房结块阴影灰度与乳晕灰度略等，匀质，可见度不受透光强度影响。乳房结块轮廓可见，推之可移。血瘀型患者，乳房皮下静脉管径模糊，分枝的血管弯曲或扭曲，或乳房结块局部皮下静脉呈不规则网状结构，偶有静脉怒张之像。乳房结块呈散在或弥温性絮状阴影，灰度与乳晕杰度略等，结块轮廓可见，推之可移。谢氏共观察了 729 例，按冷光透照图像特征分型后，再由临床医生辨证分型，其中664例相符合，符合率达91.08%。所以冷光透照方法可作为乳腺增生病中辨证分型的参考指标，并进一步指导临床用药。

利用冷透照图法对200例乳腺小叶增生症患者进行诊断分型治疗的情况。在冷光透照下乳腺小叶增生症图像可分为四型：Ⅰ型为血管扩张增生型，表现为病变部位血管增多，并相互联络呈网状，部分血管扩张蜿蜒屈曲。Ⅱ型为云片花絮型，表现为病变部可见散在、淡薄云片状或花絮状深黄色阴影。Ⅲ型为混合型，兼有Ⅰ型和Ⅱ型特征。Ⅳ型为光亮匀质型，全乳质地均匀透亮。黄橙色或淡红色，有少数血管外形光滑、下次形自然。200例患者泽疗均取逍遥散中当归、白芍、柴胡各10g。Ⅰ型者兼以活血化瘀，加陈皮、茯苓、丹参、川芎各10g，红花5g，昆布、海藻各20g。Ⅱ型者兼以痰散结，加昆布、海藻各20g，青皮、陈皮、制香附、夏枯草、莪术、山慈菇各10g。Ⅲ型者两法兼施，加昆布、海藻各20g，青皮、陈皮、丹参、半夏、桂枝各10g。Ⅳ型者兼以镇痛镇静，加昆布、海藻各20g，茯苓、陈皮、金铃子、五味子各10g。另设有对照组160例，均内服逍遥丸。疗效：观察组200例，治愈56例，显效79例，有效37例，无效28例，总有效率为86%；对照组160例，治愈26例，显效36例，有效25例，无效73例，总有效率54.4%。以上证明，冷光透照检查不仅是一种操作方便、非侵入性、无损伤的诊断方法，而且是作为辨证分型，依型施治的手段。

电脑近红外乳腺诊断仪对500例乳房囊性增生患者进行检查。以乳腺透照区的灰阶度及血管阴影形态分布及变化来分型。灰阶度标定5级：即0级，浅灰色透光良好；Ⅰ级，灰色透光度减北；Ⅱ级，深灰微弱透光度；Ⅲ级，黑色吸光团，完全不透光；Ⅳ级，不均匀的不透光。血管分型标定：A型，少量纤细血管阴影，阴影较浅；B型：血管稍粗呈网状，按乳腺正常解剖的内外支和胁间支血管分布由乳晕向外，由细渐粗分布；C型：无论在血管的粗细或分布上均无与上2种不同，因多在乳腺恶性肿瘤中发现，故不作介绍。分析结果发现，肝气郁结型患者以B型血管与Ⅱ级灰度为主，肝肾阴虚型患者以A型血管与Ⅰ级灰度为主，冲任失调型患者以A型血管为主，乳房肿块呈浅灰影或灰影不明显。通过以上分析，可以看出现代近红外线检查图像的分型结果与中医辨证分型有着密切关系，可为中医诊治该病提供可靠的参考依据。

　　运用中医药治疗乳腺增生症近年来报道甚多，取得了令人鼓舞的成效。首先，在辨证论治方面，虽然分型各有不同，但都反映了中医对本病的认识，即由肝郁气滞、血瘀痰凝、冲任失调、肝脾肾不足而成病。故分型也多在此范围之内，只是有不同的兼证，如兼热，兼气虚等。在具体的临床经验上，何任、徐迁素等一些老中医，多从整体观点出发，认为乳病在表，但与脏腑经络密切相关，故治疗多从调理肝脾肾及冲任二脉入手。王寿康提出，该病发生根本原因一为肝气郁结；二为冲任失调，治疗宜肝肾同治，切不可任意切割分型。徐芝银提出，乳病与经带胎乳密切相关，治疗应随月经周期演变而施行，强调处方宜温和，反对克伐太过，常以肝肾精血互滋、气阳共用之法。他们都为中医药治疗该病积累了宝贵的经验。各地都报道了大量的辨病治疗的经验即一经确诊为本病后，就运用经临床筛选的有效方药构成基本方，然后随证加减。根据报道的情况，近期效果一般较好，总有效率在 80% 以上。

　　对于该病的治疗，中医发挥了针灸与外治的特长。针灸方面郭诚杰等进行了系统观察与研究，远期疗效亦相当满意。此外，道了多种针法，如埋针、挑针、火针、水针、电针等，都有一定效果。外治法多种多样，或外敷，或离子导入，还有磁疗、理疗等，体现了无损害、无创伤的优点。

（三）中医药治疗乳腺增生症的现代研究亦获可喜进展

　　在中医药治疗该病机制方面，郭诚杰等用动物成乳腺增生的模型，然后会刺相当于屋翳、膻中、合谷、肝俞、天宗等穴位之处，观察针刺的效果。结果发现，针刺具有对抗由雌二醇（E2）所致大白鼠乳腺增生的作用，而且能够对抗 E2 引起的胸腺、脾脏萎缩，以及外周血淋巴细胞、胸腺细胞、脾脏细胞中的 ANAE（+）细胞百分率和淋巴细胞转化率的下降。证明了针刺对调节内分泌的作用。张光丽等通过用药前后对患者雌二醇、孕酮、睾酮及血清泌乳素的测定，观察中药的作用。结果发现，中药有调节内分泌的功效，可通过抑制乳素，减少其对促卵泡成熟激素的拮抗作用恢复卵巢功能，并有调整垂体—卵巢轴分泌使之规律的效用，因此对乳腺增生癌变也可能起到一定作用。林至君据中西理论提出，认为该病病机为肾虚肝郁而引起卵巢分泌黄体素不足，或雌孕激素分泌比例失调，使乳腺在经期过度增生，经后期复原不全，形成乳腺增生同时伴有乳腺局部炎症。治疗应疏通解郁、活血通络、补肾壮阳、消炎散结。林氏从内分泌学、乳腺局部细胞学和血液流变学等方面证实了上述看法，并取得了临床病例的支持，证明了中药有改变这些病理变化的作用。

在诊断方面，一些现代化检测手段的应用，如冷光透照、电脑近红外线透照等，为本病诊断客观化提供了条件。谢素媛、陈尔东、张润清等报道了利用冷光透照、近红外线透照检查诊断乳腺增生的图像特征，并与中医辨证分型相结合，为准确分型用药，提高疗效打下了基础。

运用中医药治疗乳腺增生，广大医务工作者在剂型改革上做了很多努力。除传统的汤、丸、散、膏剂以外，还有糖浆、冲剂、胶囊、软、膏贴等等。改变了单纯的制剂形式，使患者服用药物更加方便，推动了医药的现代化。

问题与建议：虽然对本病的病机及辨治思路作了一些研究，但尚远远不够。多数人仅停留于肝气郁滞，血瘀痰凝，冲任不调的认识，不是逍遥散加减，就是组方繁杂，缺少针对性。应进一步探讨乳腺增生发生发展的真正原因，发扬中医整体观的长处，把局部病变与整体功能联系起来，从更高层次上研究其规律，提高疗效。其次，在临床方药的研究中，多数缺少横向比较的对照组，并且一般只统计了近期疗效。因本病极易复发，所以远期疗效更为重要。另外，外治法是治疗该病的有效途径，且符合当今讲究无侵害、无创伤治疗的宗旨，因此应着力加以研究，研制出有效、安全的理想制剂。

第二节 乳腺增生疾病的分类及诊断

乳腺增生疾病的症状主要以乳房周期性疼痛为特征。起初为游漫性胀痛，触痛为乳房外上侧及中上部为明显，每月月经前疼痛加剧，行经后疼痛减退或消失。严重者经前经后均呈持续性疼痛。有时疼痛向腋部、肩背部、上肢等处放射。患者往往自述乳房内有肿块，而临床检查时却仅触及增厚的乳腺腺体。有极少数青春期单纯乳腺小叶增生2年左右可自愈，大多数患者则需治疗，千万别忍着。

传统中医认为它是由于郁怒伤肝、思虑伤脾、气滞血淤、痰凝成核所致，中医学称之为"乳癖"。

现代医学则认为，它的发生，发展和转归，完全是由于妇女体内的激素周期性变化所导致。当卵巢分泌的雌激素水平过高，黄体孕激素过少，或者这两者分泌不协调，就可以引起乳房中的乳腺导管上皮细胞和纤维组织增生。正常情况下，每一个进入青春期的妇女的乳房的腺泡、腺管和纤维组织，在每一个月经周期里，都要经历增生和复原的组织改变过程。由于这种改变，每一个妇女在每一次月经前，都有可能出现一侧或两侧乳房或轻或重的胀痛，月经过后胀痛又自然消失，这完全不妨碍生活，学习和工作，是正常的生理现象。但是，当机体在某些应激因素的作用下（如工作过于紧张，情绪过于激动，高龄未婚，产后不哺乳及患某些慢性疾病等），就有可能导致乳房本来应该复原的乳腺增生组织得不到复原或复原不全，久而久之，便形成乳腺增生，表现为增厚的乳叶和结节性颗粒，乳房胀痛及乳头溢乳等三大症状和体征。

一、分类

乳腺增生症有很多类型，有的完全是生理性的，不需特殊处理也可自行消退，如单纯性乳腺增生症，有的则是病理性的，需积极治疗，尤其是囊性增生类型，由于存在癌变的可能，不能掉以轻心，下面就按照乳腺增生不同的类型分别讲述其治疗。

1. 乳痛症

也叫单纯性乳腺增生症。在少女和年轻患者中最为常见，其原因是性腺激素分泌旺盛及变化波动较大，以明显周期性乳房胀痛为待征，月经后疼痛自行消失。疼痛亦可随情绪变化而波动。这种与月经周期及情绪变化有关的疼痛是乳腺增生病临床表现的主要特点。疼痛以乳房局部为主，常为胀痛或刺痛，可累及一侧或两侧乳房，以一侧偏重多见，疼痛严重者不可触碰，甚至影响日常生活及睡眠，工作。由此而引起焦虑不安,情绪激动的患者还不少。疼痛以乳房肿块处为主，亦可向患侧腋窝、胸胁或肩背部放射；有些则表现为乳头疼痛或痒。乳房疼痛常于月经前数天出现或加重．甚至影响睡眠日常生活及工作。由此而引起焦虑不安，情绪激动的患者还不少。由这类增生属于正常的生理现象，患者首先不必过度焦虑和着急，只要调整情绪，保持平衡，一般升高的内分泌激素都可以慢慢地得到纠正，各种症状都可以自行消失。如果疼痛较明显，也可采用具有疏肝理气功能的中药服用，如"竭蛭胶囊"等，服用 1~2 个疗程，一般都可以收到良好的效果。

2. 乳腺腺病

本类型的病变基础是乳房内的乳腺小叶和乳腺管均有扩张及腺体周围组织增生。对这类增生病的治疗，应以软坚散结为主，辅疏肝理气的中成药。

3. 囊性增生病

有人称本类型的增生病才是真正的病理性增生症。它以乳管上皮细胞增生为主要病变，乳房内出现的肿块多为弥漫性增厚，有部分患者呈局限性表现，且呈椭圆形的囊状物居多，很容易与纤维混淆。此类增生可能发展为癌变，常常引起患者的担心和恐慌。因此一旦确诊，就要提高警惕，积极进行系统治疗。

二、症状

1.乳房疼痛

乳房疼痛为本病主要的临床表现。

2.乳房肿块

肿块可发生于单侧或双侧乳房内，单个或几个，一般好发于乳房外上象限，也可能见于其他象限，肿块形状有片块状、结节状、条索状、颗粒状等，其中以片块状为多见。肿块边界不明显，质地中等或稍硬韧，活动好，与周围组织无粘连，常有触痛。肿块大小不一，小者如粟粒般大，大者可逾 3 ~ 4cm。乳房肿块也有随月经周期而变化的特点，月经前肿块增大变硬，月经来潮后肿块缩小变软。

3.乳头溢液

少数患者可能会出现乳头溢液，为自发性溢液，草黄色或棕色浆液性溢液。

4.月经失调

乳腺增生病患者可见经期紊乱，经期提前，月经量少或色淡，经潮期迁延、淋漓不尽，可伴痛经。

5.情态改变

患者常感情志不畅或心情烦躁，用以生气，每遇生气，精神紧张或劳累加重，情绪稳定或心情舒畅时症状减轻。

6.其他症状

临床上部分患者会伴有口苦，两肋作胀，不欲饮食，胃脘胀满不舒，大便干燥，失眠多梦等症状。

三、检查诊断

在日常生活中，定期去体检，时常注意自己的身体有无乳腺增生的征兆，如果有一些反应就要弄清楚到底是什么原因造成的不适。要确诊是不是乳腺增生需要到医院去做具体的检查，看自己的血检指标，CEA，CA125，做磁共振等检查确诊。做 B 超及 x 光片，近红外线扫描等可以早期有效地诊断。

四、标准

（一）诊断标准

参照中华全国中医学会外科学会南通会议制定的"乳腺增生病诊断及疗效评定标准"（修订稿）拟定。标准如下：

1. 随月经周期变化的单侧或双侧乳房内肿块，包块经前痛甚，经后痛减，排除生理性乳房疼痛，如经前期乳房胀痛、青春期乳房痛及仅有乳痛而无肿块的乳痛症。

2. 体检发现包块形态不规则，质韧，边界不清，有压痛，连续三月不能自行缓解。

3. 红外线扫描，乳腺钼靶 X 线检查，乳腺超生或病理检查有任何一项检查证实诊断。

（二）常规检查诊断

1. B 超检查：因其便捷、经济、无创、无痛等优点成为临床上较常用的检查手段，随着超声影像的发展，高频超声的应用，大大提高了超声的分辨率，能够发现乳腺内的微小病灶，尤其对囊性和实性肿瘤的鉴别，是其他影像学难以取代的。

2. 乳腺 X 线检查：乳腺 X 线检查是发现早期癌和微小癌的重要手段，但不必要在短时间内反复检查，尤其是青春期、妊娠哺乳期的乳腺对 X 线敏感，过度暴露会增加乳腺癌的发病率。一般在 30 岁之前至少应该行一次钼靶检查，30–40 岁每 2–3 年检查一次，40 岁以后 1–2 年检查一次。对于微钙化的检查是别的影像检查不能比拟的。

3. 乳腺核磁检查：乳腺核磁检查敏感性很高，特异性中等。因其价格相对较高，检查时间长，空间相对狭小密闭，所以在 2010 年左右没有普及。其对于乳腺 X 线加超声检查阴性的微小乳腺癌、术后的复查、假体植入或注射丰胸乳腺的检查、乳头溢液、高危人群的筛查等方面有很大的优势。

2010 年左右临床上对于乳腺疾病的检查，乳腺 X 线 + 超声检查是黄金组合，当联合应用乳腺 X 线检查和超声检查均为阴性时，其恶性的可能性小于 3%。

（三）超声早期诊断

乳腺增生症治愈肿瘤的关键在于早期检测，蛋白质指纹图谱（蛋白指纹法）检测在早期癌症诊断中已经超过了传统的标志物检测（见中华检验医学杂志，2004，27：706-709）。因此，这一发现有望为疾病的诊断、治疗和药物开发带来突破性进展。美国 NCI（National Cancer Institute）主席 Dr. Andrew von Eschenbach 在 2005 年 4 月 16 日（美国第 96 届肿瘤年会上）宣布美国将用蛋白指纹图谱技术对肿瘤早期定性和 PET-CT 对肿瘤早期定位相结合的等手段对肿瘤做出极早期诊断，使肿瘤在 2015 年成为非致死性疾病。

蛋白质指纹图谱（蛋白指纹法）分析诊断的发展将是分子医学领域的一场革命，它不仅提供了一种新的检测方法，并且具有很高的可行性。它可在数分钟时间内从微量血液中测出上千个结果并对其进行分析。

五、病理生理

身体组织液的过度酸化，身体细胞处于酸性体液中，进而形成正常细胞溶氧量下降，造成细胞的活性下降，代谢循环减慢，下降到正常值的 65% 时，正常细胞就无法生存，但也有不惜改变染色体采取主动变异的细胞，细胞的表型发生改变，肿瘤性状得以表达，这些细胞迅速扩增，从而形成真正的肿瘤实体。

第三节　乳腺增生的治疗

一、乳腺增生的基本治疗

（一）定期检查

一旦被诊断为囊性增生病，患者应定期（如一年 2-3 次）到专科医院去诊查，以便早期发现是否有异常团块（癌块）。这种异常团块，有时单凭医生用手触摸也难诊断，因此，还必须借助于一些特殊的器械检查，甚至还需要病理活检才能确诊。

（二）坚持服药

囊性增生病是慢性病，内分泌失调严重，病变组织对药物的敏感性差，囊状肿块消失慢，治疗时间长，有时需要内服药物半年到一年才起效。因此，患者必须保持平衡心态,并有"持久战"的信心。用药建议采用具有疏肝理气,活血化瘀和软坚散结之功效为一体的中药。"蝎蜈胶囊"具有调节机体激素平衡,抑制乳腺上皮增生,促进增生细胞向正常转化,使增生的组织恢复正常,并有良好的止痛效果。连服 30 天为一疗程。月经期停用。

(三)手术全切除

这是只有局部变者最好的治疗方法,即只要将局部大块病灶切除,多能收到肯定性疗效。如果已有明显的癌变趋势,或经活检确诊为癌前病变,应行单纯乳切除术,以策安全。

应在医生的指导下治疗。西药有 5% 碘化钾,疼痛严重者可试用甲基睾丸素,在月经前一周内开始口服,以免进一步扰乱人体激素间的细微平衡。

(四)中医药治疗

二、中医辨证指导下选用中成药或方剂治疗

(一)治疗方面

1. 属肝气郁结型,宜疏肝理气,化痰散结。可服逍遥丸、小金片、乳癖丸、犀黄丸等。

2. 属肝肾阴虚型,宜调补肝肾,化痰散结。可服六味地黄丸、二至丸,同时合用小金丹。

3. 属冲任失调型,宜调理冲任,温肾平肝。可服小金丹、散结灵等。

除此以外,当患者出现溢乳时,还要注意与高催乳素血症或闭经溢乳综合征区别开来,以防误诊。

由于对乳腺增生发生的机制和病因尚无确切了解,目前治疗上基本为对症治疗。部分患者发病后数月至 1 ~ 2 年后常可自行缓解,多不需治疗。症状较明显,病变范围较广泛的患者,可以胸罩托起乳房;口服中药小金丹或消遥散,或 5% 碘化钾均可缓解症状。近年来类似的药物产品较多,如乳块消、乳癖消、天冬素片、平消片、囊癖灵、三苯氧胺等等,疗效:不一。

此外,尚有激素疗法,有人采用雄激素治疗本病,藉以抑制雌激素效应,软化结节,减轻症状;但这种治疗有可能加剧人体激素间失衡,不宜常规应用。仅在症状严重,影响正常工作和生活时,才考虑采用。

(二)注意事项及调护

1. 按时作息,保持心情舒畅,合理安排生活。病期要注意适当休息、适

当加强体育锻炼、避免过度疲劳。

2. 保持乳房清洁，经常用温水清洗，注意乳房肿块的变化。

3. 患者宜常吃海带，有消除疼痛、缩小肿块的作用，多吃橘子、橘饼、牡蛎等行气散结之品，忌食生冷和辛辣刺激性的食物。

4. 对患者的随访观察中，一但发现有短期内迅速生长或质地变硬的肿块，应高度怀疑其癌变可能，必要时行活检或患乳单纯切除，术中冰冻切片查到癌细胞者，应按乳癌处理。

5. 长期的饮食结构不合理、生活习惯不好、心理压力过大等造成体质酸化，人体的功能下降，进而引起身体代谢循环变慢，大量本物质沉积在体内无法排出，造成气血不畅，内分泌激素失调、月经失调等现象因此而引起乳腺疾病即乳腺增生，进而导致乳腺癌。

6. 身体组织液的过度酸化，身体细胞处于酸性体液中，进而形成正常细胞溶氧量下降，造成细胞的活性下降，代谢循环减慢，下降到正常值的65%时，正常细胞就无法生存，但也有不惜改变染色体采取主动变异的细胞，细胞的表型发生改变，肿瘤性状得以表达，这些细胞迅速扩增，从而形成真正的肿瘤实体。

7. 另外，还有因体质酸化身体发生其他组织的癌变，又因脑部功能下降，乳腺组织液酸化，癌细胞趁虚而入，造成了乳腺癌。

三、乳腺增生的中医药治疗

辨证论治乳腺增生症

(一)二型辨治

乳腺增生病划分为二型进行辨证治疗

1. 肝郁气滞型

多见于 30 岁左右的妇女，常发生于单侧。一种治以疏肝理气为主，辅以散结止痛。方用柴胡疏肝散加减：柴胡、当归各 12g，白芍、枳壳、川芎、香附、茯苓、橘核、夏枯草、生山楂各 10g，鹿角霜 30g，水煎服。另一种治以疏肝解郁为主，佐以活血化瘀。方用增生汤：柴胡、乳香、没药、当归、瓜蒌皮、丝瓜络、香附、山楂，加活血化瘀药丹参、赤芍。

2. 冲任不调型

多见于素体虚弱之人，发病年龄较大。一种治以温阳补肾、益气养血散结、方用散结汤：鹿角霜、生黄芪、生牡蛎各 30g，白芍、瓜蒌各 20g，仙灵脾、巴戟肉、甜苁蓉、玄参各 15g，当归 10g。另一种治以疏肝理气，佐以调摄冲任，用增生汤加鹿角霜、菟丝子、肉苁蓉等。

（二）三型辨治

本病分为肝郁气滞、肝脾不和、肝肾阴虚三型进行治疗。

1. 肝郁气滞型

治以疏肝通络和胃，方用橘叶瓜蒌散合柴胡疏肝散加减：柴胡 30g，橘叶、瓜蒌、丹参、川楝子。王不留行各 15g，赤白芍各 12g，当归、玄胡、白蔻各 10g，川芎、栀子各 6g。

2. 肝脾不和型

治以调理肝脾，软坚散结，方以逍遥散加减：柴胡、当归、广木香、陈皮各 12g，白芍、白术、茯苓、山楂核、山慈菇、金钱草各 15g，丹参 20g，甘草 10g。

3. 肝肾阴虚型

治以滋阴降火，散结通络，方用一贯煎合消瘰散：生牡蛎、花粉、王不留行各 30g，枸杞子、玄参、瓜蒌、夏枯草、赤芍、葛根各 15g，当归、丝瓜络各 12g，浙贝 10g。加减：刺痛甚加丹参 30g，桃仁 20g；胀痛甚瓜蒌改为 60g，加大香 20g，枳壳、柴胡各 30g；串痛加川楝 30g，隐痛加白芍 60g，痛向肩背加姜黄 15g，山萸 30g，三七 12g；肿块硬加金钱草 60g，山慈菇 30g，全蝎 10g；痛随月经加坤草、桂枝、红花；痛甚加乳没。

（三）肝郁痰凝型、肝郁瘀血型、肝肾两虚冲任不调型三型治疗

1. 肝郁痰凝型

治以疏肝理气、解郁化痰。方用清肝解郁汤合海藻玉壶汤加减：柴胡、半夏各 6g，枳壳、郁金、当归、海藻、昆布、青陈皮、山慈菇各 10g，茯苓、赤芍各 15g。

2. 肝郁瘀血型

治以疏肝理气，软坚散结。方用丹栀逍遥散合血府逐瘀汤。

3. 肝肾两虚冲任不调型

治以滋补肝肾，调摄经血，方用右归饮加减。

（四）肝郁瘀阻冲任失调、肝气郁结痰瘀内阻、肝郁火旺瘀痰内结三型治疗

1. 肝郁瘀阻、冲任失调型

治以理气化瘀，调理冲任。药用：柴胡、仙茅、淫羊藿各 12g，赤芍、玄胡各 10g，川棟子、陈皮、三棱、莪术各 6g，蒲公英 9g。

2. 肝气郁结、痰瘀内阻型

治以疏肝理气，祛瘀化痰。药用：柴胡 12g，赤芍 10g，蒲公英 9g，川棟子、陈皮、蒲黄、五灵脂、山慈菇各 6g。

3. 肝郁火旺，瘀痰内结型

治以疏肝理气止痛，祛瘀化痰软坚。药用：柴胡、当归各 12g，赤芍、玄胡、夏枯草、郁金各 10g，昆布、海藻各 18g，川棟子、陈皮、山慈菇各 6g。

（五）肝郁气滞、痰浊阻络、冲任失调三型治疗

1. 肝郁气滞型

治以养血柔肝，疏肝理气。方用一贯煎加香附、制半夏、青皮。

2. 痰浊阻络型

治以软坚化痰，通络散结。方用二陈汤合逍遥蒌贝散。

3. 冲任失调型

治以温补肝肾，调摄冲任。方用八味地黄丸合二仙汤加鹿角霜、桃仁、山慈菇。

（六）四型辨治

以柴胡、薄荷各 6g，郁金、穿山甲、鹿角霜、桔核各 10g，茯苓 15g 为基本方，

1. 肝郁气滞型者加青皮、香附、川棟子。

2. 肝郁气滞兼热型者加丹皮、山栀、瓜蒌。

3. 肝郁气滞痰结型加白芥子、浙贝、白术、皂刺。

4. 肝郁气滞血瘀型者加王不留行、三棱、丹参。

（七）肝郁气滞、肝郁痰凝、肝郁痰血交阻、肝郁脾虚冲任失调四型治疗

1. 肝郁气滞型

治以疏肝理气，活络散结，用逍遥散加郁金、香附、橘核、玄胡、全瓜蒌、鹿角霜、麦芽、夏枯草。

2. 肝郁痰凝型

治以疏肝理气，化痰软坚，用逍遥散合小金散：柴胡、当归、丹参、赤白芍、橘核、海藻、昆布、青皮、制香附、全蝎、大白花蛇、制马钱子、乳没、地龙。

3.肝郁痰血交阻型

治以理气活血，用上方去橘核、马钱子加莪术、山甲、皂刺、王不留行、鹿角霜、牡蛎。

4.肝郁脾虚，冲任失调型

治以疏肝理脾，调和冲任，通络散结，用逍遥散合金铃子散二仙汤加减。

（八）四型治疗

1.肝郁气滞型

用逍遥散去白术，薄荷加川芎、王不留行、路路通、公英、瓜蒌皮、栀子、青皮、枳壳、桔核。

2.肝郁气虚型

用黄芪、当归、郁金、公英、炙甲片、路路通、茯苓、鹿角霜、丝瓜络、柴胡、山楂。

3.热毒炽盛型

用银花、甘草、连翘、玄参、制香附、赤芍、穿山甲、皂刺、地丁、漏芦、苇茎、瓜蒌皮、王不留行。

4.气血相结型

用归尾、广木香、红花、乌药、莪术、三棱、半枝莲、熟地、赤芍、川芎、煅牡蛎、山慈菇、鹿角霜。

（九）逍遥散加减治疗乳腺增生病

逍遥散出自《和剂局方》，由柴胡、当归、白芍、白术、茯苓、生姜、薄荷、甘草组成。彭芷美报道，用逍遥散加王不留行、丝瓜络、牛膝为基本方。气滞者加桔络、青陈皮，血瘀者加桃仁、红花、大贝每日1剂，每疗程10天。

疗效：总有效率为97.2％。最短1个疗程，最长9个疗程。

1.逍遥散加减方

柴胡20g，当归、白芍、丹皮、栀子、穿山甲各15g，茯苓、王不留行、炙甘草各10g，夏枯草、牡蛎各30g,治疗乳腺增生42例。于经前13天开始服药，连服10天，同时配合西药甲基睾丸素和谷维素口服。

疗效：大多服10～40剂取效。

2.以逍遥散加生地、丹皮、黄芩制成煎剂，治疗乳腺小叶增生

口服每日3次，每次20毫升，月经期停服。

疗效：总有效率92.3％。平均服药2～4周症状减轻,6～8周疗效:达高峰。

3. 逍遥散加减后组成逍遥蠲癖汤：

组成：柴胡 5g，当归、白术、五味子、菖蒲、远志、香附、甘草各 10g，白芍、漏芦各 15g，茯苓、王不留行各 20g，炒枣仁 30g。水煎 300ml，每日 1 剂。治疗单纯性乳腺上皮增生症。笔者在临床中单用疏肝理气、化痰消结之法，虽能消除肿块，但多疼痛不解，加入养血安神之品后疗效大为提高，故提出应当以舒肝理气，化痰散结，养血健脾，安神定志为法。

4. 用逍遥蒌贝散加减治疗乳腺增生

组成：柴胡、当归、白芍、白术、茯苓、瓜蒌各 15g，半夏、浙贝各 10g，生南星 5g，生牡蛎 20g，山慈菇 10g。肝郁痰凝加荔核、桔核；冲任不调加仙茅、仙灵脾；经前乳胀痛加香附、川楝子、延胡索。经前 1 周服加麦芽、山楂、丹参，经期停服，经后 2 周加仙茅、仙灵脾。每日 1 剂，3 个月为 1 个疗程。

（十）神效瓜蒌散治疗乳癖

神效瓜蒌散出于《寿世保元》，组成：全瓜蒌、制乳香、制没药、当归、甘草。主治痈疽肿毒及乳痈。弭阳以神效瓜蒌散为基本方。

加减：乳内肿块疼痛者加柴胡、赤芍、王不留行、炒积壳；乳内条索状或散在肿块伴乏力头晕；月经量多者加黄芪、党参、路路通；肿块灼热者加银花、连翘，公英；肿块坚硬触痛者加山甲、皂刺、三棱、莪术。

疗效：治疗乳腺增生病总有效率 95.31%。

以神效瓜蒌散为主方，随证加减：乳房肿硬明显者加荔核、橘核、夏枯草；乳房胀痛者加柴胡、枳壳、青皮、木香；患者体虚乏力纳差者加茯苓、党参。从月经干净后开始服药，每日 1 剂，服 3 次，连服 20 天。同时加服西药谷维素 20mg，每日 3 次。结果用药 1～2 个疗程后总有效率分别为 88.3% 和 96.7%。

（十一）海藻玉壶汤加减治疗乳腺增生

海藻玉壶汤出于明·陈实功《外科正宗》。

组成：海藻、贝母、陈皮、昆布、青皮、川芎、当归、半夏、连翘、独活、甘草。是治疗瘿瘤初起，或肿或硬，或赤或不赤，但未破溃者的方剂。李新华以之加减后成为基本方：海藻、昆布各 15g，青陈皮、柴胡、枳壳、半夏、浙贝、川芎各 10g，连翘、玄参各 15g，茯苓 12g，瓜蒌 30g。乳胀者加香附，肿甚加公英、皂刺，痛甚加川楝子、玄胡，肿块硬者加生牡蛎。每日 1 剂，经前 10 天始服药，20 剂为 1 个疗程，连服 2-3 个疗程。总有效率 94%。少者服 9 剂，多者服 42 剂。

（十二）复元通气汤治疗乳腺增生症

复元通气汤出自《秘传外科方》，由木香、青皮、陈皮、茴香、炒穿山甲、白芷、贝母、甘草、漏芦组成，主治痈疽肿毒，气滞作痛，吹乳、庙气等。梁宏正介绍梁剑波运用复元通气汤加减，治疗乳腺增生症疗效颇佳。基本方：青皮、陈皮各10g，炒山甲、花粉、浙贝各15g，连翘12g，漏芦、木香、生甘草各6g。加减：经前乳房胀痛加川楝子、延胡；乳胀为主加柴胡、郁金；肝郁化火，乳房灼热加丹皮、栀子；乳核坚硬加王不留行、莪术、牡蛎；气虚加党参、黄芪；血虚加鸡血藤；阳虚加淫羊藿、鹿角霜；若可疑癌变加山慈菇、海藻、公英。

（十三）复元活血汤加味治疗乳癖

复元活血汤出自《医学发明》，由柴胡、花粉、当归、红花、穿山甲、桃仁、大黄、甘草组成。原方为跌打损伤，瘀血留于胁下，痛不可忍者所设。张艳、崔致然宗其方义，经加减后组成基本方：醋柴胡、炙山甲、肉苁蓉、制首乌、丝瓜络各15g，全瓜蒌、当归各20，桃仁12g，香附、酒大黄、红花、甘草各10g。每日1剂，经期停服，20剂为1个疗程。总有效率96%。

（十四）乳腺增生的其他中药治疗

1. 消癖方

组成：醋炒柴胡6g，郁金、炒川楝子、青皮、当归、赤芍各10g，橘核、荔枝核、牡蛎（先煎）各30g。

用法：水煎服。

功效：疏胆解郁，活血化瘀，软坚散结。

适应证：乳腺增生症（肝郁气滞）

方剂：简析方中柴胡、郁金、川楝子、青皮、橘核、荔枝核疏肝解郁，行气通络；当归、赤芍活血化瘀；牡蛎软坚散结。

加减：若气血不足者，加黄芪、党参、炒白术各20g，白芍、熟地黄各10g；阳虚者，加肉桂4g，制附子3g，巴戟天、肉苁蓉各10g；阴虚者，加枸杞、制首乌各15g，黄精、麦冬、五味子各10g；痰郁盛者，加川贝母、桃仁、王不留行、三棱、莪术、炮穿山甲、炒延胡索各10g。

病案举例：李某，30岁，已婚，2011年6月7日初诊。右乳房有一肿物如核桃大小已年余，自觉逐渐增大，近3个月来月经紊乱，经来时乳房及小腹胀痛，经量减少，带有血块，心烦易怒。舌淡红苔白，脉弦滑。治宜疏肝理气，软坚散结，活血化瘀。方用消癖方加丹参、延胡索各 10g，每次月经前服 10 剂。连服 2 个月，乳房胀痛及肿物消失，经期、经量正常。为巩固疗效，连服小金丸 1 个月。一年后随访，未复发。

2. 乳核神灵丸

组成：柴胡 25g，海藻、昆布、瓜蒌仁、王不留行、丹参各 30g，淫羊藿 15g，川芎、郁金各 6g，贝母 12g，甘草 3g。

用法：共研细末，与米粉浆拌匀制丸。每日 3 次，每次 6g。

功效：理气豁痰，软坚散结。

适应证：乳腺增生症（气郁痰结）。

方剂简析：方中柴胡、郁金疏胆理气；川芎、丹参、王不留行活血止痛调经；淫羊藿温阳以助化痰；贝母、瓜蒌仁、海藻、昆布豁痰软坚散结；甘草调和诸药。合方条达气机，活血调经，消症散结。

病案举例：用上方治疗 456 例，治愈（红外线扫面检查证实肿块消失，停药后 3 个月不复发）235 例，占 55.56%；显效（肿块最大直径缩小 1/2 以上，乳房疼痛消失）122 例，占 28.84%；有效（肿块缩小，乳房疼痛减轻）43 例，占 10.1%；无效（症状无改善，乳房肿块无缩小，红外线扫描检查无改变）23 例，占 5.44%；总有效率为 94.56%。

3. 天冬豆根汤

组成：天冬、天花粉、橘核、海藻、昆布各 15g，山豆根、炮穿山甲各 10g，蒲公英、夏枯草、牡蛎（先煎）各 30g，甘草 3g。

用法：水煎服。

功效：生津润燥，理气化痰，软坚散结。

适应证：乳腺小叶增生症（肝郁化火，气滞痰凝）。

方剂简析：方中天冬、天花粉生津润燥；橘核理气化痰；海藻、昆布、牡蛎、炮穿山甲软坚散结；山豆根、蒲公英、夏枯草清肝解郁。

加减：热盛者，可加生地黄、丹皮各 15g；气虚甚者，加党参 15g，黄芪 30g；血虚甚者，加当归身 20g，鸡血藤 30g；有淤血者，加桃仁、红花各 10g；痛着，加延胡索、川楝子各 10g。

病案举例：罗某，30 岁，已婚，2013 年 2 月 13 日来诊。患者数年来月经不调，经前乳胀，1 年前因家庭变故，终日百思不解，旋即发现两乳房内有肿块日渐增大。曾到某医院，拟诊为乳房小叶增生，建议手术切除，因害怕手术而到我院要求中医诊治。诊见面容憔悴，精神不振，语言怯弱，月经时先时后，下腹胀痛，胁痛脘闷，左乳上方有一肿块，表面圆滑，质地稍硬，退之能滑动，重压之则隐隐作痛，右乳房上方亦有 2 个肿块，可推动，无痛。脉弦数，舌质红。即用天冬豆根汤加党参、黄芪，连服 20 余剂后，两乳肿块完全消失。1 年后随访，未见复发。

4. 消癖汤

组成：海藻 15g，当归、丹参、谷芽、郁金、柴胡、川芎、蒲黄、泽兰、香附、五灵脂各 10g，法半夏 20g，生甘草 5g。

用法：水煎服。

功效：破恶血，散痞结，养新血，调脾胃。

适应证：乳腺增生症（肝郁痰凝）。

方剂简析：方中蒲黄、五灵脂破恶血；海藻、柴胡、郁金、香附散痞结；当归、丹参、川芎养新血；泽兰、法半夏、谷芽、生甘草调脾胃。其中海藻与甘草相反，但未见不良作用。

病案举例：李某，32 岁，已婚，2012 年 5 月 6 日初诊。1 年前发现乳房胀痛，按之有索条状肿块，月经前疼痛加重，某医院诊为乳腺增生症，以中西医结合疗效：不佳。触诊：双侧乳房有大小不等肿块索条，触之疼痛，活动度很大，与皮肤不粘连，脉细弱，舌红、苔薄白。投消癖汤，连服 1 个月，肿块、疼痛消失，月经前期也无疼痛。追访 3 年，无复发。

5. 散结汤

组成：炒柴胡、香附、枳实、郁金、桃仁、红花、三棱、莪术各 12g，白芍、丹参各 15g，青皮、浙贝母各 10g。

用法：水煎服。

功效：疏肝解郁，活血祛瘀，化痰软坚，调理冲任。

适应证：乳腺增生病（气滞痰凝）。

方剂简析：方中柴胡疏肝解郁，调理冲任；香附理气解郁，调经止痛；枳实、青皮疏胆破气，行痰消痞；郁金行气解郁，凉血祛瘀；桃仁、红花、丹参活血祛瘀通经；三棱、莪术破血行气，消积散结；白芍柔肝止痛；浙贝母软硬散结，清热化痰。全方具有疏肝解郁、活血祛瘀、化痰软坚、调理冲任的功效。孕妇即用。

病案举例：颜某，41 岁，2012 年 1 月 8 日初诊。右乳房有 5cm×4cm×2cm

之包块结节，质地较硬，边缘清楚，有触痛，皮色正常，4 个月未消散，拟诊为"左乳房纤维瘤"。诊见：属情志内伤，肝气不舒，气滞血瘀。治宜疏胆理气，活血化瘀，软坚散结。投散结汤。服药 10 剂包块缩小、痛止。服药至 15剂，包块全消而愈。

6. 抑生汤

组成：夏枯草、丹参、赤芍、牡蛎各 30g，当归、党参各 15g，桃仁、川贝母各 8g，苏木、zhe 虫、郁金、三棱各 10g。

用法：水煎服

功效：行气，化瘀，消痰。

适应证：乳腺增生症（气滞血瘀痰凝）

方剂简析：抑生汤中，郁金、苏木行气；当归、赤芍、桃仁、丹参、三棱、zhe 虫活血化瘀；夏枯草、川贝母、牡蛎消痰软坚；玄参滋阴清热。

加减：兼阴虚发热而渴者，加生地黄、麦冬各 15g，天花粉 30g；兼气阴两虚，体疲无力，腰腿酸软者，加党参、何首乌各 15g，山茱萸、枸杞子、黄精各 20g；兼阳虚，形寒畏冷，汗出气怯者，去玄参、夏枯草，加黄芪、淫羊藿、茯苓个 30g，党参 12g；兼下焦湿热，小便不利，尿热灼痛者，加石韦、瞿麦、淡竹叶各 12g；若肿块疼痛明显者，加没药 15g；舌质黯紫，瘀滞明显者，加三七粉（冲服）3g。

病案举例：韩某，20 岁，2010 年 9 月 17 日初诊。左乳有 3cm×2.5cm 肿块，中等硬度，压痛明显，皮色正常，已 3 个月余。月经来潮前 10 天增大，经后变小。病理检查诊为单纯性乳腺增生病。经抑生汤治疗，用药 19 天而愈。

7. 解郁散生汤

组成：柴胡、青皮、橘核各 9g，当归、昆布、海藻各 12g，赤芍、丹参、海蛤粉各 15g，夏枯草 30g。

用法：水煎服

功效：疏胆理气，活血化瘀，化痰散结。

适应证：乳腺增生症（肝郁气滞，郁结痰凝）

方剂简析：方中柴胡、青皮、橘核理气解郁；当归、赤芍、丹参活血化瘀，调冲任；昆布、海藻、海蛤粉、夏枯草化痰消散。

加减：气滞甚者，加木香、香附；血瘀甚者，加炮穿山甲、郁金；痰凝甚者，加贝母。

病案举例：用上方治疗93例，治愈（肿块消失）41例；显效（肿块缩小1/2以上）32例；好转者（肿块缩小不及1/2）11例；无效（肿块大小不变，或时小时大，或增大改用其他方法治疗）9例。总有效率为90.3%。服药最少者12剂，最多者182剂。

8. 木香流气饮

组成：木香、当归、枳实、乌药、青皮、陈皮、桔梗、防风、茯苓、法半夏、白芍、槟榔、大腹皮、枳壳、泽泻、苏叶各10g，川芎8g，黄芪15g，生甘草5g，生姜3片，大枣5枚。

用法：水煎服。

功效：理气活血，消痰散结。

适应证：乳腺增生症（气滞痰凝）

方剂简析：方中木香为君，乃三焦气分之药，能升降诸气；佐以枳实、枳壳、槟榔、大腹皮、乌药、青皮理气解郁，顺调气机；茯苓、泽泻渗湿，生姜、大枣、甘草补脾和胃；当归、白芍、川芎养血行血，血活则痰易化，且能润泽气药之辛燥；法半夏、桔梗去积痰，消积聚痰涎；防风辛散，配苏叶宣肠畅气机；黄芪补气扶正。诸药通利气机，理血消痰，使郁结痰凝自通。

病案举例：胡某，32岁，2012年9月10日初诊。半年前左乳房内生一肿块，近来右乳房又发现一蚕豆大的肿块。经某医院检查诊为乳腺增生症，中医称为乳癖。经西药、针灸治疗2个月余，疗效不显。现症见：左侧乳房内一肿块如鸡卵大，其旁数个大小不等。右乳房有多个蚕豆大的肿块，皮肤颜色正常，质硬，退则移动。近日症状加重，按之有轻压痛，舌苔薄白，脉弦。肿块经穿刺涂片检查，排除恶性病变。X光钼靶乳房摄片：乳房小叶增生，可见小密度增高模糊阴影；左乳房病变范围边缘不规则。诊断为乳腺增生症。证属气血郁结，痰凝经络。给予木香流气饮加三棱、莪术各10g，水煎服，每日1剂。服10剂，肿块缩小。继服10剂，双侧乳房肿块消失而愈。

9. 疏肝消癖汤

组成：郁金、柴胡、白术、白芍、炙鳖甲（先煎）各10g，茯苓12g，当归20g，青箬叶，南瓜蒂5枚。

用法：先将青箬叶、南瓜蒂煎成汤，再以此汤代水煎药。

功效：疏肝理气，化痰郁结。

适应证：乳腺增生症（气滞痰凝血瘀）。

方剂简析：方中郁金、柴胡、白术、茯苓、当归、白芍疏肝理气，调和脾胃；炙鳖甲化痰软坚散结；据现代药理研究，南瓜蒂对内分泌有调节作用，青箬叶能抑制细胞异常增生。

加减：乳房胀痛明显者，加橘核、佛手片、青皮、陈皮理气止痛；肿块较多而质地偏硬者，加昆布、海藻、浙贝母、生半夏（重用并先煎）以化痰软坚；舌边有瘀点或瘀斑者，加三棱、莪术、穿山甲、蜈蚣等活血祛瘀通络。

病案举例：张某，45 岁，2013 年 8 月 12 日初诊。2 年来双侧乳房胀痛反复发作，每次于月经前胀痛加重，甚至不能触衣而影响正常工作。乳房明显增大，皮肤无红肿，无寒热，伴烦躁易怒，心胸部闷，左侧乳房外上象限可触及 2cm×3cm 大小肿块，右侧乳房内上象限也可触及一 1.5cm×2cm 大小肿块。双侧乳房质地均坚韧，边界清楚，推之可移动，有轻微触痛，同时双侧乳房内均伴有数个黄豆大小结节（红外线乳腺扫面检查，提示双侧乳腺增生、部分瘤样变）。舌边有瘀点，苔薄腻，脉弦。证属肝气郁结、气滞痰凝血瘀。治宜疏肝理气，化痰祛瘀，软坚散结。投疏肝消癖汤加橘核、青皮、陈皮、佛手、穿山甲（先煎）各 10g，昆布、海藻、三棱、莪术各 12g，浙贝母 15g，水煎服，每日 1 剂。服完 20 剂，乳房胀痛减轻，肿块缩小。前方去橘核、佛手，加蜈蚣（酒洗）2 条，生半夏（先煎）30g。服 60 剂后，双乳肿块及临床症状全部消失（红外线乳腺扫描复查无异常发现），后以逍遥丸巩固疗效。随访 1 年，未见复发。

10. 化癖三联汤

组成：柴胡、制半夏各 10g，白芥子、淫羊藿、竹节香附、青皮、浙贝母、十大功劳叶、土鳖虫各 15g，海藻 25g，当归 20g，没药、肉桂、甘草各 7g。

用法：水煎服。

功效：温通解郁，消痰散结。

适应证：乳腺囊性增生症（气郁血之痰凝）

方剂简析：本方系逍遥散、阳和汤、海藻玉壶汤三方变通而成。青皮疏厥阴之滞；柴胡疏肝解郁；制半夏燥湿化痰；当归、浙贝母散血和血止痛；土鳖鱼、竹节香附搜剔血积、磨消郁积；肉桂、淫羊藿温通血脉；海藻、甘草消坚软结；十大功劳叶破坚通络；白芥子、没药温通活血。

病案举例：用上方治疗 170 例，痊愈（肿块及症状消失）142 例，好转（肿块明显缩小 1/2 以上，症状有所改善）24 例，无效 4 例。总有效率 97.7%。

疗程为 46.8 天。

郑某，20 岁，未婚，农民，2013 年 6 月 2 日初诊。双侧乳房肿块 1 年余，近 1 个月来肿块增大，如乒乓球大，经前乳房胀痛，肿块疼痛加重，两上肢活动时肿块牵引疼痛。经省级医院诊为乳腺增生症。查体：形体瘦弱，右侧乳房上方可触及约 1.5cm×1.5cm 大小肿块，局部无红肿及热感，肿块质地柔软，表面光滑，移动性好，全身淋巴结无肿大。脉弦滑，舌质红少苔。诊断为乳腺增生症，治以温通气血，散瘀化痰。予化癖三联汤，4 剂后，月经适来，自感较前次经前乳房胀痛减轻。前方加丹参 15g，5 剂；复诊见肿块缩小如串珠状，续服 20 余剂，后易汤为丸剂服 14 剂后，查肿块已触摸不到，症状消失，共治疗 42 天病告痊愈。随访至今，未见复发。

11. 疏乳丸

组成：柴胡、郁金、肉苁蓉、淫羊藿各 24g，赤芍、生地黄各 40g，生山楂、何首乌各 60g，补骨脂 30g，桃仁 20g。

用法：赤芍、郁金、肉苁蓉、桃仁、何首乌、生地黄等 6 味药研细末，用柴胡、生山楂、补骨脂、淫羊藿等 4 味药水煎取汁泛丸。每次 6g，每日 2 次，60 天为 1 个疗程。

功效：疏肝理气，消痰散结。

适应证：乳腺增生症（肝郁气滞，痰郁博结）。

方剂简析：方中补骨脂、肉苁蓉、淫羊藿、何首乌、生地黄益元柔肝，调理冲任；柴胡、郁金、赤芍、桃仁、生山楂疏肝理气，消痰散结。

病案举例：用上治疗 200 例，治愈（症状及乳房肿块完全消失，且经红外线扫描证实）124 例，显效（乳房疼痛消失，肿块明显缩小，红外线扫描见乳房透光度良好，血管走向正常或模糊）68 例，无效（症状无改善，乳房肿块未缩小，红外线扫描检查无改变）8 例。总有效率 96%。

12. 山甲全蝎胶囊

组成：炮穿山甲、全蝎、蜈蚣、延胡索，按 2∶1∶1∶6 配置。

用法：诸药共研细末，分装胶囊，每粒胶囊含生药 0.25g，每次 2 粒，日 3 次，餐后服。

功效：行气活血，散结止痛。

适应证：乳腺增生症（肝气郁结，气滞血瘀）。

方剂简析：方中炮穿山甲活血通经，直达病所；全蝎、蜈蚣散结止痛；

延胡索为血中之气药，行气活血定痛。

病案举例：用上方治疗 250 例，治愈（乳房疼痛消失，乳房内硬结及肿块消退）160 例；好转（乳房疼痛明显减轻，结节及肿块基本消失或明显缩小）68 例；无效（4 个疗程，症状、体征无改善）22 例。总有效率为 91.2%。治疗最短 10 天，最长 40 天，平均 30 天。

13. 乳腺二号

组成：柴胡、白芍、茯苓、香附、当归、白术各 12g，丹参、王不留行、橘核、昆布、路路通、炮穿山甲各 20g，露蜂房 10g，川芎、白花蛇舌草各 15g。

用法：水煎服。

功效：疏肝理气，活血祛瘀，软坚散结。

适应证：乳腺增生症（肝郁瘀阻）。

方剂简析：方中柴胡、白芍、香附疏肝理气止痛；茯苓、白术健脾补中，防肝木克土；当归、丹参、川芎活血祛瘀；王不留行、橘核、昆布、路路通、炮穿山甲等软坚散结；露蜂房、白花蛇舌草解毒止痛，抗肿瘤。

病案举例：用上方治疗 200 例，治愈（症状消失，触及乳房无包块，乳腺诊断仪检查乳腺正常）89 例；显效（症状消失，触及乳房包块明显缩小，质地明显变软，乳腺诊断仪检查提示乳腺增生明显好转或结节明显缩小）75 例；有效（症状明显减轻，触及乳房包块有所缩小，质地略有变软，乳腺诊断仪检查示有所好转）26 例；无效（症状略有减轻，检查无改善）10 例。总有效率 95%。

14. 疏肝散结汤

组成：柴胡、香附、炮穿山甲、法半夏、浙贝母各 10g，瓜蒌、连翘各 15g，昆布、海藻各 20g，牡蛎（先煎）30g，地鳖虫 6g。

用法：水煎服。

功效：疏肝理气，化瘀散结。

适应证：乳腺增生症（痰瘀互结）。

方剂简析：方中柴胡、香附、连翘疏肝解郁止痛；瓜蒌理气宽胸散结；浙贝母、半夏燥湿化痰；昆布、海藻、牡蛎软坚散结；炮穿山甲、地鳖虫消肿散瘀。

加减：乳房刺痛者，加丹参、莪术；乳头溢液者，加菟丝子、生麦；哺乳期者，加王不留行、路路通；青春期者，加夏枯草、青皮；更年期者，加黄芪、菟丝子；

伴乳房纤维瘤者，加夏枯草、白芥子。

病案举例：用上方治疗 76 例，痊愈（乳房肿块、疼痛消失）52 例；显效（乳房肿块缩小 1/2 ~ 2/3，或结节变软，疼痛消失）15 例；好转（肿块缩小不及 1/2，疼痛有所减轻）4 例；无效（肿块、疼痛无明显改善或加重者）5 例。总有效率为 93.4%。

15. 调气养阴清肝汤

组成：生地黄、旱莲草各 15g，玄参、女贞子、赤芍、丹皮、川楝子、香附、泽泻、延胡索、川牛膝各 10g，乌梅、丹参各 20g，沉香（后入）3g。

用法：水煎服。

功效：疏调气血，养阴清肝。

适应证：乳腺增生症（阴虚肝旺）。

方剂简析：方中生地黄、女贞子、旱莲草、乌梅、玄参、丹参滋阴养血；赤芍、丹皮、延胡索凉血活血；川楝子、香附疏肝理气，乌梅、柔肝缓急止痛；川牛膝、沉香引气火下行，降肝之逆。

加减：经量少者，减女贞子、墨旱莲、赤芍、泽泻、沉香；经量多者，减延胡索、川楝子、牛膝，加山药、枸杞子等；经后期者，减川楝子、牛膝，加何首乌、当归等；经间期者，减女贞子、旱莲草、泽泻，加菟丝子、肉苁蓉、淫羊藿。

病案举例：刘某，34 岁，工人，2013 年 8 月 21 日初诊。经前 15 天即两乳胀痛，不能触衣，活动受限，月经每月 1 行，5 天净，量偏少，色黯夹小血块，腹痛。平时白带不多，色淡黄。羞历 12 年，曾经某乳腺病医院查见两侧乳房腺体片状增生。曾服道遥丸、天冬素片，肌肉注射丙酸睾丸酮等，未效。服中药疏肝理气，活血化瘀，化痰散结等药亦未有好转。刻诊为周期第十二天，胀痛将作。舌质红、苔薄少，脉细弦。予疏调气血，养阴清肝之法。予服调气养阴清肝汤 15 剂，两乳疼痛显著减轻。经净后继续调治，胀痛未作。随访 2 年余，两乳无不适感。

16. 乳康煎

组成：天冬、生麦芽各 30g，蜂房、僵蚕、穿山甲、莪术、八月札各 10g，昆布 20g，鹿角片 12g。

用法：水煎服。

功效：疏肝补肾，软坚散结。

适应证：乳腺增生病（肝郁肾虚，痰气阻滞）。

方剂简析：天冬。鹿角片滋补肝肾，八月札疏肝理气止痛，蜂房、僵蚕、穿山甲、昆布、莪术、生麦芽等软坚散结，消肿止痛。

病案举例：余某，38岁，2012年9月20日初诊。两乳胀痛，经前尤甚2年，加重1个月。左乳上方扪及3个1cm×1cm大小的三角形肿块，质地硬、活动；左乳外侧及上方扪及10余个0.5cm×0.5cm大小的结节，质地中等。平素性情急躁，常头昏耳鸣，腰背酸楚，神疲乏力，白带绵绵，形寒畏冷，舌淡苔白，脉细弦。证属肾阳不足、肝郁不舒、痰气阻滞之乳癖（乳腺囊性增生病）。治用乳康煎，服56剂肿块消失，疼痛得解。

17. 乳癖汤

组成：炒柴胡、制香附、郁金、肉苁蓉、当归、王不留行、海藻各10g，淫羊藿20g，仙茅15g，益母草30g。

用法：水煎服。

功效：疏肝补肾，化瘀散结。

适应证：乳腺增生症（肝郁肾亏，瘀阻乳络）。

方剂简析：方中柴胡、香附、郁金疏肝解郁，调理气机；肉苁蓉、淫羊藿、仙茅补肾益精，培治根本；当归、益母草、王不留行活血化瘀；海藻软坚消核。合方疏肝补肾，活血止痛，化瘀散结。

加减：乳房胀甚者，加青皮10g，生麦芽50g；疼痛明显者，加炒延胡索12g，乌药6g；肿块质地偏硬者，加桃仁、三棱各10g；腋下淋巴结肿大者，加蒲公英30g，连翘15g。

病案举例：于某，40岁，2014年3月27日初诊。两乳胀痛并发现有肿块已4个多月。病初仅月经来潮前自觉乳房胀痛，经净即胀痛消失；现无论经前或经后，乳房均感胀痛及触痛。平素急躁易怒，时胸闷不舒，腰酸膝软。曾在某医院配服天冬素片1个多月，效不显。刻诊：两乳对称，较饱满，轻度下垂。右乳外上象限有一不规则圆形肿块，约3cm×2.5cm；左乳外上象限亦有一肿块，约2.5cm×2cm，均边界欠清，质软而韧，推之可移，按之疼痛。左右腋下均未触及淋巴结，舌质淡红，舌苔薄白润，脉细弦。证属肝郁肾亏，瘀阻乳络。治宜疏肝补肾，活血化瘀，止痛散结。投乳癖汤加炒延胡索、桃仁泥，每日1剂，分2次煎服。5剂后，乳房胀痛即感减轻。服药10剂后，乳房肿块开始缩小。服药20剂后，乳房肿块基本消失，按触乳房无压痛。继而用乳癖汤与逍遥丸交替服用，在调理月余，未见复发，疗效巩固。

用上方治疗 150 例，痊愈（乳房疼痛、压痛消失，且触不到肿块）80 例；好转（乳房疼痛减轻或消失，肿块缩小）61 例；无效（治疗 2 个月以上，症状无明显变化）9 例。总有效率为 94%。

18. 疏肝消核方

组成：柴胡、生白芍、鹿角霜、郁金、香附、橘核、延胡索各 12g，白术 9g，益母草、荔枝核各 15g，当归、炙甘草各 6g。

用法：水煎服。

功效：疏肝理气，调和冲任，活血化瘀，消痰散结。

适应证：乳腺增生症（气滞血瘀痰凝，冲任失调）。

方剂简析：疏肝消核方中，柴胡、郁金、香附、延胡索疏肝理气散滞；当归、白芍、益母草调和冲任，活血化瘀；橘核、荔枝核消痰散结；白术、甘草健脾助运；鹿角霜补虚助阳。

加减：服用本方时，按月经周期不同阶段加减：月经来潮 2 周内，加淫羊藿、仙茅、肉苁蓉、制首乌、鸡血藤等；月经来潮前的 2 周内，加麦芽、山楂、丹参、玄参等。

病案举例：用上方治疗 43 例，临床治愈（症状、体征消失）11 例；显效（症状消失，肿块缩小 1/2 以上）18 例；有效（症状明显减轻，肿块缩小变软）12 例；无效（症状、体征无变化）2 例。有效率 95.3%。检测患者血浆雌二醇（E2）、催乳素（PRL）的浓度，治疗后均较治疗前低。

19. 治乳汤

组成：薄公英、当归各 30g，壁虎、炒山甲、香附子、浙贝母、无花粉、柴胡各 15g，白花蛇舌草 24g，甘草 6g。每日 1 剂，水煎服。

疗效：治疗 39 例（27～49 岁），服药最多者 50 剂，最少者 12 剂。痊愈 27 例，显效 11 例，无效 1 例。

20. 方药

组成：当归、白芍、柴胡、白术、薄荷、生姜、王不留行、路路通各 15g，丹参、茯苓各 20g，鹿角霜 25g，甘草 10g。男性患者加补骨子、巴戟天各 15g；女性患者于月经后一周始服，至月经期；男性患者，连续服药。15 剂为 1 个疗程。服 2～4 疗程。

疗效：治疗 184 例，按通用标准，痊愈 97 例，显效 62 例，好转 10 例，无效 15 例。

21. 乳癖方

组成：柴胡、当归、香附、青皮、郁金、姜黄、元胡、三棱、莪术各 10g，丹参、赤芍、海藻、夏枯草各 15g，水煎服。连服 30 剂为一疗程。

疗效：治疗 52 例，痊愈 44 例，显效 4 例，好转 3 例，无效 1 例。

22. 散结冲剂

组成：柴胡 3g，郁金、皂刺、山慈菇各 10g，鹿角霜 5g，漏芦 15g。此为一日量，研末，分 3 包，每日 3 次，1 个月为一疗程。月经期停服。

疗效：治疗 65 例，痊愈 6 例，显效 14 例，好转 39 例无效 6 例。

23. 乳增片

组成：野艾、淫羊藿各 30g，天冬 12g，土贝母、柴胡、川楝子各 15g。加工提精为片，每片重 0.5g（相当生药 15g），每次服 6～8 片，每日 3 次，20 天为一疗程，月经期停服。

疗效：治疗 122 例，痊愈 29 例，显效 36 例，有效 39 例，无效 18 例。服药两疗程痊愈 12 例，显效 33 例，有效 37 例，无效 11 例。

24. 乳癖 1 号

组成：柴胡、路路通、王不留行各 15g，白芍、川楝子、甘草各 10g，丹参、白术各 20g，鹿角霜 25g。

加减：伴有乳腺纤维瘤加夏枯草 20g；肿块硬加山慈菇 20g，半枝莲 50g。于月经后一周开始水煎服。男性者，加巴戟天 20g，补骨脂 30g。15 剂为 1 疗程，用 2～4 疗程。

25. 乳宁片

1 号：组成：当归、青皮、山甲各 10 公斤，仙灵脾 30 公斤，土贝母、郁金各 12 公斤。

用法：将当归、青皮、仙灵脾均用水煎，取汁浓缩为膏剂，，山甲、土贝母、郁金研细面，和膏混合后压为片。每片含生药 0.5g，每次 5 片，每日 3 次。

2 号：组成：另取药膏粉混合品 8 公斤，兑入甲基睾丸素 1600 毫克，制为乳宁片 2 号，服法同前。

1 号用于各类乳腺病；2 号以男性为主，或服 1 号见效不显著者。

疗效：治疗女性 105 例，近期愈 14 例，显效 32 例，有效 42 例，无效 1 例。男性 14 例，近期愈 2 例，有效 8 例，无效 4 例。

26. 方药

组成：白芥子 12g，没药、木香、黄药子、夏枯草、橘核、郁金各 10g，丹参 15g。加减法：偏气滞者，加香附、川芎；偏血瘀者，加桃仁、红花、乳香、赤芍；偏痰凝者，加制半夏、浙贝母。每日水煎 1 剂，分两次内服。

疗效：治疗 18 例，全部治愈。服药为 45～96 天。

27. 四海龙蛇汤

组成：海藻、海浮石、海蛤粉、海带、地龙、白花蛇舌草、三棱、莪术、郁金、元胡。随症加减，服药 2～3 个月不等。

疗效：治疗 7 例，均愈。

28. 天山汤

组成：天冬、天花粉、桔核、海藻、昆布各 15g，炮山甲、山豆根各 10g，蒲公英、夏枯草、牡蛎各 30g，甘草 3g。每日 1 剂，水煎服。1 个月为一疗程。加减法：有虚热者，加生地黄、牡丹皮各 15g，气虚者，加党参 15g、黄芪 30g；血虚者，加当归 20g、鸡血藤 30g；痛甚者，加川楝子、元胡各 10g；有瘀血者，加桃仁、红花各 10g。

疗效：治疗 15 例，一个疗程痊愈 7 例，2 个疗程痊愈 4 例，好转 2 例，无效 2 例。

29. 清肝解郁汤加减

组成：当归、川芎、青皮、半夏、白术、远志、苏叶、桔梗各 10g，赤芍、香附、茯苓各 15g，象贝母、甘草、木通各 6g，皂角刺 60g。

疗效：治疗 47 例，痊愈（肿块及胀痛消失）34 例；显效（肿块消散过一半，胀痛消失）9 例；有效 4 例。

30. 二夏方

组成：当归、法半夏、云苓各 12g，柴胡 9g，白芍、川楝子、括蒌壳、仙灵脾、夏枯草、海藻、莪术各 15g，甘草、陈皮各 6g。于月经后第 3 天起服药，每日 1 剂，20 天为 1 疗程。

疗效：治疗 5 例，服 1～6 个疗程，痊愈及有效者 52 例，无效 1 例。

31. 经验方

组成：全当归、赤芍、炙蜂房、制香附、橘核各 10g，炙僵蚕 12g，陈皮 6g，甘草 3g。每日 1 剂，水煎服。一般连服 5～10 剂，多可奏效，如尚未全消，可续服。

乳癖消失后，为巩固疗效可晨服逍遥丸，晚服归脾丸，每次各 6g，持续服 1～3 个月。

32. 消遥散加减

组成：当归、白芍、柴胡、茯苓、白术各 10g，炙甘草、煨生姜各 3g，薄荷少许。每日 1 剂，水煎服。

加减：血瘀加三棱、莪术；气血虚加黄芪、党参、大枣；阳虚加肉桂、制附片；阴虚加鳖甲、龟板、去煨生姜；经前乳胀甚者加香附、郁金；痛经严重加乳香、没药；月经期少用活血药；失眠加柏子仁、酸枣仁；胃纳差加神曲、麦芽。

疗效：治疗 68 例。其中 17～29 岁 3 例，30～39 岁 40 例，40～49 岁 14 例，50 岁以上 1 例；病程 1 年以内 40 例，2～年 17 例，3 年以上 11 例。经治疗后，痊愈（乳腺肿块及胀痛消失）42 例，显效（乳部肿块缩小一半以上，症状基本消失）16 例，好转（肿块缩小，症状减轻）8 例，无效 2 例。总有效率为 97.06%。

33. 乳癖的病因、病机为肝郁气滞、痰凝血瘀、冲任不调所致，故总以从肝从脾调冲任为治

一般可用逍遥散加青橘叶、婴罗子、郁金、路路通等即可见效。若时日较久，增生结块较硬者，则用土贝母、炮山甲、山慈菇、红花、柴胡、法半夏、蚤休、鹿角霜、青橘叶、郁金、王不留行、夏枯草，加小金丹多有效果。

34. 乳房为阳明经所过，故乳房属胃；乳头乃厥阴之气所贯，故乳头属肝。

肝为刚脏，性喜条达而恶抑郁。治疗当从肝人手，施氏遵赵养葵"一方（指逍遥散）治其木郁，诸郁皆因而愈"，及叶天士治肝"法当辛酸两体合用"之说，以逍遥散为基本方加减变通治之。用柴胡、绿粤梅、青皮、白蒺藜、香附、当归、白芍等味辛质轻性平灵巧之药，辛润之，使肝木得以柔抚；又取半夏、陈皮、白芥子等化痰散结药参机为伍，清其瘀血痰凝之巢穴。曾以柴胡、当归、丹参、赤白芍、青陈皮、桔叶、桔络、枣仁、构祀子为方治张姓女子乳癖，两月告愈。

35. 疏肝理气，化痰消坚或调摄冲任为大法

方以复元通气散为主方。组成：青皮、穿山甲、陈皮各 15g，银花 12g，连翘 18g，全瓜篓 30g，甘草 6g。

加减：在此基础上随证化裁。肝郁痰凝者加柴胡、郁金、浙贝母、王不留行；冲任不调型加杜仲、枸杞子、山英肉；两型均可加夏枯草、橘核、橘叶。再以鲫鱼膏敷于患乳。

方法：新鲜卿鱼一条，重约 60—90g，内脏不除，生山药 60g，去净外

皮，二味同在青石板上捣为糊状，以指感觉不刺手为宜。摊于白布上，大小视肿块范畴而定，人麝香少许，贴于乳房肿块上，外用绷带绷紧。觉痒勿搔动，隔衣轻轻揉之，24小时换药1次。内服复元通气散，外贴鲫鱼膏，二者结合，用于临床，每取佳效。

36. 病位

虽在体表，但与经络脏腑，尤其是肝、脾、肾、胃和冲任二脉关系密切。乳癖一证，多由肝郁气滞，肝肾不足，冲任失调所致，其病由于气郁痰瘀凝结乳络，胶着难化而成。结合多年诊治的经验，将该病分为二大类型辨治。一则气郁痰凝型，立疏肝解郁、化痰散结为法。

用消结汤Ⅰ号方：青陈皮、柴胡、香附、半夏、昆布、海藻、丹参、玄胡、川楝子、丝瓜络、合欢皮、肉苁蓉。二则痰瘀凝结型，立调摄冲任，行瘀化痰，兼开郁散结为法。

用消结汤Ⅱ号方（Ⅰ号方加仙茅、仙灵脾、鹿角霜、三棱、莪术等药）治之。又拟止痛消结膏外贴。

疗效：总有效率达95.3%。

37. 乳癖之为病，乃肾气不足，肝失所养，肝气郁结，导致气滞痰凝血瘀而成

强调处方宜温和，反对攻伐太过。常以肝肾精血互滋，气阳共用之法。补肾必兼补肝，阳虚者用仙茅、仙灵脾、鹿角霜，阴虚常用女贞子、枸杞子、旱莲草。疏肝不忘养血，常用香附、郁金、川楝子、青皮、当归、白芍。对乳癖病程较长，久患者络者，酌加丹皮、丹参、丝瓜络等，同时配伍白僵蚕、广陈皮等化痰散结药。养血活血，贯彻始终，月经期后补血重于活血，并加黄芪以助升发；排卵期后，活血重于补血，常佐牛膝，引血下行。在诸药配伍中，尤重温阳，既助脾之运化，亦可阴阳互生，理气活血化痰，得之则功效益彰。温阳药中，尤对蛇床子、桂枝颇有心得。蛇床子不独助男子壮火，且能散妇人抑郁，助女子阴气；桂枝通经上达，尤适宜乳癖兼肩臂疼痛。

38. 该病发病之根本原因一为肝气郁结，二为冲任失调。

治疗时宜肝肾同治，二者缺一不可，切不可任意将其切割分型。临证时如肿块、胀痛随喜怒消长明显者，着重以疏肝理气治，若肿块、胀痛与月经明显相关者，则当以调冲任为主，但无论变化如何必须兼治肝肾。

疏肝散结汤，组成：由柴胡、赤芍、白芍、郁金、橘皮、莪术、仙茅、仙灵脾、

苁蓉、巴戟各 10g，青皮 6g。

加减：胃气不舒加玫瑰花、香橼皮；有结节者加牡蛎、夏枯草、山慈菇；血虚加熟地；冲任失调重者加鹿角霜；结节硬者加服黑追丸（无锡外科名家章氏之验方）。

39.清癖散结汤

组成：柴胡、香附各 10g，白芍、橘核、黄芪各 12g，瓜蒌、夏枯草、海藻、昆布各 15g，白芥子、三棱、莪术各 6g。

加减：乳房胀甚加延胡索、川楝子；刺痛加桃仁、红花，白芍改赤芍；肿块紧硬加山慈菇、生牡蛎；纳少便稀加白术、期间停服，30 天服 20 剂为 1 个疗程，3 个疗程统计疗效。

40.乳腺增生症治疗

功用：疏肝解郁、活血通络、补肾壮阳、消炎散结。

组成：当归、王不留行、郁金、瓜蒌、浙贝、夏枯草各 10g，穿山甲 15g，鹿角霜、丝瓜络、蒲公英各 20g。每日 1 剂，内服、外敷并用。

41.消癖糖浆

组成：柴胡、香附、郁金、女贞子、旱莲草、仙灵脾、首乌藤、鸡血藤、菟丝子、山药等水煎浓缩，制成糖浆。每日 2 次，每次 50ml，饭后服用。

疗效：共治疗乳腺增生 70 例，结果痊愈 24 例，显效 36 例，有效 8 例，无效 2 例，总有效率 97.14%。

42.消核片治疗乳腺增生

组成：玄参、牡蛎、夏枯草、漏芦根、山慈菇、郁金、浙贝、陈皮等。每次服 5~7 片，每日 3 次，饭后服。

疗效：3 ~ 6 个月为 1 个疗程。有效率 93.2%。

43.乳核冲剂

组成：柴胡、赤芍、当归、党参、牡蛎、夏枯草、青皮、莪术。

用法：上药加工制成颗粒冲剂，每包含生药 25g。每次服 1 包，日 3 次，饭后服。经期停服，2 个月为 1 个疗程。

疗效：结果治愈 31 例，显效 117 剂，有效 119 剂，无效 13 例，总有效率 95.36%。

44.还精煎

中药复合制剂还精煎治疗乳腺小叶增生症 80 例。

组成：生熟地、何首乌、牛膝、锁阳、潼蒺藜、菟丝子。

用法：每支 10ml，日服 3 次，每次 1 支。20 天为 1 个疗程，连用 3 个疗程，重者加倍。

疗效：结果显效 66 例，有效 11 例，无效 3 例，总有效率 96.25%。

45. 乳块消冲剂

乳块消冲剂分红包方和白包方二种。

红包组成：苁蓉、仙灵脾、生山楂、莪术、桃仁、郁金、制首乌；

白包组成：白包柴胡、苏噜子、天冬、生山楂、昆布、八月札、制首乌。

用法：上药制成冲剂，每包 50g。患者于月经来潮的第五天开始先服红包方 7 ~ 10 天，然后服白包方 14 天，等待月经来潮。均为每日 2 次，每次 1 包，开水冲服。连续 3 个或 6 个月经周期。

疗效：总有效率 94%。

46. 乳痛汤

组成：柴胡、赤芍、乌蛇、索罗子各 10g，当归 15g，瓦楞子、全瓜蒌、生牡蛎各 30g，蜈蚣 2 条，生甘草 6g。每日 1 剂，分早晚 2 次空腹温服，连续 3 周为 1 个疗程。

疗效：总有效率为 94%。

47. 散结消肿汤

组成：柴胡、青皮、陈皮各 9g，川楝子、郁金、茯苓、白术、三棱、莪术、仙茅、仙灵脾各 12g，生甘草 6g。

加减：肿块偏硬活动较差者加黄药子 9g，木馒头 12g；肿痛伴双腋下淋巴结肿大者加蜈蚣 3 条，地龙 12g；乳头有血性溢液者加仙鹤草、旱莲草、生苡仁各 30g；乳头有黄色溢液者加生苡仁 30g，泽泻 6g。服药 3 个月为 1 个疗程。

疗效：总有效率 93%。

48. 乳癖方药

组成：丹参、赤芍、夏枯草、牡蛎名 30g，当归、玄参各 15g，苏木、郁金、ZHE 虫、三棱各 10g，桃仁、川贝各 8g。每日 1 剂，水煎服。

用法：待肿块变软，疼痛消失后，按上方制成丸剂，每丸 6g，日服 3 次，每次 1 丸。一般服 20 剂后可改服丸剂。

加减：兼阴虚发热而渴者加生地、花粉、麦冬；兼体疲无力，腰腿酸软者加党参、山萸肉、枸杞子、何首乌、黄精；兼形寒畏冷，汗出气怯而阳虚者去元参、夏枯草加党参、黄芪、仙灵脾、云苓；兼小便不利、尿热灼痛者加石苇、瞿麦、淡竹叶；肿块疼痛明显者加没药、苏木；舌质黯紫，瘀滞明显加三七粉。

疗效：治愈 99 例，显效 28 例，有效 24 例，无效 9 例，总有效率 94.38%。服药 3 个月是治愈率高峰。

49. 方药

组成：天冬、生麦芽、生牡蛎各 30g，大贝、荔核、橘核、鹿角片各 12g，露蜂房、白芥子、白僵蚕、三棱、莪术各 10g，昆布、海藻各 15g。每日 1 剂，2 个月为 1 个疗程。

疗效：治疗 114 例，痊愈 71 例（不到 1 个疗程治愈者 3 例，1 个疗程愈者 51 例，2 个疗程愈者 15 例，3 个疗程愈者 2 例），好转 41 例，无效 2 例。

50. 方药

组成：当归、白芍、柴胡、橘叶各 15g，香附、天门冬、浙贝母、炮甲珠、王不留行、白芥子、白术、甘草各 10g。

加减：伴有乳腺纤维腺瘤者加夏枯草、山慈菇；月经不调痛经者加川芎、生地；曾患乳癌者加山慈菇、半枝莲、白花蛇舌草等。

用法：月经后 1 周开始服药，经其停服。每日 1 剂水前 2 次服，15 剂为 1 个疗程。

疗效：总有效率 95.2%。大部分为 1～3 个疗程，最长 4 个疗程。

51. 平调肾阴肾阳的方法

同时配合疏肝理气、化瘀散结，拟成平调消癖汤治疗乳腺小叶增生 180 例。

组成：熟地、醋玄胡、炮山甲各 15g，仙芽、仙灵脾、知母、炒川柏、制香附各 10g，柴胡 6g，蔻仁 3g。

用法：每日 1 剂，14 天为 1 个疗程。一般服 2～3 个疗程。

疗效：总有效率 93.8%。治疗时间最短 7 天，最长 56 天。

52. 方药

组成：白芍 12g，元胡 20g，生牡蛎、麦芽各 30g，柴胡、白芥子、青皮、黄药子、威灵仙、香附、大贝母各 15g，甘草 5g。

加减：热重者加连翘、野菊花、夏枯草；湿盛者加陈皮、半夏、云苓；肿块硬加三棱、穿山甲。每日 1 剂，水煎服。

疗效：总有效率 98.8%。

53. 消癖饮Ⅰ号、Ⅱ号

Ⅰ号：柴胡、八月札、肉苁蓉、仙灵脾、僵蚕、全瓜蒌、莪术。消癖饮Ⅱ号：柴胡、八月札、牡蛎、山慈菇、昆布、海藻、全瓜蒌、莪术。

服法：月经来潮第5天开始服消癖饮Ⅰ号，连服7~10天，然后服Ⅱ号14天，每日1剂，2煎分4次服，服后等待月经来潮。一般服用6个月经周期。

疗效：总有效率96.09%。

54. 复元通气散化裁

治宜疏肝理气，化痰消坚或调摄冲任为大法。方以复元通气散为主方。组成：青皮、穿山甲、陈皮各15g，银花12g，连翘18g，全瓜蒌30g，甘草6g。在此基础上随证化裁。

加减：肝郁痰凝者加柴胡、郁金、浙贝母、王不留行；冲任不调型加杜仲、枸杞子、山萸肉；两型均可加夏枯草、橘核、橘叶。再以鲫鱼膏敷于患乳。

方法：新鲜鲫鱼一条，重约60~90g，内脏不除，生山药60g，去净外皮，二味同在青石板上捣为糊状，以指感觉不刺手为宜。摊于白布上，大小视肿块范畴而定，入麝香少许，贴于乳房肿块上，外用绷带绷紧。觉痒勿搔动，隔衣轻轻揉之，24小时换药一次。内服复元通气散，外贴鲫鱼膏，二者结合，用于临床，每取佳效。

55. 消结汤Ⅰ号方、Ⅱ号方

乳疾病位虽在体表，但与经络脏腑，尤其是肝、脾、肾、胃和冲任二脉关系密切。乳癖一证，多由肝郁气滞，肝肾不足，冲任失调所致，其病由于气郁痰瘀凝结乳络，胶着难化而成。将该病分为两大类型辨治。一则气郁痰凝型，立疏肝解郁、化痰散结为法，用消结汤Ⅰ号方：青陈皮、柴胡、香附、半夏、昆布、海藻、丹参、玄胡、川楝子、丝瓜络、合欢皮、肉苁蓉。二则贪欲凝结型，立调摄冲任，行瘀化痰，兼开郁散结为法，用消结汤Ⅱ号方：（Ⅰ号方加仙茅、仙灵脾、鹿角霜、三棱、莪术等药）治之。又拟止痛消结膏外贴。

疗效：总有效率达95.3%。

56. 精血气方

乳癖，肾气不足，肝失所养，肝气郁结，导致气滞痰凝血瘀而成。强调处方宜温和，反对攻伐太过。常以肝肾精血互滋，气阳共用之法。补肾必兼补肝。

加减：阳虚者用仙茅、仙灵脾、鹿角霜，阴虚常用女贞子、枸杞子、旱莲草。

疏肝不忘养血,常用香附、郁金、川楝子、青皮、当归、白芍。对乳癖病程较长,久病入络者,酌加丹皮、丹参、丝瓜络等,同时配伍白僵蚕、广陈皮等化痰散结药。养血活血,贯彻始终,月经期后补血终于活血,并加参芪以助升发;排卵期后,活血重于补血,常佐牛膝,引血下行。在诸药配伍中,尤重温阳,即助脾之运化,亦可阴阳互生,理气活血化痰,得之则功效益彰。温阳药中,尤对蛇床子、桂枝颇有心得。蛇床子不独助男子壮火,且能散妇人抑郁,助女子阴气;桂枝通经上达,尤适宜乳癖兼肩臂疼痛。

57. 肝肾同治方

乳腺增生病根本原因一为肝气郁结,二为冲任失调。治疗时宜肝肾同治,二者缺一不可,切不可任意将其切割分型。临证时如肿块、胀痛随息怒消长明显者,着重以疏肝理气治,若肿块、胀痛与月经明显相关者,则当以调冲任为主,但无论变化如何,必须兼治肝肾。拟方疏肝散结汤。

组成:柴胡、赤芍、白芍、郁金、橘皮、莪术、仙茅、仙灵脾、苁蓉、巴戟各10g,青皮6g组成。

加减:胃气不舒加玫瑰花、香橼皮;有结节者加牡蛎、夏枯草、山慈菇;血虚加熟地;冲任失调重者加鹿角霜;结节硬者加服黑追丸。

58. 消癖散结汤

组成:柴胡、香附各10g,白芍、橘核、黄芪各12g,瓜蒌、夏枯草、海藻、昆布各15g,白芥子、三棱、莪术各6g。

加减:乳房胀甚加延胡索、川楝子;刺痛加桃仁、红花,白芍改赤芍;肿块紧硬加山慈菇、生牡蛎;纳少便稀加白术、山药、焦三仙。每日1剂,月经期间停服,30天服20剂为1个疗程,3个疗程统计疗效。

疗效:总有效率93.4%。

59. 消炎散结方

乳腺增生症治疗原则应是疏肝解郁、活血通络、补肾壮阳、消炎散结。

组成:当归、王不留行、郁金、瓜蒌、浙贝、夏枯草各10g,穿山甲15g,鹿角霜、丝瓜络、蒲公英20g。每日1剂,内服、外敷并用。

疗效:总有效率为92.66%。

60. 重剂陈皮汤

组成:陈皮80g,夏枯草、王不留行、丝瓜络各30g。

加减:热重加金银花、薄公英;湿重加关夏、茯苓;肋胀加香附、青皮;

疼痛加延胡索、川楝子；苔黄厚腻加瓜蒌、川贝；冲任不调加鹿胶、菟丝子；久治不消加橘核、山甲、海藻、昆布。每日 1 剂，分早晚 2 次服。

61. 金桔蓖麻籽

每日吃金桔罐头 1 瓶，分 3 次吃完，连服 3 天。然后取鸡蛋 1 个，一端破一孔，装入蓖麻籽（去壳）10 ～ 15 个，外用白面裹住，放入灰火中烧熟，去蛋壳食，每晚 1 个。10 天为 1 个疗程。未愈停 3 日续服，经期停服。

62. 木鳖子，老鹳草

木鳖子 1 个去壳，切碎。取大鸡蛋 1 个，敲开气室一端，将木鳖子末塞入，用面封好，炉火烤熟，去壳服。每日 1 个，20 天为 1 个疗程，服 2 ～ 3 个疗程。

63. 老鹳饮

老鹳草 30 ～ 60g，煎服或代茶饮，30 天为 1 个疗程，重者 2 ～ 3 个疗程，经期照料服。

64. 全蝎散

全蝎 5g，研末，饭后冲服，每天 1 次，10 天 1 个疗程，服 1 ～ 2 个疗程。

65. 青壳鸭蛋蓖麻子方

每次用青壳鸭蛋 2 个，每个开一小孔，分别加入蓖麻子 3 粒，蒸熟去壳，与蓖麻子同食，早晚各 1 个。忌辛味及鱼。连服 50 个。

疗效：王某，32 岁。两乳痛年余。诊断小叶增生。曾服逍遥丸 500g，效不显。改用上法食 50 个，增生消失，1 年未发。

66. 方药

组成：生山楂、五味子各 15g，麦芽 50g。每日 1 剂，水煎服。10 剂为一疗程。

疗效：治疗 10 例，服药 1 ～ 3 个疗程，治愈 46 例，显效 38 例，有效 14 例，无效 7 例。

（十五）中西医结合治疗乳腺增生症

1. 中医辨证分型的基础上加服西药。分为肝郁痰凝型，以逍遥散加减。组成：柴胡、枯叶、桔核各 9g，当归、白芍、昆布、海藻、制香附各 12g，丹参 15g。冲任不调型，用柴胡 9g，当归、白芍、鹿角片、仙芽、仙灵脾、巴戟肉各 12g，菟丝子、蒲公英 15g。

加减：身体虚弱加黄芪、党参；乳房胀痛加咱楝子、玄参；乳房肿大加三棱、莪术。

用法：每日 1 剂，煎服 2 次，3 周为 1 个疗程，月经期间停药。同时服维生素 E100mg，每日晨服；复方碘液，早晚各 5 滴。

疗效：治愈率 66%。

2. 口服中药配合雌激素疗法乳腺增生病 120 例。

中药组成：当归、白芍、川楝子、瓜蒌皮、海藻、仙灵脾、夏枯草、昆布各 15g，皂刺、陈皮、莪术、半夏各 6g，元胡、茯苓各 12g。每日 1 剂，经期停服，21 天为 1 个疗程。

减法：疼痛明显加制乳香，肿块明显加水蛭。

雌激素用法，在月经间期，第一次每周口服 2 次，每次 1mg，共服 3 周；第二次月经期间改为每周 1 次；第三个月经期改为 1 次服每日 0.2mg，共服 5 次，如此治疗 3～6 个月。治疗的 120 例中，全部口服中药，38 例加服激素，4 例区段切除。

疗效：临床治愈 62 例（包括手术 4 例），显效 43 例，好转 11 例，无效 4 例，总有效率 96.17%。

3. 中药配合维生素 E 及维生素 B_6 治乳腺增生症 370 例。

中药组成：麦芽 50g，丹参 30g，五味子、山楂 15g。

用法：于经前 1 周服用，每日 1 剂。同时服 VitE10mg，$VitB_6$ 50mg，1 日 3 次。10 天 1 个疗程。

疗效：用药 1～3 个疗程。

（十六）针灸按摩治疗乳腺增生症

针刺疗法：选穴分为甲乙两组。甲组：屋翳（双）、膻中、合谷（双）。乙组：肩井、天宗、肝俞（均双侧）。

加减：肝郁型者加刺阳陵泉；肝火型合谷易太冲；肝肾阴虚型去肝俞加太溪；气血双虚去合谷，针脾俞、足三里；月经不调加三阴交。两组穴交替作用，每日 1 次，留针 20～30 分钟，留针期间行针 2～3 次，10 次为 1 个疗程，每疗程后休息 3～4 天。屋翳位于乳上，膻中处于乳旁，二穴舒通乳部经气，活血、散结祛瘀，止痛；肩井、肝俞疏肝解郁，畅肝经之气；合谷宣导下下阳明经气；天宗通经活络，治乳疾功著。

疗效：曾观察 800 例乳癖患者，治愈率在 40.4%～54.39% 之间，总有效率为 93.5%～97.3%。对 90 例针刺治疗后 1.5 年的随访表明，远期有效率分别为 81.4%、92.5%、92.4%。

用针刺疗法治疗乳腺小时增生 52 例。取穴:（双），足三里、三阴交（双）。

患者取仰卧位，常规消毒后，先用 28 号 0.5 寸毫针刺内关穴，再用 28 号 1 寸毫针刺足三里与三阴交每次贸针 20 分钟，每日 1 剂，20 次为 1 个疗程，每疗程间休息 7 天。

疗效：治愈 33 例，显效 15 例，好转 3 例，无效 1 例，总有效率 98%。

针刺治疗 110 例。主穴：乳根、库房、膻中、期门，均用泻法。气滞痰凝配丰隆、足三里平补平泻；气滞血瘀配膈俞泻法。留针 1 小时，每日 1 次，每疗程 14 次。

疗效：痊俞 34 例，显效 41 例，有效 24 例，无效 11 例。

用针药并用治疗乳腺增生 54 例。内服中药：柴胡、当归、陈皮、赤芍、元胡、香附、王不留行、瓜蒌、大贝。针刺主穴：屋翳、膻中、乳根、肝俞、期门，均用泻法。配穴：肝郁者泻行间；痰浊盛者加丰隆、脾俞，平补平泻；肝肾虚者针肾俞、水泉、蠡沟，用补法。每日 1 次，10 次为 1 个疗程。

疗效：痊俞 25 例，有效 18 例，无效 11 例。

按摩疗法：方法是：自月经前 7～10 日开始，每日 1 次，10 次为 1 个疗程，每个月经周期治疗 1 个疗程。治疗时患者取仰卧位，采用以下手法。乳周推运法：以手掌环绕患乳缓缓推运 30～50 周，使患者平心静气，全身放松。乳房平揉法：以手掌均匀地轻按患乳之上，轮转轻揉 2～3 分钟，以舒通乳络。乳房揉捏法：将乳房抓握于两手中，各掌、指均匀地着力于整个乳房，轻缓地进行捏，集中意念，或手法作用深达乳腺组织约 3～5 分钟。挤捏散结法：将扪及的包块捏在指之间滑动，以免组织损伤，力量以患者耐耐受为准。未扪及包块者不用此法。点穴调经法：常规指压膻中、期门、膈俞、肝俞。经行先期、量多、过长者加阳陵泉、陷白；经行后期、量少而色淡者加肾俞、血海；经行不畅，有血块、腹痛者加水道、归来。

疗效：治疗 13 例，结果全部疼痛消失，包块缩小。半年后随访，疼痛复发者 3 例，手术 1 例。

（十七）其他疗法

1. 内服神效瓜蒌散加减（大瓜 30g 当归、乳香、没药、桔梗各 12g，香附 10g，生地 15g，甘草 3g），每日 1 剂，晚饭后服，同时配合木香饼外敷。方法是生地 30g 捣烂，木香研细面，二药共拦均匀，加热后贴敷患处。隔日加热 1 次。

疗效：痊愈 37 例，显效 47 例，好转 10 例，无效 3 例，总有效率为 96.8%。

2.内服软坚散结汤（玄参、桔梗、枳实、赤芍各15g，蚤休、白术、香附各20g，牡蛎30g，甲珠10g，甘草5g），外用消癖散：蚤休20g，大黄、黄柏、蒲黄各15g，红花、乳香、没药各5g。研细面，以白酒和开水各半，蜂蜜适量调为糊状。睡前敷于患处，外用胶布固定，翌晨取下。敷5天后换新药。共治乳癖54例。

疗效：治愈34例，显效13例，有效4例，无效3例。

3.内服柴胡、川芎、青陈皮、皂刺、浙贝、制半夏、夏枯草、郁金、制乳没各12g，全瓜蒌、银花、连翘各15g，甘草9g。外用生川乌、生半夏、生香附、生白芷各12g，胆星、生乳没各15g，红花10g，血竭、冰片各5g，研细面，用醋调匀，分次敷于患处。

疗效：共治疗乳腺小时增生127例，痊愈103例，好转23例，无效1例。

4.乳痛贴制法：当归200g，白芷80g，川乌、细辛各100g，山慈菇160g，马钱子60g，白芥子180g。上药以麻油炸枯后去渣，樟脑40g，黄丹适量收膏，备用。用前清洁患处，将药膏涂于棉织布或柔韧的纸面上约0.2～0.3cm厚，每天换药1次，10次1个疗程，一般用6个疗程。

疗效：总有效率96.5%。

5.乳疾散制法：郁金、王不留行、山甲、山慈菇、土贝母、白花蛇舌草各30g，红花，乳香、没药、莪术、血竭、香橼、夏枯草、五倍子、昆布、木鳖子各20g，冰片6g。上药共研细末装瓶，用时以米醋或麻油或凉水调和成软膏状，平摊于纱布上约0.3～0.4cm厚，敷于患处，外用胶布固定。2天换药1次，10次为1个疗程。

疗效：总有效率为97.5%。

6.蟾蜍膏：蟾蜍、海藻、乳香、没药、红花、冰片等制成药膏，敷于患处。每周换药3次，3周为1个疗程，每疗程间休息1周。

疗效：总有效率为89.74%。

7.中药离子导入法：中药离子导入法治疗乳腺增生病。中药：淫羊藿、鸡血藤、山慈菇、川楝子、当归、红花、柴胡、乳香、艾叶、鹿角霜、元胡、玄参、海藻、蒲黄、没药、三棱等。用水醇法提取制成乳增停药液，每ml含生药1.1g，pH值5.5。用NPP–3A型机离子导入，电压<40V，电流5～15A。

疗效：总有效率为94%。

8.乳核消结汤：柴胡、当归、白芍、香附各10g，山甲20g，荔核、丹参各 15g，制成药液，每剂 75ml，每日 1 次，10 次为 1 个疗程。

疗效：共治疗 120 例，痊愈 75 例，有效 40 例，无效 5 例，总有效率 95.83%。

9. 磁疗法：方法是：北京 CL-3 磁疗器，6 块直径 0.7cm 圆型磁片，材料锶铁氧体，磁量 1500gs 左右，分别缝入乳根、归来、中级和肿块痛点相应部位内衣处，N 极贴近皮肤。每天用 12 小时，3 个月为 1 个疗程。

疗效：总有效率 93.2%。

10. 理疗：用北京三顿设备有限公司生产的国食药监械（准）字 2007 第 3240286 号半导体激光治疗仪治疗乳腺增生 30 例。用法：前胸选乳根穴、屋翳穴，后背选肩髃穴、天宗穴。配穴：合谷、三阴交。穿好乳穴背心，电极对准穴位，通电 30 分钟。隔日 1 次，10 次为 1 个疗程，每疗程间隔 3 ~ 5 天。

疗效：痊愈 8 例，显效 13 例，有效 7 例，无效 2 例，总有效率为 93.3%。

11. 内服乳癖菜（柴胡、瓜蒌皮、白芍、半夏、桔红各 10g，茯苓、浙贝、桔核、王不留行各 15g，夏枯草 10g），外用北京奔奥新技术有限公司生产的京药监（准）字 2005 第 2260002 号电脑中频治疗仪治疗乳腺增生症。治疗时将患处抹少许药液，将治疗头放于患处，电压置于 10V，以患者能耐受为度。每侧治疗 20 分钟，每天 1 次，10 次为 1 个疗程。

疗效：共治疗 32 例，痊愈 17 例，显效 10 例，好转 4 例，无效 1 例，总有效率为 96.9%。

12. 中成药治疗乳腺增生症：用中成药大黄䗪虫丸治疗乳腺增生 66 例（由西安自力制药厂生产），每丸 3.3g。

组成：大黄、黄芩、杏仁、桃仁、干地、白芍、䗪虫、虻虫、水蛭、蛴螬、干漆。

用法：经前 10 天开始服药，每次 1 丸，每天 2 次，10 天为 1 个疗程，治疗 5 个疗程。

疗效：总有效率 96.7%。

（十八）乳腺增生的护理

1. 心理护理

乳腺增生给患者带来了巨大的心理痛苦，在护理过程中利用心理护理对患者的治疗过程，以及促进恢复健康都有着不可替代的效果。一大部分患者都有不良情绪，有强烈的自卑感，害怕和恐惧等心理状态，导致精神刺激可致体内雌激素水平升高，内分泌紊乱。护理人员要做好患者的心理护理，一般可以通过专业知识及相关经验告诉患者此病例的治愈情况，给患者增加疗养信心。温暖患者，消除护患之间陌生感，建立良好关系，解除患者所产生的不利心理现象。

2. 健康教育

健康教育在护理过程中起着穿针引线的作用，在护理过程中，要给患者制定详细的指导计划，对患者的用药情况，一定要遵医嘱，按时按量服用，确定好定期检查时间，指导患者积极配合治疗。在饮食上也要告诉患者少吃油炸食品，少摄取动物性脂肪，对甜食，进补的食物也要克制。多摄取含丰富纤维素的蔬菜水果食品，其中粗粮、黑黄豆、核桃、黑芝麻木耳等作用很不错，能有效减少身体中可能导致乳腺增生的雌激素。在日常生活中，一定要有规律，养成运动好习惯。防止肥胖提高免疫力，自我检查和定期复查。禁止滥用避孕药和避免人流，并且定期作乳房检查。

3. 用药指导

在乳腺增生的治疗中一般都以疏肝理气、软坚、化瘀、除痰为治疗原则。而在消癖方中，郁金、柴胡、乌药疏肝理气，丹参、鸡血藤、赤芍化瘀，夏枯草清郁热化痰浊，牡蛎、浙贝母、玄参软坚散结，祖国医学研究证实，在调节雌激素水平方面仙灵脾发挥着很大作用。诸药合用加之乳腺治疗仪共奏起到了疏肝理气、软坚散结、活血化瘀通络的功效。

工作紧张、精神压力过大都会引起乳腺增生，其发生与女性内分泌失调有关。这些主要是因为孕激素水平低下而雌激素分泌过多，并长期作用于乳腺组织的结果。护理人员对患者的完善护理，消除患者紧张情绪，增强对疾病的正确认识。经过相应的治疗及在心理，健康教育和用药指导护理，治愈率91.2%，所以完善的护理方法在对乳腺增生的疗效起到非常重要的作用。

第四节 乳腺增生的预后及预防

一、 预后

乳腺增生的程度分期

有很多患者患乳腺增生后不知道是严重还是不严重，医生检查后也只是说乳腺增生。患乳腺增生的女性朋友可能对乳腺增生并不十分了解，更不知道自己乳腺增生的程度如何。大多患者在医院检查后医生就告诉说是乳腺增生，要么开点药，要么不了了之，因为，目前医生对乳腺增生是束手无策，不然也就没有这么多乳腺增生患者了。下面把乳腺增生的程度分期介绍，以便自我诊断其严重程度：

1. 乳腺小叶增生（Ⅰ期乳腺增生）：是乳腺的初期增生，多发生在 25-35 岁，症状表现较轻，属于乳腺增生Ⅰ期。在乳腺增生患病率中占 70% 以上，往往不被引起重视，不积极治疗任其发展。

2. 乳腺腺病（乳腺导管扩张症，Ⅱ期乳腺增生）：是乳腺初期增生的进一步发展，从小叶增生发展到乳腺导管扩张，称为乳腺腺病，多发于 30-45 岁，症状表现严重，属于乳腺增生Ⅱ期。容易引起重视，往往治愈比较困难，久治不愈造成精神压抑，导致症状加重。严重导致内分泌紊乱，身体则出现一系列疾病症状，如月经不调、失眠多梦、肤色嗨暗等系列反应。

3. 囊性增生（乳腺导管扩张合并上皮细胞增生症，Ⅲ期乳腺增生）：是乳腺二期增生的进一步发展，多发生在 40-55 岁，症状表现非常严重，属于乳腺增生Ⅲ期。三期增生的恶变率在 70% 以上，积极治疗和定期检查是非常必要地，三期乳腺增生往往会给患者带来精神压抑及恐惧心理。

4. 乳腺囊肿病（Ⅳ期乳腺增生）：乳腺导管细胞及上皮细胞大量堆积死亡，形成囊肿性肿块，癌变率 90% 以上。

5. 乳腺癌（Ⅴ期乳腺增生）：多由囊性增生和囊肿进一步发展而来，乳腺癌的早期治疗只有手术，保乳与否是手术的选择。Ⅰ期和Ⅱ期乳腺增生发展成乳腺癌的机率 1-3%，患上乳腺增生都必须及时治疗，不能任期发展。

二 、预防

1. 心理上的治疗非常重要，乳腺增生对人体的危害莫过于心理的损害，因缺乏对此病的正确认识，不良的心理因素过度紧张刺激忧虑悲伤，造成神经衰弱，会加重内分泌失调，促使增生症的加重，故应解除各种不良的心理刺激。对心理承受差的人更应注意，少生气，保持情绪稳定，活泼开朗心情即有利增生早康复。

2. 养成良好的生活习惯，有良好的心态应对压力，劳逸结合，不要过度疲劳。可见压力是重要的癌症诱因，中医认为压力导致过劳体虚从而引起免疫功能下降、内分泌失调，体内代谢紊乱，导致体内酸性物质的沉积；压力也可导致精神紧张引起气滞血淤、毒火内陷等。戒烟限酒。吸烟，世界卫生组织预言，如果人们都不再吸烟，5 年之后，世界上的癌症将减少 1/3；其次，不酗酒。烟和酒是极酸的酸性物质，长期吸烟喝酒的人，极易导致酸性体质。

3. 生活要有规律、劳逸结合，保持性生活和谐。如彻夜唱卡拉 OK、打麻将、夜不归宿等生活无规律，都会加重体质酸化，容易患癌症可调节内分泌失调，保持大便通畅会减轻乳腺胀痛，。应当养成良好的生活习惯，从而保持弱碱性体质，可以对乳腺增生的预防起到一定作用。

4. 改变饮食，防止肥胖少吃油炸食品，动物脂肪，甜食及过多进补食品，要多吃蔬菜和水果类，多吃粗粮。黑黄豆最好，多吃核桃，黑芝麻、黑木耳、蘑菇。可多饮用含部分矿物质的碱性矿泉水。不要过多地吃咸而辣的食物，不吃过热、过冷、过期及变质的食物；年老体弱或有某种疾病遗传基因者酌情吃一些防癌食品和含碱量高的碱性食品，保持良好的精神状态。不要食用被污染的食物，如被污染的水，农作物，家禽鱼蛋，发霉的食品等，要吃一些绿色有机食品，要防止病从口入。

5. 癌症不能在弱碱性的人体中形成；癌症只能在酸性身体中形及成扩展；预防癌症的秘诀十分简单，就是常吃碱性食物以防止酸性废物的累积，因为酸化的体液环境，是正常细胞癌变的肥沃土壤，调整体液酸碱平衡，是预防癌症的有效途径。

6. 加强体育锻炼，增强体质，多在阳光下运动，多出汗可将体内酸性物质随汗液排出体外，避免形成酸性体质。多运动，防止肥胖提高免疫力。

7. 禁止滥用避孕药及含雌激素美容用品、不吃用雌激素喂养的鸡、牛肉。

8. 乳腺增生的预防还要注意避免人流，产妇多喂奶，能防患于未然。

9. 自我检查和定期复查。

10. 明确诊断，根据病情制定合理的治疗方案。目前专科采用中药综合治疗，有了突破性进展，效果更为显著。如乳腺囊肿不论大小时间长短，用药后均在 2 周左右消失。对乳腺增生及时纠正内分泌，肿块、胀痛、面部神经可消除，对急性乳腺炎用药后即可缓解疼痛。

11. 适当补硒。硒，是人体不可缺少的微量元素，具有极强的抗氧化能力。补硒能增强细胞抗氧化能力，调节内分泌和新陈代谢，清除体内毒素，对于预防乳腺疾病有奇效。但是补硒过量的危害也不小，因此服用含有硒麦芽的药物，能安全有效补硒，是女性朋友防治乳腺疾病的首选。

近年来，随着生存环境的变化，乳腺增生发病率上升很快，此症已成为城市女性主要杀手。一旦患乳腺增生症，除了疼痛、肿块外，患者在情绪上必有烦躁，易怒，恐惧等，生理上有功能下降，如性欲淡漠，月经紊乱，体力下降，尿频等，在病理上多伴有妇科（相关咨询相关内容）病，子宫内膜异位症等。

对此未能全身综合标本兼治，久治未果就有转为乳腺癌的危险。

第四章 乳腺炎

第一节 急性乳腺炎

急性乳腺炎，中医称"乳痈"。中医认为，乳头属肝，乳房属胃。故乳腺疾病成因多与肝胃有关，或肝郁气结，或阳明胃热。治疗以疏肝解郁，或清泄胃热。

急性乳腺炎是在乳汁淤积的基础上细菌通过乳头进入乳房引起乳腺急性化脓性感染，因其常发生在产后哺乳的妇女，故又称哺乳期乳腺炎。本病初产妇多见，一般发生在产后 3–4 周，感染病菌大多为金黄色葡萄球菌，其次为链球菌。其病因多在乳汁郁积的基础上细菌侵入，导致急性炎症。

一、病因

1. 因初产妇乳头娇嫩，不堪吸吮而破损皲裂，继因乳头结痂，阻塞孔窍，排乳不畅，此时一旦护理不周，感染邪毒，邪毒与蓄乳互博，热盛肉腐，遂发乳痈。

2. 因忧思恼怒，情怀不畅，肝郁气滞，乳窍不通，乳汁蓄积，复加恣食厚味燥热之品，胃热熏蒸，预热与蓄乳搏结乳房，化腐成痈。

3. 亦有乳汁充足妇人突然断奶，乳汁壅闭，郁结成块，乳块积久不散，郁而化热，气血壅滞，蓄积酿痈。

二、临床表现

可分以下 3 期：①乳汁郁积期。表现为乳房肿胀疼痛，乳汁排出不畅，可扪及界限不清的肿块，触痛明显，乳房皮肤较红。②蜂蜜组织炎期。病情进一步发展，出现寒战高热，乳房肿胀加重，有搏动性疼痛，皮肤发红，腋下淋巴结肿大，血白细胞总数及中性粒细胞明显增高。③成脓期。感染逐渐局限后形成脓肿。深部脓肿早期波动不明显，而浅表脓肿早期即可出现波动，常可穿透皮肤溃破。

三、治疗

本病临床分三期：预乳期、酿脓期、溃脓期。治疗以清泄邪热为基本原则，投放遣药结合各期不同特点，分期施治。郁乳期因郁乳蕴积，乳络不畅，治宜疏郁泄热，通乳散结，方选瓜蒌牛蒡子汤（《医宗金鉴》）加减；酿脓期，因热毒炽盛，治宜清热解毒，活血透脓，方选仙方活命饮（《妇人良方》）加减；溃脓期，因病势已衰，郁泄未尽，治宜排脓生肌、清除余毒，方选托里消毒散（《外科正宗》）加减。在治疗过程中，除内服药外，亦可结合外治法：郁乳散可用芒硝、仙人掌、蒲公英等外外敷；脓成后可切开排脓及引流，外敷金黄膏、红油膏、生肌散等。

（一）疏解表邪，调和营卫法治疗乳痈

乳痈发病虽有多种致病因素，但病机皆由于"营气不从，逆于腠理，乃生痈肿"而成。治疗应以调和营卫、活血散瘀为大法。发病初期，经络阻塞，气血凝滞，郁久化热，治宜疏肝清胃，清热解毒，通乳散结，兼以和营。

1. 组成：柴芩汤 组成：柴胡、黄芩、桔梗、青皮、生甘草各 10g，葛根、赤芍、王不留行各 15g，瓜蒌 20g，蒲公英、金银花各 30g。

外用如意金黄散涂敷患处。

2. 如乳房脓肿破溃，久不愈合，乃因正气耗伤，余毒未尽，当治以扶正解毒，用托里排脓汤加减。

组成：柴胡、桔梗、川芎、白术、茯苓、白芷、陈皮、皂角刺、生甘草各 10g，白芍、党参各 12g，当归 15g，生黄芪、蒲公英各 30g，山甲珠 6g。

外用紫草贝叶膏（当归、紫草、生甘草各 10g，血余（鸡子大一团），麻油 100g，白蜡 24g，先将前四药放麻油内炸枯去渣，次入蜡溶化，冷后即凝成膏）贴患处。若发病初期过服寒凉之药（包括用西药抗生素）。

3. 致血气凝结，肿块难消，则要疏肝解郁，补气行气，活血祛瘀，消坚汤组成：柴胡、青皮、香附、当归、三棱、莪术、山甲珠、皂角刺、夏枯草、白术、远志、橘叶各 10g，合欢皮 12g，黄芪 15g，生牡蛎 30g，生甘草 6g。上方中赤芍、王不留行、山甲珠、皂角刺等药均为治乳痈良药，临证需灵活运用，效果方著。

4. 急性乳腺炎，其外因大都是乳头破裂、风邪入侵、内因则是肝郁气滞，阳明蕴热，二者皆可导致乳络失宣，乳汁郁结，酿成痈肿。治疗重点在于疏表邪，

通卫气，去积乳，通乳络，酌情佐入和营散瘀、行气消结、通腑泄热之品。

拟方乳腺消痈方：柴胡、苏梗、荆芥、防风、牛蒡子、当归、炒赤芍、路路通各 10g，全瓜蒌、蒲公英、王不留行、鹿角霜各 15g，青皮、陈皮各 5g。每日 1 剂，3 剂为 1 个疗程。

方剂分析：方中柴胡、苏梗、荆芥、防风、牛蒡子疏散表邪以通卫气；当归、赤芍、郁金和营血散瘀滞以通经络；青陈皮、路路通行气滞宣乳络；鹿角霜、王不留行温散行血消肿；瓜蒌、蒲公英清热活血，清中有通。

疗效：共治疗 103 例，痊愈 92 例，好转 10 例，无效 1 例。

5.用麻黄、川芎、甘草各 10g，组成：基本方，取麻黄宣通气血，配川芎活血祛瘀，合甘草泻火解毒。三药配伍，使营卫调和，毒邪消散，经络畅通，乳痈可愈。

疗效：治疗 30 例，结果治愈 26 例，有效 1 例，无效 3 例。另有治疗 26 例，服 1 剂痊愈者 6 例，2 剂而愈者 18 例，3 例而愈 2 例。

（二）清热解毒、化瘀通络法治疗乳痈

1.蒲公英汤：蒲公英 50～60g，赤芍 20～30g，王不留行 15～20g。每日 1 剂，高热者每日 2 剂。

加减：恶寒发热者加牛蒡子，气郁乳胀者加柴胡；高热者加石膏、知母；肿痛甚者加乳香、没药；产后恶露未尽者加当归、益母草；乳汁不通加穿山甲。

疗效：其治疗 60 例，痊愈 56 例，有效 4 例。

2.清热解毒，化瘀通络方：蒲公英 15g，银花、连翘、橘核、苡仁各 12g，丝瓜络、赤芍、全瓜蒌、当归各 10g，青皮 8g，乳香、生甘草各 6g。

加减：发热加条苓；肿块明显加浙贝、夏枯草；乳汁积块大者加陈皮；化脓加败酱草、冬瓜仁；恶露不尽加益母草；痛甚加没药、每日 1 剂，水煎服。

疗效：共治疗 34 例，结果治愈 25 例，显效 8 例，无效 1 例，总有效率 97%。

3.清热解毒、活血化瘀方：蒲公英、忍冬藤、全瓜蒌各 30g，赤芍 15g，路路通、青皮各 12g。每日 1 剂，早晚分服。同时用黄柏、制乳没、血刀花各 30g，共研细末，米酒调糊外敷，每 2 小时更换一次。

共治疗 23 例，治愈率 90%。

4.清热解毒，活血通络消痈方：消乳痈汤：红藤、赤芍各 15g，连翘 12g，丹皮、橘核、王不留行各 9g，龙胆草 6g，生甘草 3g。

同时外敷仙人掌（去刺捣烂）。

疗效：治疗 56 例，痊愈 52 例，好转 4 例。

（三）清热泻火通下法治疗乳痈

1. 乳痈热毒蕴结、气血瘀滞，将清、消、下三法合用，使热毒清解，气血畅通。对脓未成者，用银花 15g，公英 30g，连翘、赤芍、生地、丹皮、丝瓜络、穿山甲、路路通各 10g，生大黄 3g（后下）。

对脓已成者，用公英 30g，夏枯草 18g，紫花地丁、皂刺、瓜蒌各 12g，赤芍、山甲、王不留行、蝉衣各 10g，炒麦芽 30g，蔻仁 6g，生大黄 3g（后下）。

2. 清热泻火方：柴胡、王不留行、栀子、木通、紫花地丁各 12g，生地、忍冬藤各 15g，公英、生大黄各 9g，甘草 6g。

疗效：共治疗 32 例，结果治愈 24 例，显效 6 例，好转 2 例。

（四）温通法治疗乳痈

1. 产后妇女气血多亏，乳汁瘀结的内因，依"产前宜凉，产后宜温"之说，不论患者体温、血象多高，只要未成脓，均采用温通法治之。

方：炙麻黄 6g，炮姜 4g，熟地、白芥子、昆布各 12g，路路通、王不留行、煅瓦楞、炙甲片各 15g，鹿角片 18g，皂角刺 30g，姜半夏 10g，炙甘草 6g。每日 1 剂，水煎服 2 次。

疗效：共治疗 100 例，治愈 80 例，有效 15 例，无效 5 例。

2. 行气活血温经、通乳散结消肿，乳房属多气血之经，乳汁源于气血所化，气血者喜温而恶寒，得温则化散，遇寒则凝滞，故治疗乳痈。

组成：肉桂 6～10g，白芷、白芥子、威灵仙各 20～30g，牛蒡子、防风、穿山甲各 10～20g，皂刺 10g，冬葵子 30g，路路通、全瓜蒌各 15g。每日 1 剂，水煎 2 次服。

疗效：共治疗 25 例，结果治愈 22 例，3 例因中途脱药而化脓，经切开排脓后治愈。

（五）消托补法治疗乳痈

乳腺炎若治疗不当，如过用寒凉药，或滥用西药抗生素，则易导致寒凉抑遏，营卫失调，气血凝滞，积聚成块，长期不能消退，形成迁延性乳腺炎。此时宜用消托补相结合的方法治疗。透脓散加味治之。

组成：生黄芪 24g，制山甲、川芎、皂角刺各 10g；当归 12g，桂枝 5g。每日 1 剂，5 天为 1 个疗程。该方温经补气和营，活血散积。共治疗 12 例，肿块在 1 个疗程消散者 5 例，2 个疗程消散者 7 例。

1. 防风通圣散

防风通圣散出自金·刘完素《宣明论方》，防风通圣散加减治疗急性乳腺炎。

组成：荆芥、防风、当归、白芍、赤芍、栀子各 10g，连翘 15g，黄芩 12g，川芎、白术、薄荷、桔梗、大黄、芒硝各 9g，麻黄 5g，金银花、蒲公英各 30g，滑石、石膏各 60g，甘草 6g。

加减：无寒热者去麻黄；乳汁不畅加王不留行、漏芦、山甲、皂刺；体弱者大黄、芒硝减量。每日 1 剂，水煎服 2 次。

疗效：共治疗 113 例，结果治愈 97 例，显效 9 例，好转 3 例，无效 4 例，总有效率 96.3%。

2. 仙方活命饮

仙方活命饮出自宋·陈自明《妇人良方》，主治一切疮疡痈疽病阳证体实者，乳痈即属其主治范围。加减后治疗外吹乳痈。

组成：炙山甲、炒皂刺、当归尾、象贝母、天花粉、白芷、防风各 10g，乳香、没药、陈皮、生甘草各 6g，金银花 30g。

加减：发热恶寒者加柴胡、郁金、香附、王不留行各 10g；恶心者减乳没，加半夏、竹茹、生姜；气血两虚状明显者加黄芪 30 ~ 60g。

疗效：共治 56 例，结果治愈 51 例，好转 5 例。

3. 瓜蒌牛蒡汤

瓜蒌牛蒡汤出自《医宗金鉴》。

组成：瓜蒌仁、牛蒡子、花粉、黄芩、陈皮、生栀子、连翘、皂角刺、金银花、青皮、柴胡、生甘草。

功能：疏泄厥阴，清解邪热，主治乳痈初起，寒热往来，乳房胀痛。用上方临证酌加王不留行、炙甲片、漏芦、路路通等通乳药，外用金黄膏贴敷。

疗效：共治疗 154 例，结果肿块消散者 148 例，未能消散而化脓者 6 例。

4. 用瓜蒌牛蒡汤加减，并配合外敷与针灸治疗急性乳腺炎 20 例。

组成：全瓜蒌、蒲公英、金银花、连翘各 30g，王不留、穿山甲、花粉、青陈皮、赤芍、生地、白芷各 10g，牛蒡子 15g，木通、甘草各 6g。

外用鲜桔核 30g，明矾 10g，冰片 1g。研成细末，以 75% 酒精调糊敷患处，每半小时涂一次。

针刺阳明、厥阴经穴位足中里、梁丘、期门、内关、肩井等。

疗效：全部治愈，无 1 例化脓。其中 3 日愈者 12 例，5 日愈者 8 例。

5. 五味消毒饮

五味消毒饮亦出自《医宗金鉴》，五味消毒饮合瓜蒌牛蒡汤加减治疗乳痈。

组成：瓜蒌、金银花、野菊花、蒲公英、路路通各 30g，柴胡、桔叶、紫花地丁、漏芦各 10g，连翘 15g。

加减：若肝郁重者加赤芍 15g，牛蒡子 10g；胃热重者加生石膏 30g，板蓝根 20g。水煎服，每日 1 剂，服 3 次。重症 1 剂服 2 次，1 日服 3 次。

疗效：该方不但清热解毒，还加强了疏肝通乳的力量，临床取得良好效果。

6. 活络效灵丹

活络效灵丹出自张锡纯《医学衷中参西录》，活络效灵丹内服治疗乳痈效果满意。

基本方：当归、丹参各 15g，乳香、没药、生甘草各 6g，金银花、全瓜蒌各 30g。

加减：热甚加蒲公英、黄芩、连翘；肿甚加赤芍、青皮、王不留行；气郁加桔叶、川楝子；有成脓趋势时加大黄、白芷；回乳加炒麦芽、焦山楂。并辅以乳房热敷季德胜蛇药片（每次 3 ～ 5 片，加熟石膏粉 20 ～ 30g，蜜调外敷）。

疗效：共治疗 14 例，结果治愈 13 例，有效 1 效。

（六）偏方

1. 麻黄川芎甘草汤

组成：麻黄、川芎、甘草各 10g

用法：水煎服

功效：调和营卫，消散毒邪，畅通经络。

适应证：急性乳腺炎初期（外邪出侵，乳汁瘀滞，气血不畅）。

方剂简析：方中重用麻黄宣通气血，"破症坚积聚"；配川芎活血祛瘀，善于走散，行气以调众脉；合甘草泻火解毒，调和诸药，且制约麻黄发散，使津液不受损伤。（有心脏病者禁用麻黄）

病案举例：刘某，初产，2012 年 11 月 10 日初诊。产后右乳房即出现胀痛，夜间疼痛加剧，泌乳减少。检查：右乳头上方有一 2cm×5cm 大小肿块，质硬，无活动，皮肤微红，稍有压痛，体温 37.8℃。证为"乳痈初起"。予麻黄川芎甘草汤，2 剂后，诸症悉平。随访 2 月未见复发。

2. 米酒蜂蜜液

组成：取米酒、蜂蜜 1:1 比例（约 10～15ml），每日 2 次。

功效：活血祛瘀，消肿解毒。

适应证：急性乳腺炎初期（气血瘀滞）。

方剂简析：米酒蜂蜜液口服可活血祛瘀、消肿解毒。可配合局部按摩，疏通乳络。

病案举例：李某，21 岁，产后 20 天，乳房胀痛伴寒热不适。检查：乳房肿胀，皮肤微红，局部压痛，触摸乳房有硬块数个，体温 37.5℃，舌淡红，苔薄黄，脉弦数。嘱患者用上方治疗，次日寒热已除，硬块消失。为巩固疗效，嘱患者续用一天。

3. 消痈散

组成：芒硝 10～20g，鲜泽兰叶 50～100g。

用法：捣烂外敷患乳。

功效：清热散结，通乳消壅。

适应证：急性乳腺炎（热毒壅滞，乳络受阻）。

方剂简析：方中芒硝咸寒，清热消痈；泽兰苦辛，行气活血，消瘀消肿。两药合用外敷患处，直达病所，效力专宏。

病案举例：王某，25 岁，2011 年 6 月 9 日初诊。患者在哺乳期即将结束时出现左侧乳房肿胀，疼痛，局部乳腺叶变硬，皮肤焮红，触之痛剧，按之乳孔有少量淡黄色质稠乳汁流出，伴寒热往来（体温 38℃），舌尖红，苔微黄，脉弦。诊为热毒蕴结乳络阻塞，治宜清热消痈、行气活血，用上方治疗 2 天而愈。

4. 凤尾蛋

组成：鲜鸡蛋 2 个，鲜凤尾草茎 14 根，生大黄 30g。

用法：先将鸡蛋一头凤尾草剪去上下两头留茎，约鸡蛋长度。每个蛋空内插入 7 根，用纸封口，然后以生大黄水煮熟后去壳食蛋。每日 2 次，每次 2 个。

功效：清热解毒，祛瘀通络，消积散结。

适应证：急性乳腺炎（热毒壅结）。

方剂简析：生大黄、鲜凤尾草清热解毒，消积散结；鸡蛋健脾和胃。

加减：高热甚者，加生石膏 30g，知母、葛根、天花粉各 15g；毒热壅盛者，加生地黄、紫花地丁、丹皮各 15g，鱼腥草 30g；与药蛋同煮。

病案举例：用本方治疗 113 例，均在 6 天之内痊愈。其中 1～2 天内愈者 38 例，占 33.63%；3 ~ 4 天愈者 64 例，占 56.64%；5 ~ 6 天愈者 11 例，占 9.73%。

陈某，23 岁，初产妇，2012 年 6 月 12 日初诊。产后 33 天，喂乳时自觉乳汁乳汁不畅，遂感左侧乳房红肿胀痛，伴畏寒发热、周身不适，日益加剧。体温 38.5℃，白细胞总数 17.2×109/L，中性粒细胞 0.82，淋巴细胞 0.18。口干心烦，大便秘结，小便黄少。扪诊左乳房外侧深处有一鸡蛋大小的结块，压痛显著。舌苔黄厚，脉滑数。诊断为急性乳腺炎，证属热毒壅结，气血瘀滞。制宜清热解毒，祛瘀通络，消积散结。方用凤尾蛋 4 个，加生大黄、生石膏各 30g，天花粉、知母各 15g 同煮，服用 1 天，热退乳通。原方去石膏、大黄，加鱼腥草 30g，乳香、没药、穿山甲各 15g，继服 1 天，乳汁通畅，随症消失，病获痊愈。

5. 朴硝马齿苋外敷方

组成：朴硝 100g，鲜马齿苋 200g。

用法：共捣碎、调匀，外敷患处。

功效：清热解毒，散血消肿。

适应证：急性乳腺炎（热毒壅滞）。

方剂简析：马齿苋清热解毒，散血消肿。《本草纲目》中曰：马齿苋所主诸病，皆取其散血消肿之功也……可治痈疮。"朴硝为芒硝的粗制品，外敷有较强的渗透作用，为治疗皮肤疮肿之良药。

病案举例：用上方治疗 47 例，全部治愈（乳腺红肿消失，乳房包块及疼痛消失，乳汁流畅，体温正常），其中治疗 3 天、4 天、5 天获愈者分别为 27 例、14 例、6 例。

6. 鲜仙人掌 100 ~ 150g，剥掉外皮，捣烂成泥状，加入鸡蛋清适量，混匀，敷于患处，盖上纱布，固定。每日敷 2 次。必要时可配合抗生素。

疗效：治疗 7 例，在 3 ~ 5 天 6 例痊愈，1 例中途改治。

7. 泥鳅　土豆饼，土豆一个（洗净），泥鳅一条（10 公分长），为一次量。将泥鳅同土豆同时捣烂，捣至粘手时，做成小饼，贴敷患处，每日一次。

疗效：治疗数例，均于 2 次见效。

8. 露蜂房撕碎，置铁锅中文火烙至焦黄，取出研末，贮瓶备用。用法，一次 3g，4 小时一次，同时以黄酒 30 毫升加热冲服。连服 3 ~ 5 天。

疗效：治疗 5 例，平均 4 日愈。

9. 丝瓜络白酒饮：丝瓜络 20g，放入碗中点燃成炭粉，再入白酒 30 ~ 50 毫升，搅匀后饮。1 ~ 2 次即可见效。

疗效：治疗数例，一般一次即可见效，见效后继服。

10. 半夏塞鼻法：鲜半夏，洗净后去外皮，削成适当大小，塞入患侧或对侧鼻孔，1 ~ 2 小时后取出，每日隔 7 小时再塞 1 次，连续 3 次，无效者改用它法。适应未成脓期。

疗效：治疗 40 例，37 例为单侧患，3 例为双侧患；其中 31 例为初产妇。痊愈 36 例，无效 4 例（其中 2 例已有脓肿形成）。

11. 喷鼻散：皂角 20g，白芷 5g，生南星 1g。共研细面。取 0.1g 吹鼻孔；左病吹右，右病吹左；双侧发炎，同量吹入双鼻孔。一日一次，连用 3 天。吹入后能打喷嚏效果更佳。用药一次后未见明显疗效，要结合它法。

疗效：郑某，患急性乳腺炎 1 天，右乳可扪及 1×2 厘米肿块 2 个。用药后喷嚏连天，15 分钟后疼痛减轻，第 2 天肿块消失。

12. 鲜土三七叶 100g，加砂糖适量，共捣为泥，外敷，一日一换。

疗效：治疗急慢性乳痛 23 例，痊愈 19 例，显效 3 例，无效 1 例。用药次数，最多 7 次，少者 2 次。

13. 内服：六神丸，每次 10 粒，一日 4 次。

14. 外用：每次取六神丸 30 粒，研末，以适量凡士林调匀，外敷局部，一日一换。

疗效：治疗 38 例，敷药最多 10 次，治愈 34 例，无效 4 例。

15. 银花 90g，生甘草 15g，皂刺 12g，鹿角片 10g，加酒 50 毫升，水煎服。

疗效：治疗数例，一般 3 剂，肿块消。奶汁通。

16. 杨柳皮膏：取杨树、柳树皮各 0.5 公斤，洗净切碎，放于锅内，加水约 3 公斤，煎煮 2 小时，去渣，并用纱布过滤，滤液放于锅内加热，浓缩至糖浆状，加入黄蜡 10g，溶化搅匀，取出冷却成膏，装瓶内备用。用时将膏涂在敷料上，覆盖患处，用胶布固定，每日换药一次。

17. 葱白 200g，煎汤熏洗 20 分钟；然后再用葱白 250g 捣成泥敷患处，每日换药 2 次。

18. 鲜蒲公英 100g，煎汤内服，每日 1 剂。外用鲜蒲公英捣烂敷患处，每日换药 2 次。

19. 鲜海金沙全草 250g，放入锅中，加黄酒 250ml，再加清水浸过药面。

武火急煎 15 分钟，滤渣。药汁 1 次服完，每日 2 剂，服 2 次。共治疗 36 例，全部在 2 ～ 4 次愈合。

20. 南天仙子 15g，温水调成饼状，趁湿调敷患处，外用胶布固定，每日换药 1 次。

21. 取螃蟹脚适量，用文火烘干研粉。每次服 10g，用低度白酒冲服，日服 2 次。

22. 小青皮 15g，牛蒡子 30g，水煎服。

23. 朴硝 100g，鸡蛋清 6 个，调敷患处。另方：朴硝 100g，鲜马齿苋 200g 捣烂去渣，用马通汁调匀，涂纱布上，敷患处，每 4 ～ 6 小时换药一次。

24. 全瓜蒌 1 个，蒲公英 45g，水煎服，每日 1 剂。另药渣捣烂，敷患处。

25. 生赤芍 90g，生甘草 60g，加水 500ml，煎取 150ml，即刻服下，3 小时后煎服第二煎。每日 1 剂

25. 鲜肺筋草（又名蛆儿草）80g，丝瓜络 60g。内服外用各分一半，水煎 2 次。服时兑白酒 5ml。后将丝瓜络烧灰存性，兑白醋适量，再同肺筋草捣烂成泥，敷患处。

27. 生半夏、葱白各等量，共捣为泥，做成枣核大栓剂，塞入健侧鼻腔，30 分钟后取出。多饮开水。

（七）验方：

1. 砂仁 10 ～ 20g，研末贮瓶备用。用时取糯米饭少许和砂仁末拌匀，搓成如花生米大小，外裹棉布，塞鼻。左侧炎症塞右侧，右侧炎症塞左侧，12 小时换药一次，至炎症消失。

疗效：治疗 50 例，除 10 例另配服清热解毒中药外，余者均以此法治愈，平均治愈时间为 6 天。

2. 取贯众新鲜根茎 50 ～ 200g（或干药 26 ～ 100g），洗净后煎水服或泡茶喝。日服一剂。

疗效：治十余例，疗效显著。

3. 当归 60g，水煎，两次煎汁取液 200 毫升。每次取 50 毫升口服，6 小时一次。

疗效：治疗数例，一般早期治疗一昼夜可消散。

4. 橘核、鹿角各 15g，水煎取汁，兑入少许米甜酒内服。

疗效：屡用有效。

（八）其他中医药

1. 加味丁桂散：公丁香 3g，肉桂 3g，生大黄 10g，山奈 5g，共研极细末，用凡士林调匀，视患部大小，外敷。

疗效：一般在 2～3 天肿块即消。

2. 方药　组成：生黄芪 10g，双花 15g，当归 10g，瓜蒌仁 30g，蒲公英 30g。有发热恶寒者加柴胡 15g，荆芥 10g，防风 9g。每日煎服，3～5 天可愈。

疗效：治疗 10 余例均获验疗效。

3. 公英神曲煎：蒲公英 50g，神曲 50g。永煎服，每日 1 剂。欲求速愈，可以 1 日 2 剂。药渣用布包外敷乳房患处。

疗效：在急性期初期，2 天可愈，每用每验。

4. 清火消痈汤：蒲公英 50g，连翘、甲珠、没药、浙贝各 30g，王不留行 25g，漏芦、当归各 20g，白芷、甘草、陈皮各 6g。每日 1 剂，水煎服。

疗效：治疗多例，服 1～3 剂即愈。

5. 芍药甘草汤：赤芍 100g，生甘草 50g。每天水煎服 1 剂。

疗效：治疗 72 例，多数服 1 剂，个别 2 剂痊愈。

6. 陈皮甘草煎：取陈皮 100g，甘草 50g，柴胡 15g，白芍 15g。水煎服，每日 1 剂，分 2 次服。

疗效：治疗 5 例，均于 5 天左右痊愈。

7. 乳痈汤：蒲公英 30g，漏芦、橘核各 20g，双花、白芷、括蒌、连翘各 15g，青皮、当归、柴胡各 12g，甘草 6g。每日 1 剂，水煎服。

加减法：浸润期，蒲公英 60g，加黄芩、丹皮、生地各 12g；脓肿期加皂刺、山甲各 10g，慢性期，去清热凉血药，用橘仁（荔枝核代替）30～40g。

8. 内服方：土茯苓 15g，蒲公英、败酱草、半枝莲、王不留行、地丁各 12g，忍冬藤 30g，川楝子、括蒌皮、郁金、牛蒡子、连翘、山栀各 9g。每日 1 剂，水煎服。

9. 外敷方：生大黄、黄柏等量、冰片适量，以白酒及少许面粉调和外敷，一日一换。

疗效：治疗 30 例，未成脓期者，在数日内痊愈。

10. 消肿回乳煎：生麦芽 80g，青皮、桃仁泥、香附子、川牛膝各 15g，赤、白芍、车前子、猪苓、冬葵子各 20g。水煎服。

疗效：治疗 12 例未成脓期急性乳腺炎，均在 3～7 天内消肿。

11. 内服方：蒲公英、橘核、当归、陈皮、野菊花各 30g，通草、甘草各

3g，柴胡 8g。每日 1 剂，水煎服。高烧日服 2 剂。

12. 外用方：初期，鸭蛋清一个，醋 20 毫升，调拌后涂患处，成脓期，鸭蛋清一个，明矾 10g，蓖麻子 10 个，捣烂如泥外擦。

疗效：治疗 40 例，均在 9 ~ 21 天内痊愈。

13 当归益母汤：当归、川芎、益母草、泽兰、苍耳子各 12g。水煎，兑黄酒少许服。

疗效：治疗数十例初期患者，均在数剂内愈。

14. 内服方：麻丹散：麻黄 6g，丹参、川芎、青皮各 12g，公英 24g，甘草 5g。加减法：表热加牛蒡子、连翘；乳汁壅滞加王不留行；气郁肿胀加香附；红肿热重加野菊花；成脓溃时加生芪。

15. 外治法：元明粉 500 ~ 1000g 装入袋内，置于患处。

疗效：治疗 99 例，痊愈 63 例，好转 12 例，无效 6 例。

16. 蒲公英 30g，生大黄（后下）、元明粉、连翘、双花、焦三仙、王不留行、瓜蒌各 10g，青皮、漏芦、黄芩各 5g。水煎服。外用芙蓉膏贴敷。

疗效：郭某，24 岁。2012 年 4 月 11 日诊。产后半月，3 天前左乳房出现硬结一块，经肌内注射青霉素 2 天，肿块逐渐增大，

诊见：左乳房焮红，木硬漫肿，乳汁不通，身热烦闷，口臭甚重，胃脘胀满不适，大便 3 日未解。舌苔厚腻色黄，脉滑数有力。拟清热通腑，消食下乳之法。予上方，治疗两天后，疼痛减轻，身热退，大便一次，便如羊矢。此系毒火未尽，以前方将在大黄加至 20g，外用药同上。2 剂后大便通畅，肿消乳通。

17.《外科启立》指出："凡疮疡，皆由于五脏不和，六腑壅滞，则令经脉不通而生焉。"乳房隶属是阳明胃经。阳明之热壅滞，上冲乳房则结，并而成痈；中焦食滞不饱，腑气不通而成便秘。

阳和汤加减：鹿角霜 20 ~ 30g，生芪 20 ~ 30g，肉桂 10g，姜半夏 10 ~ 15g，白芥子 10 ~ 20g，瓜蒌 30g，皂刺 10 ~ 15g，麻黄 3 ~ 6g 水煎服。

疗效：治疗 32 例，硬块迅速消失。

此方为温热药物，局部肿块坚硬，但不红不热者为宜。

18. 瓜蒌公英汤

组成：全瓜蒌 20g，蒲公英、金银花各 30g，鹿角霜 15g，当归尾 12g。

用法：水煎服。

功效：清热解毒，消肿散结。

适应证：急性乳腺炎（热毒蕴结）。

方剂简析：全瓜蒌、蒲公英、金银花清热解毒，消肿散结；鹿角霜通乳散结；当归尾破血化瘀。

加减：服该方同时，局部可用鲜荔枝草、蒲公英各50g，樟脑5g，捣烂外敷，每日更换1次。

病案举例：89例经用本方治疗，84例红肿消退而痊愈（痊愈最短时间为2天，最长4天），切开排脓5例。

19. 刘寄奴汤

组成：刘寄奴30～60g，红花、甘草10～30g，赤芍30～40g。

用法：煎水湿热敷。

功效：清热解毒，消肿散结。

适应证：急性乳腺炎（热毒瘀滞）。

方剂简析：方中刘寄奴清热解毒，活血化瘀；红花活血化瘀散结；赤芍、甘草合用有显著抗炎作用。

病案举例：某患者，24岁，农民。产后40天，左乳发现包块1周，肿痛，伴发冷热，当地医院给静脉滴注青霉素，外用硫酸镁热敷，效果不佳。刻诊：左乳外上象限可触及7cm×8cm×3cm包块，边界不清，质硬，灼热，中央部皮色微红，舌暗红、苔薄黄。证属乳汁郁积，且有化热成脓之势。即予刘寄奴、赤芍各40g，红花100g，甘草20g，煎水湿热敷。3天后肿块明显缩小，疼痛减轻。继用药3天，肿消痛除。

20. 马星膏

组成：马线子、生南星各40g，蒲公英60g，木香、水蛭各20g，香油500ml，松香1000g。

用法：药膏制成膏药、贴于患处。

功效：清热散结，通络止痛。

适应证：急性乳腺炎（肝胃积滞，邪热永盛）。

方剂简析：方中马钱子苦寒，能解毒散结，活络止痛；生南星外用能散结消肿止痛，对痈疽痰核有良效；蒲公英治乳痈，《本草备要》中云："专治乳痈，疔毒"；水蛭破血逐瘀；木香、松香理气止痛。若失治化脓者，应切开排脓，以防变证。

病案举例：刘某，26岁，2013年3月20日。突然发热畏寒，左乳胀痛，经用西药未控制。检查：体温39.5℃，左乳上方有一肿块，触痛，苔薄黄，脉浮数。遂用马星膏外贴，翌日热退肿消而愈。

21. 乳毒散

乳毒散（民间秘方）治疗急、慢性乳腺炎，收到满意效果。

组成：蜈蚣2条，斑蝥、蝉蜕、蛇蜕各5g，僵蚕6g，全虫8g，化皮10g，鸡蛋4个，麻油200g。将上药放在油锅内，炸焦后将油点燃，燃成炭后压碎成粉，即为乳毒散。临睡前半小时，将药1次服下（乳毒散约50g，开水冲服）。

急性乳腺炎每晚服1次，慢性乳腺炎隔日晚上服1次。服药后即入睡，加盖被子使其出汗。该药对局部红肿无化脓者，药后可使肿块消散。对已化脓无溃烂者，可使溃烂排脓。对已溃疮口久治不收者，服药后有较多绿褐色水流出，1周左右可生肌收口。

共治疗73例患者，用药1次治愈者32例，2次治愈者25例，3次治愈者7例，用药3次以上显效者9例。治愈率81.1%。服药过程中，未发现不良反应。

22. 去毒膏

在用五味消毒饮与瓜蒌牛蒡汤内服治疗乳痈的同时，还常规在患乳局部大面积外敷自制的去毒膏。

组成与制法：绿豆粉、红花、薄荷、大黄、地丁、雄黄、赤芍、生石膏、独角莲、元明粉、败酱草、上药共为细末，用凡士林调成膏、外敷。

23. 青宝丹

青宝丹掺以平安散局部外敷，治疗急性乳腺炎103例，取得良好效果。青宝丹组成：黄柏、大黄、姜黄、白芷、白及、天花粉、陈皮、甘草、青黛，研成极细末。用时以冷水或丝瓜叶汁或大青叶汁将药末调成糊状，现调现用，并在青宝丹上掺以平安散（由朱砂、麝香、雄黄、冰片、月石、火硝、牛黄等组成）少许，外敷患处，每日3次。结果92例治愈，10例好转，1例无效。

（九）中西医结合治疗急性乳腺炎

急性炎症期：

1. 停止授乳，必要时药物回乳。可用麦芽10g煎服，1日2次，连服2天；或用乙菧酚1mg肌内注射，1日1次，共2次。

2. 疏通乳腺管。检查乳头，挑开堵塞乳腺管在乳头的开口，一般可见脓性乳汁溢出，再挤压乳房，挤出积乳，或用吸乳器吸尽乳汁，或请成人吸乳。

如无明显乳腺管开口堵塞，可负压吸收乳头。即可 50ml 针筒倒扣患侧乳头，用另一付 50ml 针筒以橡皮管连接，负压抽吸以吸通乳腺管，1 日 2 次。

3. 外敷：芒硝 50g 热敷患乳，或用消炎镇痛膏外敷患乳。

服用中药：蒲公英 60g，荆芥 15g，银花藤 60g，枸杞根 100g，煎服，1 日 2 次，连服 7 天，在回乳中药服用 2 天后服用此药。

4. 应用抗生素：青霉素 640 万静脉滴注，日 1 次；或氨苄青霉素 6g，静脉滴注，日 1 次。直至吸收好转。对青霉素过敏者，以洁霉素 2.4g，静脉滴注，日 1 次。脓肿形成期：位置深者应及早反复穿刺，方向与深度要有变化，一旦有脓液或脓栓抽得，宜及早切开引流，并要精密探查各脓腔，用血管钳或手指分离、勾通所有脓腔，彻底引流。乳房脓肿切口除原来常规放射切口或弧形切口外，还可采用脓肿双侧放射状小切口加皮片贯穿引流。切开引流后需换药，每日 1 次或隔日 1 次，直至痊愈。

（十）针灸按摩治疗乳痈

1. 针刺疗法

（1）令患者端坐暴露乳房，术者一手托住乳房，另一手顺乳腺管纵行方向，用梳法（五指微屈微张）从乳房上方至乳头反复梳理数次，边梳边寻找肿块部位及大小。梳理同时，托乳房之手兜住乳房轻轻左右摇动，边挤奶边仔细观察排乳情况，发现某个乳腺口排乳不畅或不通，顺乳腺口而上即为病所。一律取天应穴。即患乳触摸到的硬结肿块为穴，如肿块不甚明显，胀痛最甚处亦是穴。皮肤常规消毒后，右手持针（多用 1.5 寸毫针），左手固定肿块，针尖从肿块下方呈 45° 左右角斜刺进入皮下，再将针捻入肿块内，如感针下沉紧，继续缓慢捻转（不能提插），待患者产生明显的肿重感时，停止运针，留针 10 ~ 20 分钟，即可退针。在缓慢捻转时，如针感突然转为轻松，则提示已将肿块刺穿，即可将针身稍退。针刺最佳深度为达到肿块基底部而未刺穿。初次时一般只要达到针下沉紧即可。退针时边捻转边退针，针退之后用酒精棉球轻擦针眼，一带而过，如有乳汁、血水任其流出，不要压迫针孔。另外取患侧内关为配穴，用手指按住内关下方，使针感向上传导至胸，得气后留针 5 ~ 10 分钟，一般在乳房针刺前进行。本法对发病 4 天以内的患者有立竿见影之效，5 天以后者可以本法为主，配合中药，7 天以外化脓者，可用本法配合切开排脓。

（2）穴位选足临泣、内关、足三里、膻中。方法：常规消毒后，针疾刺入皮肤，得气后反复捻转提插 3 ~ 5 次，每日 1 次，每次 10 ~ 15 分钟。

疗效：治愈 190 例，显效 6 例，无效 1 例。

方法：① 双足三里，泻法；患侧乳根沿皮横刺 1.5 ~ 2 寸，泻法。留针 10 ~ 15 分钟，行针 2 ~ 3 次。

② 患侧少泽穴三棱针点刺出血，循小指方向由上到下挤出血 5 ~ 6 滴。

③起针后俯卧，用 1 ~ 1.5 寸直刺膈俞穴，泻法，留针 10 ~ 15 分钟。针刺隔日 1 次。共治疗 44 例，除 1 例无效外余皆治愈。1 次愈者 26 例，2 次愈者 12 例，3 次愈者 5 例。

（3）三棱针点刺治疗急性乳腺炎。方法是：患者取俯伏坐位，彻底暴露背部，利用自然光线，可在肩胛区找到数个或数十个浅红色反应点，如小米粒大小，略带光泽，一般不高出皮肤，无明显压痛，压之不退色。常规消毒后用三棱针点刺这些反应点，深 1.5mm，随即挤出少量血液。如有高热加刺大椎穴。共治疗 258 例，1 次治愈者 241 例，2 次治愈者 11 例，3 次治愈者 4 例，2 例症状减轻，治愈率为 99%。

2. 针刺拔罐疗法

（1）针刺后拔罐的方法治疗急性乳腺炎。取穴：背部第二侧线上，相当于足太阳膀胱经，以肩胛骨内侧上缘为一点，下缘为一点，此二点连线中点为穴。操作方法：患者正坐或俯卧，充分暴露背部，轻者取单侧即患乳对侧的背部，重者取双侧。选好穴位后，用拇指按压穴位，使其充血，常规消毒后，用 26 号 2 寸长毫针，令针尖与皮肤呈 45° ~ 75° 角刺入，先向脊柱方向斜刺 1.5 寸左右，得气后快速捻针 30 ~ 40 次退针，边退边摇大针孔，针尖退至皮下时，按下述方法针尖向上，向内下斜刺约 1.5 寸左右，使产生针感即可出针。出针时，迅速将火罐扣上，约 5 ~ 7 分钟起罐，针眼处拔出血数滴即可。每日 1 次，重者可每日 2 次。

共治疗 35 例，治愈 22 例，显效 12 例，无效 1 例，总有效率 97%。

（2）刺络拔罐法治疗急性乳腺炎。方法是：取大椎及患侧乳房痛肿部位相对应的背部（一般在膏盲周围），用三棱针呈梅花状点刺放血，然后用大号火罐投火法拔于点刺部位,拔出瘀血 3 ~ 5ml，一般留置 10 ~ 15 分钟。辨证配穴：胃热者加刺膺窗、下巨虚、丰隆、温留;气郁者加刺期门、行间、内关、天池、肩井。每日 1 次，10 次为 1 个疗程。

疗效：共治疗 26 例，痊愈 19 例，显效 4 例，好转 2 例，无效 1 例，总有效率 96.2%。

(3) 针刺拔罐抽脓法治疗各期乳痈。穴位及操作方法：主穴取华佗夹脊穴（胸段 2 ~ 6 椎间）。针刺方法：如肿块在乳头上方，应取 2 ~ 3 胸椎间穴位，穴位皮肤有压痛点时应在压痛处下针，先直刺 1 ~ 2 寸提插捻转，再提到皮下，由上向下斜刺 2 ~ 3 寸深，先泻后补，每次留针 20 ~ 30 分钟。起针后在针眼处拔火罐。备穴：膻中、乳根、天溪、膺窗、神封、内关、合谷、少泽、曲池、大椎、肩井、天宗、足三里。行针手法同主穴，但起针后不拔罐。开始每天针 2 次，上午针主穴，下午针配穴，肿块、脓腔、疼痛消失后改每日 1 次，直至全部痊愈。抽脓时间与方法：一般针刺 3 ~ 5 天，炎症消散，皮肤变软，做 B 超或 A 超复查，无脓者不需抽脓，如有液平段及液化暗区应进行抽脓。抽脓时，常规消毒，2% 利多卡因局麻，选大小合适的注射器，用 16 号针头，从脓腔最低处刺入，脓液黏稠时用生理盐水冲洗，洗净后注入庆大霉素 4 ~ 8 万单位，然后无菌纱布敷盖，胶布固定。1 ~ 3 天抽 1 次脓。

疗效：共治疗 553 例患者，除 1 例成脓，1 例乳房后脓肿 B 超误诊外，全部临床治愈。

(4) 按摩疗法

按摩肩井穴治疗急性乳腺炎。方法是：令患者端坐，两臂放松。医者先用拇指点按患侧肩井穴 5 分钟，以有酸胀感或虫蚁感为度，然后用揉法揉肩 20 分钟，顺时针方向。肩井穴是足少阳、足阳明、阳维会穴，有疏通经络，理气行瘀，清热散结之功。

疗效：共治疗 22 例，痊愈者 21 例。此法适宜急性未成脓者。

(5) 捋臂法治疗乳痈。方法是：令患者躺在床上，医者站在患者患侧，以一足蹬住患侧腋窝，两手握患侧前臂持续牵引 3 分钟，然后用一只手维持牵引，另一只手由上肢的近端（三角肌）用力捋向远端（指端）。两手轮换操作，反复数次，直至患者自觉患侧腋下、协助部有明显酸、麻、胀感即可。每天一次，每次治疗 30 分钟，3 次为 1 个疗程。

疗效：共治疗 31 例，临床症状全部消失，1 个疗程愈者 3 例，1 ~ 3 个疗程愈者 28 例。

(6) 按摩配合中药治疗急性乳腺炎。取穴：风池、肩井、合谷、少泽、膻中、中脘、气海、天枢、足三里、期门、章门、乳根、肝俞、脾俞。手法：先以拇指按揉风池、肩井各 30 次，然后拿肩井、少泽各片刻，用拇指点按合谷穴，以酸胀为度，再推肝俞、脾俞、胃俞、以患者感觉酸胀为度。其次患者取仰卧位，医者先以三指按揉中脘、气海1～2分钟，以手掌按揉章门、期门各30次，点足三里片刻。再次，患者取正坐位，医者现用拇指或中指轻按揉患侧乳根穴，然后用五指由乳房四周根部向乳头方向成漏斗状轻轻抹之，同时轻揪乳头数次，以排出瘀结的乳汁为度，每日1～2次。同时内服中药瓜蒌牛蒡汤，外敷如意金黄散。疗效：共治疗48例，结果痊愈39例，显效5例，好转3例，无效1例，总有效率97.9%。

（7）经络疗法：用针管抽吸生理盐水2毫升，注于郄门穴（双），每日注射一次，必要时，一日注射两次。

疗效：治疗数例，一般3天左右可愈。

（十一）外治疗法

1. 苦黄膏外敷治疗乳腺炎。处方与用法：苦叶苗30g，黄芩10g，黄柏10g，大黄10g，乳香、没药各6g，冰片4g。上药研末过筛，混合均匀，用凡士林调成膏。用时摊纱布上，敷于乳房肿块处，每日1～2次。

2. 蒲仙矾合剂外敷治疗乳痈。已鲜蒲公英、鲜仙人掌（去刺）按5：2配比，切碎捣烂成泥后，加少量明矾末。用时以蛋清调敷患处，每日2～3次。疼痛剧烈者加大黄、乳香粉。

疗效：共治疗38例，治愈31例，好转5例，无效2例

3. 复方蒲公英药膏外敷治疗急性乳腺炎。以蒲公英250g，木芙蓉150g，岗梅根250g，大黄200g，乳香、没药各50g，穿山甲20g，白芷80g，陈皮100g，用麻油1000ml煎上药至焦黑后去渣，熬至滴水成珠入黄丹，制成膏。用时涂患处。

疗效：共治疗43例，痊愈25例，有效14例，无效4例。

（十二）其他治疗方法

内服瓜蒌牛蒡汤，外用膏药贴敷治疗乳腺炎。乳房皮肤焮红、灼热、疼痛，无明显肿块者贴金黄膏；有明显肿块者，用太乙膏内掺阳毒内消散外敷。局部有波动感，切开排脓，先掺九一丹提脓，外贴金黄膏，后用生肌散，外贴白玉膏。

醋或蛋清调云南白药敷患处可治乳痈。

临床报道，乳腺炎的治法方药颇多。

1. 该病乃外邪侵入，营卫不和造成，故主张用疏解表邪、调和营卫法治之。

2. 该病主要因为乳汁瘀积，乳络不通，郁而化热而成，故提倡用清热解毒、化瘀通络法治之。

3. 乳痈痛机为气血郁滞，热毒蕴结，主以清热泻火通下法。

4. 开始即投大黄，有积去积，无积去热。

5. 产后妇女气血多亏，产前宜凉，产后宜温，而且气血喜温恶寒，故主以温通法治之。以上诸家强调的侧重点各有不同，然而总的原则应该是根据患者的体质与病症的具体情况而施治。若有寒热表证者，宜解表祛邪；若身热、局部有包块红肿欲化脓者，宜清热解毒、化瘀通络；若不但局部痈肿，而且见发热口渴、大便秘结，患者身体壮实者，可用清热泻火通下法；若身体虚弱，热证不明显，仅见局部硬块者，可用温通法；若气血本不足，又日久失治，病症迁延者，则应消托补法结合。总之，乳痈虽属阳证，治疗时还要根据具体情况辨证施治，不可拘泥于一法一方，统而治之。

还见有大量用针灸疗法及外治法治疗乳腺炎的报道，如针刺疗法、针刺加拔罐、按摩等以及药物外敷、穴位冷冻、激光结合挑刺、治疗仪等方法，都有一定的疗效。因乳腺炎病变部位表浅，用以上述方法可直达病所，容易取效，故临床宜推广采用。

因乳腺炎病因病理比较清楚，病程较短，预后良好，临床疗效亦较肯定。然而要防止滥用西药抗生素等。另外产妇体虚，气血亏耗，过于寒冷泻下之品应慎用。

进入化脓菌引起感染。乳房红肿发硬，疼痛也很剧烈，体温可达38℃左右。发展到严重的时候，积存的脓使乳房变得又软又大，最后从乳头往外流脓，这时要切开排脓。

在治疗初期，要常挤乳，要充分将乳房挤空或用冷毛巾暂时冷敷，病情会减轻一些，根据情况要使用抗生素和消炎剂。乳房发硬或疼痛剧烈时，尽早请医生诊治。

四、预防

是做乳头和乳房的按摩，保持清洁，不要把乳汁保留在乳房内。

第二节 浆细胞性乳腺炎

浆细胞性乳腺炎，又叫导管扩张症，中医叫粉刺性乳痈，俗称导管炎，简称浆乳。浆乳不是细菌感染所致，而是导管内的脂肪性物质堆积、外溢，引起导管周围的化学性刺激和免疫性反应，导致大量浆细胞浸润，故称浆细胞性乳腺炎。反复发作，破溃后形成瘘管，可以继发细菌感染，长久不愈。是一种特殊的乳腺炎症。这是一种比较少见的疾病，而现在并不少见，约占乳腺病人的10%。多发于先天性乳头凹陷的未婚女子。由于乳管扩张，乳汁长期瘀积，乳头、乳晕部输乳管及大导管扩张，久之发生炎症。表现为乳头灼痛，乳头溢乳呈血性，或黄色，临床上很易与癌症混淆。

一、病因病理

浆细胞性乳腺炎发生与乳头发育不良有关，内翻的乳头成为藏污纳垢的地方，常有粉刺样东西，有时还会有异味。乳头畸形也必然造成导管的扭曲、变形。导管就很容易堵塞，导管内容物为脂性物质，浸蚀管壁造成外溢，引起化学性炎症，大量淋巴细胞、浆细胞反应，形成小的炎性包块。

病灶多在乳晕附近，局部红肿，疼痛。一般不发烧。过几天可以自行消退，当劳累、感冒等抵抗力低下时再次发作，但一次比一次重，肿块逐渐变大，红肿，容易误诊为是小脓肿，而应用抗菌素、最后切开引流，这样就形成了瘘管，难以愈合，。有时红肿自行破溃，形成窦道，同样久治不愈。病灶还可多处发生，形成多个瘘管，甚至彼此相通，乳房千疮百孔。就很像乳腺结核。肿块如果离乳头较远，与皮肤发生粘连，就很像乳癌。所以应当充分了解、高度重视浆细胞性乳腺炎，不要延误诊断，争取一次性治愈。

二、临床特点

1. 与妊娠哺乳无关，即不是在哺乳期发病。
2. 多数病人伴有乳头的各种畸形或导管扩张。
3. 年轻妇女多，未婚的也不少。
4. 反复发作，长久不愈的乳晕旁瘘管或慢性炎性肿块。个别病史长达十余年。

三、诊断

1. 根据病史，触诊检查。注意：乳头内陷、病变范围、部位，表现：肿块、红肿、波动、窦道、破溃。

2. 明确分期和发病程度，尤其是急性期、带容期、感染期、慢性炎症期、窦道期）。

3 辅助检查以支持诊断：B 超、（钼靶、血氧仪分析 / 乳管镜），血常规、血沉 、c- 反应蛋白等。

浆细胞乳腺炎的外科分期：溢液期、肿块期、脓肿期及瘘管期。分期外科治疗，在浆细胞性乳腺炎疾病过程中的不同时期，采用相应不同的外科方法治疗，疗效显著。全部治愈。

四、鉴别诊断

浆细胞性乳腺炎与非哺乳期化脓性乳腺炎、乳房结核，尤其是乳房结核破溃形成瘘管时，易与浆细胞性乳腺炎相混淆。有乳头内陷合并肿块时，极易与乳癌相混淆，故有时常需要局部活体组织检查来鉴别。

五、治疗

（一）一般治疗

1. 急性期消炎，因为不是细菌引起的，所以不必用抗菌素，中药清热解毒，消肿散结。但不宜苦寒过重，越用凉药，肿块越不消。

（1）激素口服地塞米松，或者强的松治疗，逐渐减量，可以配合普通抗生素口服预防合并细菌感染。（2）同时中药口服温阳化痰，消肿散结。（3）穴位注射，经络疏通。（4）红光治疗，促进炎症消退。

2. 慢性期用：可采用（1）温热药——阳和汤加减。（2）穴位注射，经络疏通，（3）红光治疗，促进炎症消退。

3. 目前亦有研究提示浆细胞性乳腺炎的感染细菌以类结核杆菌的分枝杆菌多见，对普通的抗生素疗效：不明显。所以也有建议：服用抗结核的三联药物，异烟肼、利福平、乙胺丁醇，每次每药一片，一日三次口服，需要口服一年，每三月复查一次肝功，复发的机会也比较小，对外观影响也不大

4. 对有脓腔合并感染的：穿刺灌洗、给药，甚至乳管冲洗、给药，可以

避免切开引流的风险，这是与其他医院的治疗方法不同之处。

（二）手术治疗

1.选择最佳手术时机最重要。

溢液期、肿块期和窦道期是最佳手术时机。也有脓肿期或者慢性炎症期一期手术治愈者，但是，要有手术技巧和美容整形的丰富经验，以确保术后乳房外形。（1）发作期间，必要时可以采取中药外敷、口服缓解疼痛。（2）同时给予头孢类静滴消炎，破溃期间，积极换药。如果伤口不能愈合，待急性炎症消退，伤口最浅表时手术，可以降低手术对乳腺外形的影响，但是，这时手术就有感的可能，要注意消毒和无菌操作。

2.手术成功的关键是翻转乳晕，彻底清除病灶，清洁所有创面。

3.手术的技术关键是保持外形的完美，必需做乳头内陷的整形术。治疗要根据不同的临床表现而定，但治疗的要点是手术切除有病的乳腺导管，以求达到彻底根治的目的。局限肿块时可将肿块切除，有脓肿形成时则作切开排脓，有瘘管者切除瘘管。有些病程过长的多数慢性瘘管或乳房严重畸形者，可以考虑作单位乳房切除。

4.手术步骤

（1）常规开放手术：

① 乳房下皱褶处做弧形切口或沿乳房外侧缘做纵向弧形切口。

② 切开皮肤和皮下组织。

③ 从皮下脂肪组织开始，锐性解剖游离皮瓣，将其上翻，使之与乳腺组织浅面分离。

④ 由乳腺的一侧边缘开始分离，进入胸大肌筋膜浅面的乳腺后间隙，将乳腺组织完全切除。

⑤ 切除全部乳腺组织，保留乳腺部的皮肤及皮下组织。

⑥ 创口仔细止血后，在最低位置戳口，放置引流皮管或负压引流管，妥为固定。

⑦ 以胸带固定，适当加压。引流管在手术后24～48h内取出。术后5～7d拆线。

（2）微创手术（安珂旋切术）

要严格选择适合的病例。①单个的、或者相对比较小的（3cm）②慢性期的包块（3cm），③窦道期，可以采取"针孔取瘤术"（安珂旋切术），

浆细胞性乳腺炎治疗起来很棘手，手术是治疗的一种选择，但是手术存

在的问题是复发的机会较高，大约在 20% 左右，另外手术要求切除的病变的范围比较大，往往都会造成乳腺外观不同程度的受损。

（三）中医治疗

1. 阳和汤加味：麻黄 3g，熟地、生牡蛎、夏枯草各 30g，鹿角片、白芥子各 15g，肉桂、炮姜、炙甘草各 5g，柴胡、浙贝母各 10g。水煎服（心脏病患者禁用麻黄）。

疗效：陈某，23 岁，未婚。素有乳头凹陷之畸形。3 个月前右侧乳房出现肿块，并逐渐增大，质硬，皮色正常，轻度疼痛。又于半月前开始乳头有粉渣样物泌出，无臭味。诊断为："浆细胞性乳腺炎"。舌苔薄白，舌苔根部微腻；脉细迟。拟以温阳化痰法。予以上方，并外贴温散膏。连续服药 2 个月余而愈。

2. 丹栀消遥散加减：丹皮、焦山栀、柴胡、当归各 10g，白芍、半枝莲、半边莲、藕节炭各 15g，仙鹤草 20g，生甘草 5g。水煎服。

疗效：徐某，21 岁，未婚。素有两乳头凹陷，常有血性粉渣物排出，味臭。于 7 天前，右侧乳房上渐生一肿块，疼痛，恶寒发热。检查：皮肤略红，有轻度波动感。腋下淋巴结肿胀。诊断为：浆细胞性乳腺炎。舌质红；脉数。在局麻下切开，排出黄稠脓液，夹有粉渣样物。予以清肝散结法。予以上方 10 剂，红肿消退，脓水减少。继投上方，加之换药一月，愈。方 1 年未复发。

进入化脓菌引起感染。乳房红肿发硬，疼痛也很剧烈，体温可达 38℃左右。发展到严重的时候，积存的脓使乳房变得又软又大，最后从乳头往外流脓，这时要切开排脓。

在治疗初期，要常挤乳，要充分将乳房挤空或用冷毛巾暂时冷敷，病情会减轻一些，根据情况要使用抗生素和消炎剂。乳房发硬或疼痛剧烈时，尽早请医生诊治。

六、随访

术后复诊，（1）对恢复的情况合理解释和评价。（2）继续后期的中药等治疗，巩固疗效，降低复发的风险。（3）建立良好的医患关系，提高病人的医从性。

七、预防

是做乳头和乳房的按摩，保持清洁，不要把乳汁保留在乳房内。

第五章 乳房囊肿

乳房囊肿，又称乳房囊性病。它包括乳房纤维囊性增生和乳腺囊肿。前者以乳房肿块为特点，常局限于单侧，伴有压痛；后者囊肿随月经周期的改变而逐渐增大，以双侧和多发为特点。以上两种均易发展为恶性变。中医称此为"乳癖"。以下妙方，供治疗时选用。

1. 祖传疏经散：木贼草、白蒺藜、白芍各 10g，佛手、香橼皮、木蝴蝶、青皮、柴胡、无花果、玫瑰花、绿萼梅、甘草各 6g。水煎服，连服 1～2 个月。

疗效：治疗多例，每用每验。

2. 消癖散：瓜蒌仁、全当归各 30g，薏仁 500g，漏芦、王不留行、制山甲珠各 200g，木通 150g，香附 250g，乳香、没药、甘草各 100g。研末，一次 6g，日服 2 次，1 个月为 1 疗程。

疗效：治疗 126 例，痊愈（疼痛及肿块消失）118 例，显效 7 例，好转 1 例。

3. 鳖甲夏枯汤：鳖甲、夏枯草各 30g，赤、白芍、益母草、橘核、元参各 15g，柴胡、陈皮、郁金各 10g，橘络 6g。加减法：体虚，加黄芪 15g，党参、当归各 10g，乳房胀疼甚者，加川楝子 10g，廷胡素 15g；胀痛而灼热者，加牡丹皮、栀子各 10g；肿块大而硬者，加三棱、莪术各 10g；溢乳者，加生麦芽 20g。用法：水煎服，每日 1 剂，并将药渣用纱布包好，热敷患处，用药汁热敷亦可。若单纯口服煎服，疗效慢。

疗效：治疗 21 例，以治疗两个月为计，痊愈 12 例；好转 7 例；无效 2 例。

4. 白芥子祛痰汤：白芥子 60g，白附子、半夏各 10g，制蜈蚣 4 条，炙水蛭 2g，炙甘草 6g，熟地 15g，茯苓 12g，海藻 18g，生麦芽 9g。每日 1 剂，水煎服。2 个月为 1 疗程。

疗效：治疗 53 例。肿块消失 20 例，好转 25 例，无效 8 例。

黄某，20 岁，未婚。15 岁始乳房下垂，日渐肥大，某医院诊为："乳房肥大症"。体胖，两乳下垂过脐 1～2 厘米，乳房青筋显露，面部痤疮。舌苔薄黄，脉沉弦。拟舒理肝气，活血化痰法。予以上方治疗，历经 2 个月服药 40 剂，乳房上缩至脐上 1～2 厘米。因面痤疮改服龙胆泻肝丸。1 年后随访，乳房未再增大，无乳胀。

第六章 乳腺纤维腺瘤

第一节 乳腺纤维腺瘤概述

乳腺纤维腺瘤，一般20岁～30岁左右的年轻女性到了青春期后，卵巢功能逐渐发育成熟，雌性激素作用增强，刺激乳房发育。

乳腺纤维腺瘤的病因主要是由于内分泌激素失调所致。一般认为，神经、免疫及微量元素等多种因素均可造成机体各种内分泌激素的失衡。人生存的外部环境、工作及生活条件、人际关系、各种压力造成的神经精神因素等均可使人体的内环境发生改变，从而影响内分泌系统的功能，进而使某一种或几种激素的分泌出现异常。如，在长期的紧张焦虑状态下，神经传送介质环境改变，发生雌激素/多巴胺不协调，则导致PRL分泌增加，而可能引起或加重乳腺纤维瘤的病因。

从病理上分析：乳腺纤维腺瘤是以腺管增生为主，纤维增生较少；反之为腺纤维瘤；如有大量小腺管构成叫腺瘤。治疗、预后没有本质的区别。乳腺中没有纤维瘤；只有子宫才有纤维瘤。

常发生于产褥初期（常在产后1周左右）。由于初产妇缺乏喂哺乳儿经验，易致乳汁郁结，未按时排空所致。患者感双乳不等程度的胀痛，并有中等度体温升高（38.5℃左右）。检查乳房胀满，表面微红（充血），压痛，但经吸出乳汁后，症状多能消失，故一般不认为是真正的乳腺纤维瘤。但，如不及时处理，或乳头较小，被新生儿用力吮破，滞留乳汁可为化脓性细菌所污染。如果是化脓性乳腺纤维瘤局部皮肤红、肿、热、痛，出现较明显的硬结，触痛更加，同时患者可出现寒战、高热、头痛、无力、脉快等全身症状。

乳腺纤维腺瘤最容易发生在正常的女性身上，其病因多是由于乳汁淤积和细菌的逆行感染而导致，给患者带来了极大的困扰。

1. 内分泌失调　目前公认的乳腺纤维腺瘤的发病原因是内分泌失调。黄体素分泌减少，雌激素相对增多是乳腺纤维腺瘤发病的重要原因。

2. 精神因素　精神刺激可改变人体内环境，从而影响内分泌系统功能，导致某一种或几种激素的分泌出现异常。

3.饮食结构不合理　饮食结构不合理，如脂肪摄入过多，可影响卵巢的内分泌，强化雌激素对乳腺上皮细胞的刺激从而导致乳腺纤维腺瘤。

4.人为因素和生活方式因素　不生育或晚生育，不哺乳，夫妻不和，含激素的保健品等等，佩戴过紧的胸罩，过紧的胸罩易压迫淋巴和血液循环，有碍乳腺健康。

5.多次人流易发乳腺纤维腺瘤　多次人工流产很容易导致生殖系统的后遗症，其实多次做人流对妇女乳腺有潜在的危害。

注意事项：

（1）乳腺纤维腺瘤在临床上常表现为疼痛、肿块。随月经周期或情绪变化加重或减轻，大多呈明显周期变化，有时伴随一些其他症状，如乳头有少许淡黄或淡乳色分泌物，乳头瘙痒，疼痛牵拉背部、肩部、腋下等症状。

（2）成年女性都应学会呵护乳腺自检乳腺。自检的方法是采取仰卧的姿势平躺在床上，用指腹顺时针按压乳房，但不要采取抓的姿势，免得把正常的乳腺组织也当成增生。如果摸到有散在的颗粒状物体就应该就医。

（3）平时要少吃高脂、高蛋白、低纤维的食物，同时，少吸烟和饮酒，少吃辛辣刺激性食品。多吃白菜、海带和豆制品。平时应该穿有钢托、承托性好的乳罩。内衣穿的不合适也会影响乳房的健康。同时一年接受一次乳腺检查，未婚未育未哺乳者易乳腺纤维瘤。

（4）尤其需要提醒知识女性注意的是，普查中知识分子集中的单位乳腺纤维瘤的发病率较高，知识女性需特别注意劳逸结合。

第二节　乳腺纤维腺瘤两种手术方式的比较

在治疗乳腺纤维腺瘤上，存在着两种手术方式：传统手术和微创手术。传统手术存在着术后创口大、恢复慢、出血多等缺点，而微创手术却没有这些缺陷，并且还具有许多传统手术无可比拟的优势。

一、传统开放性手术

所谓的传统手术，是相对于微创而言的。传统手术为了把病灶显露，往往要把患者皮肉切开，以便进行手术，而为使病灶显露，就需对切口进行钩拉，因此传统的手术具有术后创口大的缺点。传统手术治疗乳腺纤维瘤，虽然能够将纤维瘤体快速的切除，但是却有诸多的缺陷：

1. 术后创口大，不仅传统手术后会留下一道长切口，而且对于纤维瘤数量多的患者需要多次切口取瘤，多道的长疤将严重的影响乳房的美观；

2. 遗漏小病灶，由于在手术过程中，传统手术只能用手触摸确定肿瘤的位置，因此很容易遗漏体积小的纤维瘤，造成日后的复发；

3. 疼痛大，传统手术需要切开患者的皮肉，术后切口部位常伴有疼痛、酸胀、麻木感；

4. 影响哺乳，传统的手术很容易在切除瘤体的过程中误伤正常的乳腺导管，影响患者日后的正常哺乳；

5. 恢复慢，传统手术由于切口大，且会造成切口附近肌肉、血管和相应神经的损伤，有可能伴随某些组织感染并发症，因此患者恢复速度慢，并且后续费用较高；

6. 出血多，传统手术分离组织广泛，出血量比较大。传统开刀的切口感染或脂肪液化、切口裂开，一直是无法避免的问题。

二、乳腺微创旋切手术

所谓的微创，最显著的特点就是术后的创口小。在治疗乳腺纤维腺瘤上，最早面世的微创手术，是 1994 年美国强生公司研制开发的麦默通真空辅助乳腺微创旋切系统，而目前最先进的微创旋切系统在 2002 年由美国巴德公司研发的（EnCor）乳腺全自动旋切系统。它们主要是由旋切刀和真空抽吸泵两大装置组成，对乳腺可疑病灶可进行重复切割，以获取乳腺的组织学标本，为乳腺癌发现和诊断提供了更多更好的方法，同时也为良性肿瘤的微创切除提供了技术基础。其特点为：微创及准确性。

1. 精确定位，准确切除病灶：高频彩超下，深部病灶及直径仅 5 毫米的微小肿瘤亦可准确切除，避免了临床医生手术过程中只切除肉眼可见到或触诊到的肿物，而遗漏了更小的肿瘤，极大程度避免二次手术。

2. 无痛，减少麻醉风险：该微创手术是在局部麻醉下进行，手术过中基本无痛，且规避高位腰麻或全身麻醉所带来的麻醉风险。

3. 3mm 切口，美容效果好：相对于传统手术 3～5 厘米的切口，微创手术切口只有 3 毫米，无须缝合、不留疤痕；而且同一侧乳房多个病灶，可以通过一个切口全部切除。避免了切开皮肤、皮下组织和正常腺体，组织损伤小，恢复快，对于乳腺深部肿物和肥胖患者，优势尤为明显。

4. 独特的空心穿刺针设计：手术全程只穿刺一次，避免重复多次穿刺导致的肿瘤细胞脱落的针道转移。

第三节 中医药治疗

1. 治疗方法：全蝎瓜蒌散，全蝎 160g，瓜蒌 25 个。将瓜蒌开孔，把蝎分装于瓜蒌内，放瓦上焙存性。研细末。每次 3g，每日 3 次，温开水送服。连服 1 个月。

疗效：治疗 243 例乳房纤维腺瘤，均痊愈。

2. 乳癖散：当归 75g，乳香、没药、甘草、香附各 30g，大瓜蒌（焙干）8 个。此为一料量。共研粗末，每次取 60g，水煎去渣，加入黄酒一两为引，饭后服，每日 1 次。

疗效：治疗几十例乳房纤维瘤，一般服 3 料左右，效果良好。

3. 乳痛汤：柴胡、赤芍、乌蛇、索罗子各 10g，当归 15g，瓦楞子、瓜蒌、生牡蛎各 30g，蜈蚣 2 条，生甘草 6g。水煎服，每日一剂。

疗效：治疗 33 例有乳腺纤维瘤，乳腺增生等，痊愈 19 例，好转 13 例，无效 1 例。平均服药 21 剂。

4. 柴胡、青皮、党参、浙贝母、当归、赤芍、炮山甲、鹿角霜各 9g，丝瓜络 4 寸，全瓜蒌 21g，牡蛎 12g，甘草 6g。水煎服。

疗效：肖某，30 岁。乳房肿块如核桃大，疼痛不已，某院诊为乳腺瘤。诊见：少气乏力，动则心悸，手足麻，不思饮食，头昏头痛。舌质淡暗，脉细弦。拟疏肝消瘰，补气养血法。予以上方，历经 3 个月，先后共服近 70 剂，肿块消除。

第七章 乳房脂肪瘤

乳房脂肪瘤是体表最常见的良性肿瘤，可以发生在有脂肪组织的任何结构中，但以体表及乳房最多见。多发生于较肥胖的女性患者，发病年龄以30～50岁多见。乳腺脂肪瘤主要表现为单个，圆形或分叶状柔软的肿块，边界清晰，生长缓慢，极少发生恶变。

脂肪瘤是异聚的脂肪组织，多发于皮下，瘤体被一层薄的结缔组织包裹，内有被结缔组织束分成叶状成群的正常脂肪细胞，有的脂肪瘤在结构上除大量脂肪组织外，还含有较多结缔组织或血管，即形成复杂的脂肪瘤。多发于肩、背、臀部及大腿内侧，头部发生疖、痈也较常见，位于皮下组织的脂肪瘤大小不一，大多呈扁圆形、分叶、边缘清楚，对于边界不清的病例，要提防恶性脂肪瘤的可能。肿瘤质软、有弹性、不粘连、皮肤表面完全正常，基部较大的病例，治疗一般采用药物治疗或手术治疗，但是手术治疗后，复发率较高。

一、病因与治疗原则

1. 过度饮酒，经常进食肥肉、动物内脏、无鳞鱼或蛋黄等人群。因为进食过多肥腻之品，高胆固醇食物，可造成脾胃湿热，痰湿内生，运化失调，即新生脂肪组织过多，使体内过多的脂肪细胞异聚，变硬。治疗原则是：解热除湿，健脾和胃，软坚散结。

2. 工作压力过大，心情烦躁，经常生气的人。因为肝气郁结，气血不畅，经脉不通，可造成正常的脂肪组织和淤血交织在一起，长时间可形成结缔组织包裹脂肪细胞，形成脂肪瘤。治疗原则：疏肝理气，活血化瘀，软坚散结。通过治疗打通经脉，疏通经血，消散脂肪瘤。

3. 经常熬夜，想问题过多的人。因为伤及脾胃，使脾失健运，阴阳失调，这样人体对脂肪的分解能力下降，原有的脂肪组织和新生的脂肪不能正常排列，形成异常的脂肪组织，即"脂肪瘤"，治疗原则:益气健脾，调理阴阳平衡，软坚散结。

二、病理

1. 大体所见肿物质地软，有完整的包膜，呈结节状或分叶状，形状不规则，多为圆形或椭圆形，瘤组织与正常乳腺内的脂肪极为相似，其颜色较正常脂肪黄，且脂肪瘤组织有包膜是与乳房皮下脂肪组织及乳房脂肪小叶的不同之处。

2. 显微镜下瘤体由分化良好的成熟脂肪组织所构成。有时混有少许幼稚的脂肪细胞．细胞小且位于细胞中央。细胞浆内充有丰富的脂滴，瘤细胞间有少许纤维组织及小血管。

三、症状

脂肪瘤好发于肩、背、臀部及大腿内侧，头部发病也常见。位于皮下组织内的脂肪瘤大小不一，大多呈扁圆形或分叶，分界清楚；边界分不清者要提防恶性脂肪瘤的可能。肿瘤质软有弹性（注意与较大的囊肿区别），有的可有假性波动感。肿瘤不与表皮粘连，皮肤表面完全正常，基部较广泛。检查时以手紧压脂肪瘤基部，可见分叶形态。皮肤可出现"橘皮"状。肿瘤发展甚缓慢，大多对机体无严重不良影响，恶性变者甚少。

此外另有一类多发性圆形或卵圆形结节状脂肪瘤，常见于四肢、腰、腹部皮下。肿瘤大小及数目不定，较一般脂肪瘤略硬，压迫时疼痛，因而称为痛性脂肪瘤或多发性脂肪瘤。

乳腺脂肪瘤治疗以手术切除为主。但手术应彻底，若有残留，必将造成复发。切除组织应送病理检查，以免合并其他肿瘤而漏诊。

四、治疗

乳房的脂肪瘤，与其他部位的脂肪瘤一样．为良性肿瘤，很少发生恶变，且生长缓慢，对机体的危害不大。若瘤体不大，无须处理。对于毳腺间脂肪瘤，因手术探查遇到本病可随时摘除。位于乳房后的脂肪瘤，如诊断清楚，瘤体又不大，不影响其乳房功能者，不必手术。而对瘤体较大，明显压迫周围组织，甚至影响乳腺功能者，或继发癌变者。以手术切除为原则。

乳房其他非腺性良性肿瘤还包括乳房血管瘤、乳房囊肿、乳房皮脂腺囊肿、乳房错构瘤等等，对于肿瘤较大或有恶变可能的均应手术治疗，手术中遵循整形外科原则。

第八章 乳腺导管乳头瘤

乳腺导管乳头瘤多发于 40～45 岁妇女。肿瘤体小而质软，疼痛不明显，乳头有血性分泌物流出。此病易恶变为乳头癌，怀疑有乳腺导管内肿瘤时，可进行乳腺管 X 线造影，确诊后应及导施行手术。

一、概述

乳腺导管乳头瘤是指发生于乳腺导管上皮的良性乳头状瘤，可发生于青春期后任何年龄的女性，经产妇多见，尤多发于 40-50 岁妇女，本病恶变率达 5-10%，被称之为癌前病变，临床上应予足够重视，必要时要对肿块行针吸细胞学检查或活体组织病理检查。

二、症状

乳腺导管瘤患者乳腺导管造影显示导管突然中断，断端呈光滑杯口状，近侧导管显示明显扩张，有时为圆形或卵圆形充盈缺损，导管柔软、光整者，多为导管内乳头状瘤；若断端不整齐，近侧导管轻度扩张，扭曲，排列紊乱，充盈缺损或完全性阻塞，导管失去自然柔软度而变得僵硬等，则多为导管内癌。溢液涂片细胞学检查乳头状癌可找到癌细胞。最终确立诊断则以乳腺导管瘤病理诊断为准，而且应做石蜡切片，避免因冰冻切片的局限性造成假阴性或假阳性结果。

三、诊断标准

一般认为，本病的发生与雌激素的过度刺激有关。其临床特征主要为间歇性、自主性的乳头血性、浆液血性或浆液性溢液，或可及乳晕部肿块。乳腺导管乳头瘤是指发生于乳腺导管上皮的良性乳头瘤。根据其病灶的多少及发生的部位，可将其分为单发性——大导管内乳头状瘤及多发性——中、小导管内乳头状瘤两种。前者源于输乳管的壶腹部内，多为单发，位于乳晕下区，恶变者较少见；后者源于乳腺的末梢导管，常为多发，位于乳腺的周边区此类较易发生恶变。

四、鉴别诊断

乳腺导管乳头瘤和乳腺导管内乳头状癌现在都比较普遍，而且两者需要进行鉴别。患者均可见到自发的、无痛性乳头血性溢液。均可扪及乳晕部肿块，且按压该肿块时可自乳管开口处溢出血性液体。由于两者的临床表现及形态学特征都非常相似，故两者的鉴别诊断十分困难。一般认为，乳腺导管乳头瘤的溢液可为血性，亦可为浆液血性或浆液性；而乳头状癌的溢液则以血性者为多见，且多为单侧单孔。乳头状瘤的肿块多位于乳晕区，质地较软，肿块一般不大于 1cm，同侧腋窝淋巴结无肿大；而乳头状癌的肿块多位于乳晕区以外，质地硬，表面不光滑，活动度差，易与皮肤粘连，肿块一般大于1cm，同侧腋窝可见肿大的淋巴结。

五、治疗

1. 手术治疗：是本病的首选治疗方法。术前均应行乳导管造影检查，以明确病变的性质及定位。术后宜做石蜡切片检查，因为冰冻切片检查在辨别乳腺导管内乳头状瘤和乳头状癌时最困难，两者常易发生混淆，故不宜以冰冻切片表现为恶性依据而行乳房根治术。如果为单发的乳腺导管内乳头状瘤，手术时将病变的导管系统切除即可；如果为多发的乳腺导管内乳头状瘤，因其较易发生恶变，则宜行乳腺区段切除，即将病变导管及其周围的乳腺组织一并切除。对于那些年龄在 50 岁以上者，造影显示为多发的乳腺导管内乳头状瘤，或经病理检查发现有导管上皮增生活跃甚至已有上皮不典型性改变者，则宜行乳房单纯切除，以防生变。

2. 中医中药治疗：因乳腺导管乳头瘤多以乳头溢液为主要症状，故中医称之为"乳衄"。一般认为乳衄多为肝郁火旺或脾虚血亏引起，故治疗应以疏肝解郁、清泄肝火及益气健脾、养血摄血为法。

（1）肝郁火旺型：乳孔内溢出鲜红或暗红色液体，乳晕部可触及肿块。伴有烦躁易怒，乳房及胸胁胀痛，口苦咽干，失眠多梦。舌红，苔薄白或微黄，脉弦。治法：疏肝解郁、清泄肝火。

（2）脾虚血亏型：乳孔内溢出淡红或淡黄色液体，乳晕部可触及肿块。伴有面黄倦怠，食少便溏，虚烦少寐。舌淡，苔薄白，脉细弱。治法:益气健脾、养血摄血。

第九章 乳溢症

乳头溢液有生理性和病理性之分。生理性乳头溢液主要见于妊娠和哺乳期女性。病理性乳头溢液是指非生理状态下的乳腺导管泌液。通常所说的即指后者。乳头溢液可因多种乳腺疾病而引起，也较易为患者注意，是临床上约 10% 的患者前来就诊的主要原因之一，在各种乳腺疾病的症状中，其发生率仅次于乳腺肿块和乳腺疼痛。

乳头溢奶是指非哺乳期妇女乳头自行溢出奶汁，其发病原因复杂。有器质性疾病所致，也可以由原因不明所致。

1. 方药：柴胡、白芍、焦白术、茯苓、丹皮、生山栀各 9g；当归 12g，旱莲草 15g。水煎服。加减法：溢奶色鲜红或紫色，加龙胆草 6g，仙鹤草 30g；淡黄色加苡仁 15g，泽泻 9g；乳腺囊性增生病加菟丝子、仙灵脾、锁阳各 12g；大导管乳头瘤，加白花蛇舌草 30g，急性子 9g，黄药子（有肝病者禁用）12g。

疗效：乳腺囊性增生病 12 例，痊愈 6 例，好转 4 例，无效 2 例；导管扩张症 10 例，痊愈 5 例，好转 3 例，无效 2 例；大导管乳头状瘤 3 例，痊愈 1 例，无效 2 例；原因不明 3 例，均痊愈。共治 28 例，愈 15 例，好转 7 例，无效 6 例。基本法为疏肝扶脾，凉血清热。

2. 桂枝加附子汤化裁：桂枝 9g，白芍 15g，熟附子 6g，煅龙骨、煅牡蛎各 18g，生麦芽 20g，大枣 10g，生姜 4g。水煎服。

疗效：孙某，38 岁。半年前双侧乳房汁自溢，点滴不断，量少，色清。白天内衣浸湿，更换内衣 1 ~ 2 次，至夜自停。乳房无不适感觉，有倦怠懒言，畏寒喜温。月经量少，又闭经 2 月。舌质淡红；脉沉缓。拟温阳敛阴缩乳法，予以上方 6 剂，症减半。再略作增损桂枝附子用量，加人参、麦冬，服 9 剂而安。后以十全大补善后，月经来潮。

逍遥散加味：黄芪 60g，当归、云苓各 12g，白术；白芍各 10g，柴胡、枣仁各 6g，薄荷 4g，炙甘草 5g。水煎服。

疗效：杨某，女，43 岁。2012 年 9 月 25 日诊。于一年半前，两乳头流黄水。经前量增多，乳房稍胀痛。诊断为"乳头漏管"。舌质淡红，胖大，苔白；脉弦细。

拟益气健脾，养血疏肝法。予以上方，日服 1 剂，连服 1 个月，乳头流水停止，经前亦无不适。

导致不正常泌乳的主要原因有：垂体肿瘤、乳溢闭经综合症、Chiari-Frommel 综合症、药物作用、胸壁损害、甲状腺功能减退、下丘脑损害、空鞍综合症、头部损伤、早熟等。

关于生育期妇女患乳溢症的发生率，各家报道不一。排卵期的发生率约 1%；非排卵期为 36%，有人认为达 22% 或更多些。这些差别与标本采集技术有关，检查乳腺分泌物的技术特异性越高，则乳溢症的诊断就越精确。乳溢症在用口服避孕药的妇女中是很常见的，这是正常的反应。

目前已很清楚，催乳素分泌增加是产生乳溢症的重要原因。但是并非所有催乳素浓度高的患者都有乳溢症，催乳素浓度的高低与溢乳量之间亦无相关。

乳溢患者都有闭经，血催乳素浓度一般都增高。常规内科治疗如用枸橼酸克罗米芬（clpmiphene citrarte）或雌激素，往往无效，而用左旋多巴（L-dopa）或溴隐停治疗常能有效地恢复卵巢功能和控制乳溢症。

一些妇女在进行剧烈的性活动后，尤其是性高潮反应后，常有短时间的溢乳，其原因之一可能是性活动对乳房的刺激，引起垂体催乳素分泌增加的结果。这种类型的溢乳是生理性的，如果上述溢乳变为持续性，或有其他症状（如头痛、视力与嗅觉改变等）时，应可能是颅内肿瘤引起的。当然性活动时出现的溢乳还有其他多种原因。

第一节 室女乳头溢奶

室女乳头溢奶是指未婚女子乳头自行溢奶，其发病原因目前尚不太明确。

加味消遥散加减：柴胡、薄荷各 6g，丹皮、山栀子、当归、白芍、生地、SU 噜子、川楝子、茯苓各 10g；代代花、佛手各 7g。水煎服。

疗效：颜某，19 岁，未婚。数月来，因其母病故，情绪波动，经前乳胀，右乳为甚，并有黄色液体溢出。月经不调。脉略数。治拟清热舒肝法。予上方，服 6 剂，乳溢止，胀痛喊。嘱服加味逍遥丸善后。一年后访未复发。

第二节 乳房漏管溢奶

乳房漏管溢奶是乳房脓肿后形成漏管,乳汁自漏管中自行溢出。治疗妙方。

托里通络方:黄芪、大生地各 20g,全当归、炙甲片、王不留行各 10g,木通 6g,小青皮 3g。每日 1 剂,水煎服。

疗效:治疗数例,均在短期内痊愈。此配猪蹄 1 只炖食通乳。

第十章 乳腺发育过小、乳房肥大下垂症

乳腺发育过小，是指乳头及乳房发育均较同龄人为小。但不是指乳头或乳房缺乏症。

一、乳腺发育过小症

治疗方法一

下乳涌泉散：当归、白芍、天花粉、漏芦、穿山甲、王不留行各 10g，柴胡、青皮、桔梗、通草各 6g；每日 1 剂，水煎服。

疗效：谢某，21 岁。16 岁月经初潮，2～3 个月一行，经量涩少，精神抑郁，两乳平坦如男，且有胀满感。服左归丸加味，数 10 剂，经量有增，乳房不长。改服上方 2 个月，乳房大小如同龄女子。

治疗方法二

方药：鹿胶、阿胶各 30g（烊化），肉苁蓉、巴戟天、菟丝子、仙灵脾、仙茅、丹参各 15g，当归、香附各 12g，柴胡、桔梗各 6g，升麻 9g。隔日 1 剂，水煎服。连服 6 个月。另鹿茸针剂注射，20 日为 1 疗程，连服 3 个疗程。

疗效：李某，22 岁。乳房平坦，月经正常。平素怕冷，入冬甚。妇检：子宫发育正常。舌质淡，脉眩细。拟上病取下，温肾益精法。予以上方治疗 4 个月，两乳隆起，继服河车大造丸 3 个月，形如常人。

治疗方法三

治疗方法：鹿胎膏，吉林敖东延边药业股份有限公司生产的国药准字 Z22026301 主治乳腺发育过少症，激发雌性激素的产生。

二、乳房肥大下垂症

乳房肥大下垂症，又称巨乳症。它是多发生于青春期及妊娠和哺乳期，原因尚不清楚，可能因乳腺组织对雌激素过度敏感所致。

治疗方法一

补中益气汤加味：炙黄芪、桔梗各 32g，党参、白术各 15g，陈皮、柴胡

各 12g，升麻、当归各 6g，炙甘草 10g。水煎服。

疗效：

王某，26 岁。产后哺乳 1 年，于 3 个月前开始右乳房逐渐下垂，今乳头已垂至脐下 3 厘米。不痛不痒，乳汁分泌较左侧少。食欲不振，言语无力，大便溏稀，日行 2 次。舌质淡，苔白，脉虚细。拟宜气升提法。予上方 13 剂，乳房上升至脐上 9～10 厘米，大便正常，继服 5 剂，两侧乳房以对称。后改补中益气丸善后，4 年未复发。

治疗方法二

方药：柴胡、焦白术、乌药、赤芍、桃仁、红花、浙贝母、玄参各 12g，白芥子、鹿角霜、瓦楞子各 20g，全瓜蒌、旋复花（布包）各 15g，威灵仙、猫抓草各 15g。水煎服。

疗效：

黄某，20 岁，未婚。15 岁始乳房下垂，日渐肥大，某医院诊为乳房肥大症。体胖，两乳下垂过脐 1～2 厘米，乳房青筋显露。面部痤疮。舌苔薄黄，脉沉玄。拟疏理肝气，活血化瘀法。予以上方治疗，历经 2 个月服药 40 剂，乳房上缩至脐上 1～2 厘米。因面痤疮改服龙胆泻肝丸。1 年后随访，乳房未再增大，无乳胀。

第十一章 乳腺癌

第一节 乳腺癌诊治的新进展

乳腺癌是女性最常见的恶性肿瘤之一，乳腺是由皮肤、纤维组织、乳腺腺体和脂肪组成的，乳腺癌是发生在乳腺腺上皮组织的恶性肿瘤。乳腺癌中99%发生在女性，男性仅占1%。它的发病常与遗传有关，以及40-60岁之间、绝经期前后的妇女发病率较高。仅约1-2%的乳腺患者是男性。乳腺癌乳腺癌是乳房腺上皮细胞在多种致癌因子作用下，发生了基因突变，致使细胞增生失控。由于癌细胞的生物行为发生了改变，呈现出无序、无限制的恶性增生。它的组织学表现形式是大量的幼稚化的癌细胞无限增殖和无序状地拥挤成团，挤压并侵蚀破坏周围的正常组织，破坏乳房的正常组织结构。乳腺细胞发生突变后便丧失了正常细胞的特性，组织结构紊乱，细胞连接松散，癌细胞很容易脱落游离，随血液或淋巴液等播散全身，形成早期的远端转移，给乳腺癌的临床治愈增加了很大困难。全身重要脏器的转移如肺转移、脑转移、骨转移等都将直接威胁人的生命，因此乳腺癌是严重危及人体生命的恶性肿瘤。

目前，全球乳腺癌的发病率已居女性恶性肿瘤的首位且逐年上升，严重威胁妇女的生命和健康，统计表明全世界每年新发现的乳腺癌约120万例，每年大概有50万人死于乳腺癌。其发病率在世界各地存在显著的差异，美国和北欧为高发地区，仅法国乳腺癌患者人数就有30万，每年因乳腺癌死亡人数为1.08万。在英国，女性患乳腺癌的人群已占到十分之一。东欧和南欧及南美其次，亚洲发病率最低，目前发病率也出现上升趋势，我国原属乳腺癌低发区，现上升趋势明显，在女性恶性肿瘤中居第二位。而在上海乳腺癌患病率已占当地恶性肿瘤的首位。从1982～1984年发病率的19/10万，升至1988～1992年的25.6/10万。在发病年龄上，我国乳腺癌的发病年龄也比西方女性早10～15年。从30岁以后就开始增加，发病年龄高峰在40～49岁，以中年人居多。此外，我国乳腺癌患者大都就诊时间偏晚。故乳腺癌的早期诊断、治疗及预防十分重要。

一、乳腺癌诊治中的病理学新进展

乳腺癌是我国女性常见的一种恶性肿瘤，其死亡率仅次于肺癌而位居第二位，且发病率呈直线上升趋势。据上海市统计，乳腺癌发病率已从 1972 年的 17/10 万上升至 1993 年的 37/10 万。近年来，在有关乳腺癌的病因、诊断、治疗、预后判断及乳腺癌发生、发展过程中的分子生物学变化等的研究出现了许多新的进展。

乳腺癌的早期诊断需要病理科、外科和放射科医师的紧密协作：以往的早期乳腺癌患者多因能触及肿块，而肿块较小，被认为尚处于临床早期，实际上这并非真正意义上的早期诊断。早期诊断应是针对在临床上触及不到肿块的乳腺癌患者而言，即亚临床状态。乳腺 X 线检查是早期发现乳腺癌的重要方法。某些临床触及不到的病变，在 X 线片上可表现为小结节、微小钙化或局限致密区，结合病理学检查可在这些病变中发现早期乳腺癌。乳腺 X 线立体定位穿刺活检是 20 世纪 90 年代开展起来的新技术。它是在常规乳腺 X 线片的基础上，通过在电子计算机立体定位仪的导引下，将乳腺穿刺针直接刺入可疑病变区，取得活体组织标本，进行组织病理学检查。该技术具有先进、定位准确、操作简单、安全可靠、患者痛苦小，准确率高的优点。应用此技术为常规检查无法确诊的某些乳腺微小病变的早期诊断开辟了广阔的前景。对病理医师来说，该技术的优势在于弥补了外科切取活检和针吸细胞学检查定位困难的不足。由于所取标本有一定体积，组织量多，可进行组织病理学检查，所以价值颇大，既可为临床基础研究提供更多的资料，又可望提高乳腺微小病变的早期诊断水平。

立体定向进行乳腺活检的方法也在日益更新，如由传统的传统针芯活检（conventional core biopsy，CCB），真空辅助针芯活检（vacuum-assisted core biopsy，VACB）发展到今日的高级乳腺活检（advanced breast biopsy instrumentation，ABBI）。ABBI 具有一次性取材，组织块大且结构完整的特点，可使病理诊断的准确性大大提高。相比较而言，传统的细针穿刺活检只能依据细胞学特征做诊断。但需要注意的是，这些检查不适用于判断肿瘤边缘是否切除干净以及不典型增生、放射状疤痕的诊断。

病理学上，导管上皮不典型增生（ADH）与导管内癌（DCIS）、小叶不典型增生（ALH）与小叶原位癌（LCIS）的鉴别一直是一个难题。严格来说，ADH 增生的单形性圆形细胞累及的导管或聚集的小导管横切面不应超过 2 mm，有时肌上皮也参与增生。当增生时导管内有少量癌细胞特征出现，而整个结构仍象典型的导管内上皮增生时，仍应诊断为 ADH。按 Page 等的标准，DCIS 应至少在 2 个导管腔内具有下列特点：

1. 细胞一致性；

2. 细胞之间腔隙圆而规则或形成微乳头的细胞形态一致；

3. 细胞核深染。ALH 与 LCIS 相比细胞较粘着。ALH 往往只是部分小叶单元被累及，而 LCIS 常累及 1 个或多个小叶单元的大部分。ALH 腺泡腔不完全消失，仍清晰可见，而 LCIS 腺泡腔常完全消失。不典型增生与原位癌在形态上有许多相似之处，且有报道在 ADH 中发现部分上皮细胞的克隆性增殖，因此从形态上鉴别不典型增生与原位癌往往带有一定的主观性。

乳腺癌的早期诊断依赖分子生物学和分子流行病学新技术：通过传统病理形态来早期诊断乳腺癌的概念已逐步发生了改变。随着科学技术的发展，乳腺癌的研究由细胞病理学进入分子病理学领域：乳腺癌中越来越多的分子缺陷被揭示，许多分子生物学技术被用于乳腺癌的早期诊断，分子病理诊断已逐步成为乳腺癌诊断的一个重要内容。国外已有报道，通过针吸活检组织或细胞学穿刺进行乳腺可疑病变中微量 DNA 或 RNA 的提取，并从分子水平检测基因异常，可早期发现乳腺癌。

较多的报道还包括对有家族性乳腺癌病史的特定人群进行 BRCA1.BRCA2 基因异常的检测，对高危人群进行端粒酶活性、8q 染色体短臂缺失的检测等。有家族性乳腺癌病史的女性，如果携带 BRCA1 基因突变，在 40 岁左右约 20% 发生乳腺癌，到 50 岁左右达 51%，70 岁左右达 87%。检测 BRCA1 基因的胚系突变，有利于高危人群的早期发现和早期治疗，降低乳腺癌的死亡率。但从我国国情来看，大规模普查费用昂贵，且有家族史的乳腺癌患者 BRCA1.BRCA2 基因突变率报道不一，因此某些检测的实用价值还需探讨。对普查阳性者如何进一步处理、对这些人由此产生的心理压力及某些伦理问题该如何解决等还需进行大量深入的工作。

（一）乳腺癌的预后指标

淋巴结转移仍是目前判断预后和制定治疗方案的主要参考指标。然而单靠淋巴结转移状况来评估患者的预后，将影响对相当数量患者的正确判断。目前已经明确，不利于乳腺癌预后的因素包括 Ki-67.增殖细胞核抗原

（PCNA）等增殖指数增高，c-erbB-2蛋白的过度表达、p53基因突变、癌胚抗原（CEA）、组织蛋白酶D阳性等；有利于预后的因素有雌激素受体（ER）、PS2阳性、nm23高表达、p27高表达等。国际上最新报道抗细胞凋亡的多功能蛋白BAG-1.纤维蛋白溶酶原激活抑制剂-1（PAI-1）、血浆血小板反应蛋白（PTSP）也是与乳腺癌预后独立相关的因素。但是直到目前为止，即使某些出现频率较高的染色体、基因结构改变或蛋白表达的异常，也还没完全成为适合于临床常规应用的检测指标。其原因有如下几方面：

1. 乳腺癌的组织学类型较多，而各种报道中分析的肿瘤类型不尽相同。

2. 检测的预后指标种类广泛，包括蛋白或其他抗原、染色体、mRNA、DNA等。

3. 各种检测技术的规范性还欠佳。

4. 研究标本来自新鲜组织还是细胞系，是否甲醛固定、石蜡包埋组织，也可能造成实验结果的差异。预后因素研究的种种复杂性，要求我们立足于大样本材料，用统一的诊断标准和规范化的技术进行分析，必要时可开展多单位、多部？诺男？鳌N颐侨衔雅-erbB-2.ER、Ki-67.DNA倍体数，这几个指标的临床意义明确，检测方法稳定可靠、简便易行，一般病理医师均能掌握，应加以开展普及。

（二）乳腺癌的淋巴结清扫——前哨淋巴结的组织病理学检测

早期诊断手段的提高使得大量早期乳腺癌患者被发现。对于早期乳腺癌，腋窝淋巴结检查虽然可以了解乳腺癌的预后情况，但意义不大，尤其是对于那些体检未扪及腋窝淋巴结者需要寻找新的预后判断方法。前哨淋巴结活检是应运而生的一种新方法。所谓前哨淋巴结即引流某一原发性肿瘤的第一站淋巴结（乳腺癌中包括腋窝淋巴结或内侧象限乳腺癌患者的乳内淋巴结）。它接受淋巴液的引流量最大，最容易含有转移的肿瘤细胞。由于淋巴结转移是一个逐步的过程，因此前哨淋巴结的情况可以反映整个腋窝淋巴结的状态。如果前哨淋巴结有转移，则应进一步进行腋窝淋巴结清扫，如果前哨淋巴结阴性，则不进行清扫。具体操作步骤如下：向肿瘤四周注射一种放射性物质或蓝色染料，一定时间后在肿瘤同侧腋窝下部作一切口，切除摄取了蓝色染料或放射性物质的淋巴结（即前哨淋巴结），进行石蜡切片判断有无转移。前哨淋巴结的状态与整个腋窝淋巴结是否有转移高度一致，两者的吻合率可达95%～98%。而且在某些情况下，对前哨淋巴结进行连续切片、免疫组织化学检测和逆转录－聚合酶链反应（RT-PCR）检测，可在常规腋窝淋巴结清扫没有发现转移的淋巴结中找到转移。不过在应用前哨淋巴结活检进行冷冻切片诊断时可出现。

国际上对该项工作的开展已较为广泛，但在国内仅少数医疗单位刚起步。我们倡议用前哨淋巴结切除来代替常规的淋巴结清扫术。这样可以使某些不必要进行淋巴结清扫的患者避免因此而带来的一些并发症，使腋窝淋巴结切除由原来的治疗性切除转变为诊断性取材。

（三）乳腺癌骨髓微转移的检测

骨髓是乳腺癌转移的常见部位，而且常常是乳腺癌发生远处转移首先累及的器官。目前常规的骨髓细胞学检查往往不能发现早期患者骨髓中的微转移，骨扫描、骨骼的 X 线检查等对早期骨髓微转移的检测意义也不大。如何提高骨髓微转移的检出率具有重要意义。

1. 应用免疫组织化学技术检测乳腺癌骨髓微转移：乳腺癌为上皮性肿瘤，而骨髓属间叶来源，本身无上皮性抗原的表达，故可应用针对上皮抗原如细胞角蛋白、上皮膜抗原（EMA）等单克隆抗体进行染色。Osborne 等 [10] 以乳腺癌细胞系（MCF-7）按不同细胞浓度与正常骨髓细胞相混合，然后进行免疫组织化学染色，能检测出 2×10^5 骨髓细胞中的一个癌细胞。利用免疫组织化学技术检测乳腺癌微转移有一定的局限性，如某些正常骨髓细胞可能会出现不同程度的交叉反应，肿瘤细胞表面抗原表达的不均一性也可能影响对转移细胞的正确评判。故在实际应用中，目前用多种抗体组成所谓的"鸡尾酒方法"，既可降低假阴性率，又可减少假阳性。

2. 利用 RT-PCR 技术检测乳腺癌骨髓微转移：RT-PCR 在检测肿瘤隐匿性微小转移灶方面，无论是敏感性还是特异性均优于以往的方法。与免疫组织化学染色相比，敏感性可增加 10 ～ 100 倍。Datta 等 [11] 运用 RT-PCR 检测外周血和骨髓中细胞角蛋白 19（CK19）的 mRNA，结果 6 例淋巴结阴性的 Ⅳ 期乳腺癌患者中 5 例发现骨髓微转移。Schoenfeld 等 [12] 将 MCF-7 细胞与正常骨髓细胞按不同浓度混合，结果免疫组织化学能检测出 1/105 的 MCF-7 细胞，而 RT-PCR 方法能测出 1/106 的 MCF-7 细胞，其检测敏感性比免疫组织化学提高 10 倍。当然，RT-PCR 检测最好能与免疫组织化学相结合，这样可以给肿瘤细胞以正确的定位，排除上皮细胞污染所导致的假阳性。骨髓微转移与乳腺癌的预后、复发、转移有明显相关性。确定具有早期复发、转移危险的高危人群，在其发展为临床转移之前，给予积极辅助治疗，可以降低乳腺癌患者的复发、转移率。此外，骨髓微转移检测还可作为判定治疗疗效的指标和预测复发、转移的依据。

二、乳腺癌早期诊断的进展

从 20 世纪 80 年代中期开始，美国流行病学资料显示乳腺癌的死亡率逐年稳定下降，尤其是在 1995 年之后，乳腺癌的死亡率的下降趋势更为明显。这种良好的现象主要归功于两个方面：一方面是乳腺钼靶摄片普查的广泛接受和开展，明显提高了早期乳腺癌的发现率。另一方面则主要归功于乳腺癌系统性辅助治疗，包括辅助化疗和辅助内分泌治疗的研究和应用。因此乳腺癌的疗效：关键是个"早"字。

英国科学家在乳腺癌的诊断上也有了新突破，他们研制出了一种新型早期乳腺癌细胞测定仪。传统 X 射线透视法采用集中光束的 X 射线照射，在此基础上，伦敦大学罗伯特斯贝勒教授等研究人员运用新型测定仪，以偏离传统透视角度 9° 的方式进行 X 射线照射，这也就是衍射增强型胸部肿瘤测定法（diffraction enhanced breast imaging，DEBI）。它是将散射的 X 射线和集中光束的 X 射线综合起来使用，对于病变的组织细胞特别是那些已癌变的组织细胞散射的 X 射线，照片就会显现出来，所以采用散射的 X 射线能够将癌变的组织和正常的组织区分开来。和传统的 X 射线照片相比，两种 X 射线透视生成的照片显示的区域更广，精度更高，它甚至能够显示小于 1 cm 的肿瘤，具有很高的实用价值。

三、乳腺癌治疗的进展

乳腺癌的治疗分为手术、放疗、化疗、内分泌治疗及免疫治疗、中医中药治疗。

（一）手术治疗

到目前为止，手术治疗仍然是乳腺癌的主要治疗方法之一。乳腺癌的外科手术治疗历史悠久，从公元 1 世纪至今已有 2000 多年的历史，经历了原始局部切除、乳腺癌根治术、扩大根治术、改变根治术和保乳手术 5 个阶段。以前认为手术越大越好，多行扩大根治术及根治术，乳腺癌扩大根治术在 20 世纪 50 ~ 60 年代达到了历史的鼎盛时期，人们希望通过切除尽可能多的组织及区域淋巴结，以达到治愈肿瘤的目的。然而，大量的研究显示，扩大根治术较根治术的疗效并无显著的提高；甚至结果相反，由于手术范围的扩大，术后并发症相应增多，也影响机体的免疫功能，死亡率高，生存率并未提高。因此，未被广大医者所接受。目前此手术方式在西方国家已基本废弃，国内也较少应用，已逐渐退出历史的舞台。1948 年，Patey 报道在 Halsted 根治手术时保留胸大肌，切除胸小肌，保存胸壁较好的外形与功能，以便于行乳房重建术；1951 年，Auchincloss 则提出保留胸大、小肌，两者被称之为改良根治术。近十年来，Ⅰ、Ⅱ期乳腺癌外科治疗的手术范围在明显缩小，经典的Halsted 乳腺癌根治术在Ⅰ、Ⅱ期乳腺癌治疗中已很少应用，保留乳房手术已成为西方国家Ⅰ、Ⅱ期乳腺癌的主要手术方式。

保乳手术能保持乳房的外形，大大减轻患者的心理创伤，提高自信心，也有利于家庭的和谐。目前，在欧美等发达国家对早期乳腺癌大多数都做保乳手术，其效果与根治性切除的效果相似。我国近年来在一些大医院相继开展保乳手术。但是，值得注意的是，保乳手术一定要严格把握手术指征，在有相应技术和设备的医院进行，术后还必须定期随诊。

（二）化疗

其目的是杀灭肿瘤的胸壁皮肤、未被清扫的区域淋巴结以及远处脏器内的亚临床微小转移灶，从而降低局部复发或远处转移的机会，或推迟局部复发或远处转移的时间，并达到提高患者生存率和延长生存期的目的。乳腺癌的血行转移是治疗失败的主要原因，全身化疗可控制血行转移，无疑是提高乳腺癌远期疗效的合理性措施，此外，乳腺癌的血行转移常在早期即可发生，推断乳腺癌在临床确诊时间 50% ~ 60% 已经发生了血行转移，以微小癌灶隐藏于体内，故应将乳腺癌视为全身性疾病以加强全身治疗，如全身化疗，另外如肿瘤大的患者也可先行化疗，尽量争取手术机会，待肿块缩小后再行手术治疗。常用方案有 CAF/CMF 方案等。化疗解救治疗转移性乳腺癌，主要目的有两个，一是延长患者的生存时间，二是缓解肿瘤导致的相关症状。但由于化疗方案本身对患者可产生一定的毒性，因此，如何平衡取舍化疗方案的疗效和毒性，也就成为联合化疗和序贯化疗主要关注的问题。综合目前大量研究资料，对于病灶较小、症状较轻的转移性乳腺癌患者，可选用有效单药的序贯治疗，而对于肿瘤负荷较大、伴随症状较重的患者，可耐受的联合化疗方案应成为首选。

（三）放疗

属于局部治疗。放疗应用于：根治性放射治疗、术前术后辅助治疗、姑息性放疗。术后放疗是乳腺癌患者术后进行综合治疗最常见的手段之一，它能降低局部复发和区域淋巴结复发。保乳手术后必须进行放疗。

（四）内分泌治疗

20世纪70年代科学家发现在部分乳腺癌细胞中，存在雌激素受体（ER）。这部分肿瘤可以接受雌激素的生长，依赖雌激素生长。内分泌疗法，目的是减少或切断雌激素的来源，抵消雌激素的作用，以阻断雌激素对乳腺细胞的刺激，抑制这部分肿瘤的生长，治疗乳腺癌。内分泌治疗药物的共同特点是：疗效明确，应用方便，毒副反应较轻，不造成白细胞、血小板下降，价格相对便宜，效果确切，也便于长期巩固治疗，缓解期明显延长。现在的问题是，一些医生仍不了解内分泌治疗是遏制乳腺癌的有效手段之一。在我国内分泌治疗费用仅占全部抗肿瘤相关药物的4%，而美国的比例是55%。2000年美国国立卫生研究所（NIH）和2003年St.Gsllen乳腺癌国际会议均建议，对于雌激素和（或）孕激素受体阳性的乳腺癌患者，不论其年龄、月经状况、肿瘤大小和区域淋巴结是否转移，术后都应该接受辅助性内分泌治疗。从受体情况看，雌孕激素受体阳性的患者效果最好。常用药物有：雌激素拮抗剂（三苯氧胺）及芳香化酶抑制剂（弗隆）等。弗隆总体疗效好于三苯氧胺。

（五）乳腺癌治疗的新方法——抗HER2/neu单克隆抗体

除传统治疗方式外，目前国际上最新的治疗方式是针对HER2/neu基因（即c-erbB2基因）位点的生物治疗。20%～30%乳腺癌患者有HER2/neu基因的过度表达，此类肿瘤更具浸润性，对化疗较不敏感且容易转移。美国已推出经FDA批准的新药Herceptin，这是第一个已在临床应用的人抗HER2/neu单克隆抗体。临床研究显示它能有效抑制体内HER2/neu高表达乳腺癌细胞ER2/neu阳性乳腺癌患者的生存期。每周注射抗细胞外HER2/neu蛋白的单克隆抗体，对于13% HER2/neu过度表达的乳腺癌有效。若同时给予HER2/neu抗体和顺铂治疗，总有效率提高至25%，且部分疗效将保持一年以上。Burris总结了Herceptin与Docetaxel联合应用的效果，总有效率可达85.7%。HER2/neu单克隆抗体新治疗方式的出现既给乳腺癌患者带来了希望，同时也对病理医师提出了严峻的要求。该项治疗费用昂贵，病理医师应尽可能提供准确的HER2/neu基因状态，以指导选用最佳的治疗方案。目前常用的HER2/neu

基因检测方法有免疫组织化学、荧光原位杂交（FISH）和酶联免疫吸附测定（ELISA）。FISH能直接和准确地判断HER2/neu基因是否存在扩增，但较为昂贵和繁琐。免疫组织化学因其简便、快速、经济，已成为最常规的检测方法，但其中有许多问题应该引起注意：

1. 免疫组化的判断标准不一，使HER2/neu基因蛋白表达的检测结果不一致，而且是否蛋白表达阳性就可进行Herceptin治疗，还是需达到一定的阳性程度后再进行，目前尚无一致的结论。

2. 石蜡包埋，甲醛固定可能会对免疫组织化学检测结果产生一定的影响，造成假阴性。

3. 采用不同公司的HER2/neu抗体，检测结果也不完全相同。因此，要作出准确的HER2/neu基因状态判断，首先要对上述问题进行统一。Herceptin治疗具有一定的心脏毒性，而且就我国研究现状来看，要开展此项治疗在人力、物力和财力上消耗较大，有待进一步的研究。

乳腺癌治疗的重点已从以往的单纯性手术治疗向包括系统性治疗在内的综合性治疗发展。近年来，随着对乳腺癌生物学行为的分子和基因水平了解的加深以及新的乳腺癌化学治疗、内分泌治疗和生物治疗药物的广泛出现以及大量的进入临床试验研究，乳腺系统性辅助治疗方案在不断地更新，治疗的疗效也在不断地提高，系统性辅助治疗在乳腺癌综合治疗中的地位也在不断地上升，已成为乳腺癌治疗最重要的组成部分，对乳腺癌长期生存率的提高起十分重要的作用。乳腺癌的治疗是综合性的，应系统地进行治疗，要根据临床表现、肿瘤的生物学特征、病理分期及淋巴结转移情况等去选择合适的治疗方案，使之最大限度的减少复发，提高生存率。

第二节 乳腺癌发病原因

一、月经初潮早、绝经晚

月经初潮年龄小于12岁与大于17岁相比，乳腺癌发生的相对危险增加2.2倍。闭经年龄大于55岁比小于45岁者发生乳腺癌的危险性增加1倍。月经初潮早，绝经晚是乳腺癌最主要的两个危险因素。

二、遗传因素

有研究发现，如果其母亲在绝经前曾患双侧乳癌的妇女，自身患乳腺癌的危险性为一般妇女的 9 倍，而且乳腺癌患者的第二代出现乳腺癌的平均年龄约比一般人提早 10 年左右。姐妹当中有患乳癌的女性，危险性为常人的 3 倍。需要强调的是，乳腺癌并不是直接遗传，而是一种"癌症素质"的遗传，乳腺癌患者的亲属并非一定患乳腺癌，只是比一般人患乳腺癌的可能性要大。

三、婚育

流行病学研究表明，女性虽婚而不育或第一胎在 30 岁以后亦为不利因素，但未婚者发生乳癌的危险为婚者的 2 倍。专家认为，生育对乳腺有保护作用，但仅指在 30 岁以前有足月产者。近年来的研究认为，哺乳对乳腺癌的发生有保护作用，主要是对绝经前的妇女。

四、电离辐射

乳腺是对电离辐射致癌活性较敏感的组织。年轻时为乳腺有丝分裂活动阶段，对电离辐射致癌效应最敏感，而电离辐射的效应有累加性，多次小剂量暴露与一次大剂量暴露的危险程度相同，具有剂量－效应关系。

五、不健康的饮食习惯

乳腺癌的发病率和死亡率与人均消化脂肪量有较强的相关。有些公司职员高收入造成高生活水准，形成不科学的、不健康的"高热量、高脂肪"饮食习惯，结果导致乳腺癌的发病率大大提高。

六、不健康的生活方式

有些长期从事办公室工作的女性白领坐多动少，缺乏锻炼，接触阳光少。大多职业女性由于工作关系，长时间紧箍着乳罩，难得给乳腺"松绑"；还有些职业女性迫于工作的压力或追求事业的成功，过着单身贵族或丁克族生活，不成家，不要孩子。

第三节 乳腺癌的临床诊断

一、临床表现

在乳腺良性肿瘤中，表现为乳腺肿块的也不少见，其中最常见的是乳腺纤维腺瘤。该病以年轻女性多见，40 岁以上发病率低。肿瘤常为实性、质韧、有完整包膜、表面光滑、触摸有滑动感，一般无皮肤粘连，亦不引起乳头回缩。导管内乳头状瘤，肿块常很小，不易扪及。稍大者可在乳晕周围扪及小结节，临床以乳头溢液为主要症状。乳腺小叶增生很少形成清晰的肿块，而以局部乳腺组织增厚为主，质地较韧，无包膜感，在月经来潮前常有胀痛。

有些仅表现为乳腺局部腺体增厚并无明显肿块，无清楚边界，大多数被诊断为"乳腺增生"。但仔细检查增厚区较局限，同时伴有少许皮肤粘连时应引起注意，可以作乳房摄片。

（一）乳腺肿块

主要症状表现为:乳腺肿块、乳腺疼痛、乳头溢液、乳头改变、皮肤改变、腋窝淋巴结肿大。

乳腺肿块是乳腺癌最常见的症状，约90%的患者是以该症状前来就诊的。若乳腺出现肿块，就象限部位分布而言，乳腺癌以外上多见，占50%以上，其次是内上。内下、外下较少见。以单侧乳腺的单发肿块为多见。绝大多数呈浸润性生长，边界欠清，质地硬。上海市黄浦区中心医院乳腺外科汪成

1. 年龄

好发于 40-60 岁，以围绝经期最多见。但乳腺癌的低龄化已在临床表现出来，30 岁左右的患者并不少见，甚至 25 岁以下。需注意的是 40 岁以上的女性发现乳房肿块时要特别警惕乳腺癌的可能，另外双乳已基本退化的高龄（大于 70 岁）的患者出现无痛性乳腺肿块应高度警惕。

2. 数目

乳腺癌以单侧单发肿块为多见，但单侧多发肿块（多灶性）及原发双侧乳腺癌（同时性和异时性）目前临床上并不少见。特别随着肿瘤防治水平的提高，患者生存期不断延长，一侧乳腺癌术后，对侧乳腺发生第二个原发癌肿的机会将增多。

3. 大小

早期乳腺癌的肿块一般较小，有时与小叶增生或一些良性病变不易区分。但需特别注意即使很小的肿块有时也会累及乳腺悬韧带，而引起局部皮肤的凹陷或乳头回缩等症状，较易早期发现。当然肿瘤较小时引起极轻微的皮肤粘连不易察觉，容易被忽视，此时，需在较好的采光条件下，轻托患乳，使其表面张力增大，在移动乳房时多可见肿瘤表面皮肤有轻微牵拉、凹陷等现象。如有此症状者应警惕乳腺癌可能，良性肿瘤很少有此症状。

4. 形态和边界

乳腺癌绝大多数呈浸润性生长，边界欠清。有的可呈扁平状，表面不光滑，有结节感。但需注意的是，肿块越小，上述症状越不明显，而且少数特殊类型的乳腺癌可因浸润较轻，呈膨胀性生长，表现为光滑、活动、边界清楚，与良性肿瘤不易区别。

5. 硬度

乳腺癌大多数肿块质地硬，但富于细胞的髓样癌可稍软，个别也可呈囊性，如囊性乳头状癌。少数肿块周围，有较多脂肪组织包裹触诊时有柔韧感。

6. 活动度

肿块较小时，活动度较大，但这种活动是肿块与其周围组织一起活动，纤维腺瘤活动度不同。若肿瘤侵犯胸大肌筋膜，则活动度减弱；肿瘤进一部累及胸大肌，则活动消失。让患者双手叉腰挺胸使胸肌收缩，可见两侧乳腺明显不对称。晚期乳腺癌可侵及胸壁，则完全固定，肿瘤周围淋巴结受侵，皮肤水肿可以呈橘皮状，称"橘皮症"，肿瘤周围皮下出现结节称"卫星结节"。

7. 部位

乳腺以乳头为中心，做一十字交叉，可将乳腺分为内上，外上，内下，外下及中央（乳晕部）5个区。而乳腺癌以外上多见，其次是内上。内下、外下较少见。

（二）乳房表面皮肤改变

乳腺肿瘤引起皮肤的改变，与肿瘤的部位、深浅和侵犯程度有关，通常有以下几种表现：

1. 酒窝征

皮肤粘连，乳腺位于深浅两筋膜之间，浅筋膜的浅层与皮肤相连，深层附于胸大肌浅面。浅筋膜在乳腺组织内形成小叶间隔，即乳房悬韧带。当肿瘤侵及这些韧带时，可使之收缩，变短，牵拉皮肤形成凹陷，状如酒窝，故称"酒窝症"。

2. 橘皮样改变

由于乳腺皮下淋巴管被肿瘤细胞阻塞或乳腺中央区被肿瘤细胞浸润，使乳腺淋巴管回流受阻，淋巴管内淋巴液积聚，皮肤变厚，毛囊口扩大、深陷而显示"橘皮样改变"（医学上叫做"橘皮症"）。当肿瘤较小时，可引起极轻微的皮肤粘连，不易察觉。此时，需在较好的采光条件下，轻托患乳，使其表面张力增大，在移动乳房时多可见肿瘤表面皮肤有轻微牵拉、凹陷等现象。如有此症状者应警惕乳腺癌可能，良性肿瘤很少有此症状。

3. 皮肤浅表静脉曲张

肿瘤体积较大或生长较快时，可使其表面皮肤变得菲薄，其下浅表血管，静脉常可曲张。在液晶热图和红外线扫描时更为清晰，常见于乳腺巨纤维腺瘤和分叶状囊肉瘤。在急性炎症期、妊娠期、哺乳期的肿瘤也常有浅表静脉曲张。

4. 皮肤水肿

在肥胖，下垂的乳房常见其外下方有轻度皮肤水肿，如双侧对称，乃因局部循环障碍所致；如为单侧，则要慎重，提防癌瘤可能。

5. 炎症样改变

急、慢性乳腺炎时，乳腺皮肤可有红肿。但在乳腺癌中，主要见于炎性乳腺癌。由于其皮下淋巴管全为癌栓所占可引起癌性淋巴管炎，此时皮肤颜色淡红到深红，开始比较局限，不久扩展至大部分乳房皮肤，同时伴皮肤水肿、增厚、皮肤温度升高等。

6. 局部溃疡

晚期乳腺癌尚可直接侵犯皮肤引起溃疡，若合并细菌感染，气味难闻。

7. 皮肤卫星结节

癌细胞若浸润到皮内并生长，可在主病灶的周围皮肤形成散在的硬质结节，即"皮肤卫星结节"。

（三）区域（腋下）淋巴结肿大

乳腺癌逐步发展，可侵及淋巴管，向其局部淋巴引流区转移。其中，乳腺癌最常见的淋巴转移部位是同侧腋窝淋巴结。淋巴结常由小逐步增大，淋巴结数目由少逐步增多，起初，肿大的淋巴结可以推动，最后相互融合，固定。肿大的淋巴结如果侵犯、压迫腋静脉常可使同侧上肢水肿；如侵及臂丛神经时引起肩部酸痛。检查腋窝淋巴结时，应使患侧上肢尽量放松，这样才可扪及腋顶处。如果乳房内未及肿块，而以腋窝淋巴结肿大为第一症状而来就诊的比较少，当腋窝淋巴结肿大，病理证实是转移癌时，除仔细检查其淋巴引流区外，尚要排除肺和消化道的肿瘤。若病理提示是转移性腺癌，要注意"隐匿性乳腺癌"可能。此时，多未能发现乳房病灶，钼靶摄片或许有助于诊断。淋巴结行激素受体测定，若阳性，即使各项检查都未能发现乳房内病灶，仍然要考虑乳腺来源的肿瘤。乳腺癌可向同侧腋窝淋巴结转移，还可通过前胸壁和内乳淋巴网的相互交通，向对侧腋窝淋巴结转移，发生率约5%左右。若能触及肿大淋巴结尚需注意淋巴结的数目、大小、质地、活动度及其表面情况，以和炎症、结核相鉴别。

此外，晚期乳腺癌尚可有同侧锁骨上淋巴结转移，甚至对侧锁骨上淋巴结转移。值得注意的是锁骨上淋巴结转移，既往的 TNM 分期将其归为远处转移的范畴。而第六版 AJCC 分期将锁骨上淋巴结转移定为 N3c/PN3c。锁骨上淋巴结转移者多有同侧腋淋巴结转移，尤其是有尖群淋巴结转移，但亦有锁骨上淋巴结转移症状及体征出现早于腋淋巴结转移者。锁骨上淋巴结转移常表现为锁骨上大窝处扪及数个散在或融合成团的肿块，直径在 0.3 ~ 5.0 cm 不等。转移的初期淋巴结小而硬，触诊时有"沙粒样感觉"。部分锁骨上淋巴结转移病例触不到明显的肿物，仅有锁骨上窝饱满。以锁骨上淋巴结转移为首发症状的隐性乳腺癌很少见，但以锁骨上淋巴结肿大就诊而发现的乳腺癌病例并非少见。

（四）乳头溢液

乳头溢液按其物理性状可分为：血性、血清样、浆液性、水样、脓性、乳汁样等。其中浆液性、水样和乳汁样溢液较为常见，血性溢液只占溢液病例的10%。病变位于大导管时，溢液多呈血性；位于较小导管时，可为淡血性或浆液性；如血液在导管内停留过久，可呈暗褐色；导管内有炎症合并感染时，可混有脓汁，液化坏死组织可呈水样、乳汁样或棕色液；乳腺导管扩张症液体常为浆液性。血性溢液大多由良性病变引起，有少数乳腺癌亦可呈血性。生理性乳头溢液多为双侧性，其溢液常呈乳汁样或水样。

乳头溢液是乳腺科门诊常见的症状之一，也较易为患者注意，是临床上约10%的患者前来就诊的主要原因之一。乳头溢液可因多种乳腺疾病而引起。在各种乳腺疾病的症状中，其发生率仅次于乳腺肿块和乳腺疼痛。乳头溢液的表现形式可为自行溢出或因局部不适而用手挤压乳头时致使液体流出。其性质有乳汁样、清水样、脓性、浆液性或血性等，其中最常见的是血性溢液。它的发生原因归纳起来有三种情况：①生理性：在生理情况下乳腺导管上皮有一定的生理活动，可以出现少量透明或乳白色乳头溢液现象，特别是年轻妇女。如哺乳就是一种生理性的"乳头溢液"，妇女断乳后一段时间的乳头溢液。新生儿刚出生后的 1～2 周内可以有少量的乳汁分泌。②全身性疾病引起：特别是某些内分泌疾病，如脑垂体肿瘤引起高泌乳素血症的乳头溢液（溢乳 - 闭经综合征），常为双侧多导管的乳头溢液，其色泽和性状犹如脱脂乳汁。少数情况下的某些药物也可引起。③乳腺疾病引起：最常见引起乳头溢液的乳腺疾病有：乳腺急性炎症、乳腺导管扩张、乳腺增生性病变、乳导管内乳头状瘤、导管内乳头状癌、乳腺癌。血性溢液常发为单侧，自行溢出或挤压而出，溢液呈鲜红、淡红、浅褐色或咖啡色，多为导管内乳头状瘤引起，亦可见于乳腺癌。

乳腺癌患者有 5%～10% 有乳头溢液，临床上大约有 1% 的乳腺癌是以乳头溢液为首发症状或唯一症状。溢液常为单孔性，性状可以多种多样，如血性，浆液性，水样或无色。乳腺癌原发于大导管者或形态属导管内癌者合并乳头溢液较多见，如导管内乳头状瘤恶变，乳头湿疹样癌等均可以有乳头溢液。值得注意的是，尽管多数人认为乳腺癌甚少伴发乳头溢液，而且即使出现溢液都几乎在出现肿块之后或同时出现，不伴肿块者甚少考虑为癌。但近来研究表明，乳头溢液是某些乳腺癌，特别是导管内癌较为早期的临床表现，而且在未形成明显肿块之前即可单独存在。

导管内乳头状瘤是较多发生乳头溢液的疾病，占全部乳头溢液病变的首位，其中又以乳晕区导管内乳头状瘤多见，可单发或多发，年龄分布在 18～80 岁不等，主要 30～50 岁多见。肿瘤直径 0.3～3.0cm 不等，平均 1.0cm，大于 3.0cm 常为恶性可能。溢液性质多为血性或浆液性，其他少见。一般认为发生于大导管的乳头状瘤多为单发，甚少癌变，而中小导管者则常为多发，可见癌变。两者为同类病变，只是发生部位、生长过程不同而已。

囊性增生病虽非肿瘤，但是乳腺组织最常见的良性病变，多见于 40 岁左右，绝经后少见。其中，囊肿、乳管上皮增生、乳头状瘤病三种病理改变是其溢液的基础。性质多为浆液性，本病合并溢液只占 5%。

仔细观察、辨识乳头溢液的性状，对于寻找溢液的原因意义重大。如果出现了乳头溢液，无论是何种方式、何种性状的溢液，均应引起临床上重视，因为非哺乳期的乳头溢液绝大多数是各种乳房疾病的表现。由于恶性病变更易引起血性溢液，故临床对于血性溢液患者更应警惕恶性病变的可能。如果男性患者发生乳头溢液，更不可轻视。

（五）乳头和乳晕区改变

乳腺癌患者若有乳头异常改变，通常表现为乳头糜烂或乳头回缩表现：

1. 乳头改变

乳头扁平、回缩、凹陷，直至完全缩入乳晕下，看不见乳头。有时整个乳房抬高，两侧乳头不在同一水平面上。

（1）乳头糜烂：有一种乳腺 Paget 病的典型表现，常伴瘙痒，约 2/3 患者可伴有乳晕或乳房其他部位的肿块。起始，只有乳头脱屑或乳头小裂隙。乳头脱屑常伴有少量分泌物并结痂，揭去痂皮可见鲜红糜烂面，经久不愈。当整个乳头受累后，可进一部侵及周围组织，随着病变的进展，乳头可因之而整个消失。部分患者也可先出现乳腺肿块，尔后出现乳头病变。

（2）乳头回缩：当肿瘤侵及乳头或乳晕下区时，乳腺的纤维组织和导管系统可因此而缩短，牵拉乳头，使其凹陷，偏向，甚至完全缩入乳晕后方。此时，患侧乳头常较健侧高。可能出现在早期乳腺癌，但有时也是晚期体征，主要取决于肿瘤的生长部位。当肿瘤在乳头下或附近时，早期即可出现；若肿瘤位于乳腺深部组织中，距乳头较远时，出现这一体征通常已是晚期。当然，乳头回缩，凹陷并非均是恶性病变，部分可因先天发育不良造成或慢性炎症引起，此时，乳头可用手指牵出，非固定。

2. 乳晕异常

炎性乳腺癌时局部皮肤呈炎症样表现；颜色由淡红到深红，开始时比较局限，不久即扩大到大部分乳腺皮肤，同时伴有皮肤水肿。皮肤增厚、粗糙、表面温度升高。

（六）乳腺疼痛

乳腺疼痛虽可见于多种乳腺疾病，但疼痛并不是乳腺肿瘤的常见症状，不论良性或恶性乳腺肿瘤通常总是无痛的。在早期乳腺癌中，偶有以疼痛为唯一症状的，可为钝痛或牵拉感，侧卧时尤甚。有研究显示，绝经后女性出现乳腺疼痛并伴有腺体增厚者，乳腺癌检出率将增高。当然，肿瘤伴有炎症时可以有胀痛或压痛。晚期肿瘤若侵及神经或腋淋巴结肿大压迫或侵犯臂丛神经时可有肩部胀痛。

（七）远处转移的表现

乳腺癌通过血行转移至远处组织或器官时，可出现相应脏器病变的症状和体征。最常见的远处转移依次为肺、骨、肝。是乳腺癌的主要致死原因。

二、乳腺癌的早、中、晚各期症状

（一）早期症状

1. 部分早期乳腺癌患者虽然在乳房部尚未能够触摸到明确的肿块，但常有局部不适感，特别是绝经后的女性，有时会感到一侧乳房轻度疼痛不适，或一侧肩背部发沉、酸胀不适，甚至牵及该侧的上臂。

2. 早期乳房内可触及蚕豆大小的肿块，较硬，可活动。一般无明显疼痛，少数有阵发性隐痛、钝痛或刺痛。

3. 乳腺外形改变：可见肿块处皮肤隆起，有的局部皮肤呈橘皮状，甚至水肿、变色、湿疹样改变等。

4. 乳头近中央伴有乳头回缩。乳房皮肤有轻度的凹陷（医学上叫做"酒窝症"），乳头糜烂、乳头不对称，或乳房的皮肤有增厚变粗、毛孔增大现象（医学上叫做"橘皮症"）。

5. 乳头溢液：对溢液呈血性、浆液血性时应特别注意作进一步检查。

6. 区域淋巴结肿大，以同侧腋窝淋巴结肿大最多见。锁骨上淋巴结肿大者已属晚期。

（二）中期症状

1. 橘皮征：当乳腺癌患者处于中晚期时，很容易造成乳房表面凹陷，就如同橘皮一样。同时也不排除有炎性乳腺癌的可能，甚至还会累及到全部乳腺。

2. 乳腺疼痛：乳腺疼痛并不是乳腺肿瘤的常见症状，一般早期的乳腺癌，有的是以疼痛为唯一症状，在侧卧时会加重。据调查，绝经后的女性出现乳腺疼痛且伴有腺体增厚者，乳腺癌检出率将增高。这是乳腺癌中晚期症状之一。

3. 酒窝征：由于乳房深浅部肿瘤侵犯悬韧带，于是导致其失去弹性、挛缩，从而牵拉皮肤造成局部凹陷，形成酒窝状。不过也不是所有酒窝状的患者都是乳腺癌，若乳房出现慢性炎症，也会造成皮肤凹陷。

4. 乳头、乳晕发生改变也是乳腺癌中晚期症状之一。

5. 乳腺癌到中晚期时会迅速发展，随即就会侵及到淋巴管，向其局部淋巴引流区转移。最为常见的淋巴转移部位是同侧腋窝淋巴结。

6. 当乳房肿块发展到一定程度，就会隆起于皮肤表面，同时伴有或不伴有皮肤表面色素沉着。

(三) 晚期症状

1. 肿块

乳腺癌乳内肿块是乳腺癌晚期症状最主要的表现，一般发生在乳腺的外上部。尤其对成年妇女乳内肿块应引起高度重视。乳腺癌多为单个，极少可见同一乳房内多个病灶。肿块形态差异较大，一般认为形态不规则，边缘不清晰，质地偏硬。癌性肿块在早期限于乳腺实质内，尚可推动，但又不似良性肿瘤那样有较大活动度，一旦侵犯筋膜或皮肤，肿块就不能推动，病期亦属较晚。

其次乳腺癌起源于腺管上皮，原位癌难以发现。0.5cm 左右的肿块处于大乳房较深处就难以发现，1cm 以上肿块，容易发现。还有一种少见的乳腺癌为隐匿性乳癌，其乳内肿块不能发现，晚期时已出现腋下转移。

2. 疼痛

绝大多数乳腺癌早期患者无明显疼痛感觉，但到了乳腺癌晚期，疼痛比较明显，而且多为阵发性刺痛、隐痛。

3. 乳头溢液

乳头液可以是生理性或病理性的，非妊娠哺乳期的乳头溢液发生率约为 3% ~ 8%，溢液可以是无色、乳白色、淡黄色、棕色、血性等，也可呈水样、血样、浆液样脓性；溢液量可多可少，间隔时间亦不一样，一般晚期患者溢液比较严重，这时可以对乳头溢液应进行涂片细胞学检查以明确。当然乳腺癌多数伴有乳腺肿块。单纯以乳头溢液为症状者少见。

4. 乳房皮肤改变

乳腺癌皮肤改变与肿块部位深浅和侵犯程度有关。肿块小，部位深，皮肤多无变化，肿块大，部位浅，较早与皮肤粘连，使皮肤呈现凹陷。若癌细胞堵塞皮下淋巴管引起皮肤水肿，形成橘皮样变，属晚期表现。

5. 乳头改变

当乳头附近有癌肿存在，乳头常被上牵，故双侧乳头高低不一。乳头内陷是乳房中心区癌肿的重要体征，乳头难以用手指牵出，乳头处于固定回缩状态。湿疹样癌则见乳头呈糜烂状，常有痂皮；病变区与皮肤分界十分清楚，

病变区与皮肤分界十分清楚，病变皮肤较厚。尤其是乳腺癌晚期患者，这些现象更是明显和严重。

6. 乳房外形变化

正常乳房外形呈自然弧形，乳腺癌晚期则弧形发生严重异常。

三、乳腺癌的辅助检查

随着医学科技的发展，乳腺癌辅助检查不断推陈出新，项目繁多，在乳腺癌的诊断过程中发挥各自的作用，本节重点介绍乳腺癌的 X 线检查。

（一）乳腺癌的 X 线检查

乳腺 X 线检查就是通常所说的乳房钼靶摄影或乳房片，是乳腺疾病诊断中的首选检查项目。特别是数字化成像技术的迅速发展，为乳房钼靶摄影提供了更大的发展空间。比如目前我院使用的最新一代数字化钼靶机，增加了许多新功能（如立体定位穿刺），其所形成的乳腺 X 线摄影片高清晰度，是以往钼靶片所无法比拟的，可以发现的 0.2cm 直径乳腺结节。

乳腺癌钼靶摄影片的征象包括肿块、钙化、癌周围的改变、乳头及皮肤的改变等。一般将肿瘤本身所成的影像（肿块影、钙化）称为乳腺癌的 X 线直接征象；将癌周围继发性改变所成的影像称为间接征象。

1. 直接征象

（1）肿块影：是乳腺癌最常见、最基本 X 线征象，在临床发现的乳腺癌中，85% ~ 90% 的病例有此征象。

肿块的形态：可呈团块状、星形、结节状、不规则形或分叶状。以团块影最常见，约占 X 线诊断乳腺癌的 45%，星形影约占 35%。肿块的边缘表现为以下三种形式：

①毛刺状边缘：这是大部分乳腺癌肿块的 X 线表现，毛刺可长可短，可粗可细，较粗长的放射状突出称为"触角"。系癌向周围浸润生长，病灶沿阻力最小处扩展所致。

②模糊边缘：边缘呈磨砂玻璃状样改变。

③光整边缘：少数肿瘤边缘较光整。有时癌瘤的大部分边缘是清晰光整的，而一小部分边缘模糊。

④肿块的密度：一般肿块的密度较乳腺腺体的密度高，这是因为癌肿出血、坏死、钙化、含铁血黄素沉着及纤维组织增生所致。较小的肿块密度是一致的。

肿块较大时可出现密度的不均，造成密度不均的病理基础为肿块中间质分布不均、中心坏死、边缘部分实质增多、中央夹有正常乳腺组织等。

⑤肿块大小：X 在线测得的肿块大小较临床上触及的肿块小，是诊断乳腺癌的可靠依据（Leborgne 定律），这是因为触诊所及肿块的大小，往往包括了癌肿周围水肿、炎性浸润及纤维化部分。一般良性病变 X 线片的测量值符合或大于临床触及的肿块。

（2）钙化：钙化是乳腺癌的又一个重要特征，在病理切片中钙化出现率达 70% 以上，X 线片中占 40% 以上。它是由于癌细胞坏死、脱屑和钙盐沉着所致。乳腺癌的钙化在 X 线片上特征性表现有三种，分别为：

①线状、短杆状或蚯蚓样钙化；

②泥沙样钙化；

③圆形、卵圆形或团簇样钙化。一般说来，短杆状钙化发生于导管内，泥沙样钙化多发生于肿瘤外围的腺泡内，团簇样钙化多发生于肿瘤的坏死区。钙化从几个到数十个不等，一般成堆分布，有聚集的倾向。每一个钙化点多呈不规则形态，密度可浓可淡，各个钙化点的密度也不完全一致。成堆的细小钙化对于诊断乳腺癌有一定的帮助，尤其在无明显的肿块影时，钙化灶的出现，特别是短杆状和泥沙样钙化，对于提示诊断，避免漏诊，具有十分重要的意义。小叶内钙化常是小叶原位癌的唯一征象。

有人指出，每平方厘米内超过 15 个钙化点，乳腺癌的可能性甚大；在一丛钙化点内，有 2 ~ 3 个宽度为 100 ~ 200 μm 的线形钙化，即可诊断为乳腺癌。

恶性钙化的特征是：钙化粒微小，大小不等，10 ~ 500 μm，一般不超过 1000 μm。形态为圆形、卵圆形、不规则多角形、线状或分叉状。在单位面积内数目较多，较密集，可由几粒到数百粒局限于一处，成丛或成簇。有时沿导管分布，偶可弥漫分布。

乳腺的良性疾病如纤维腺瘤、囊肿、感染病灶内的钙化，以及血管钙化等，钙化灶位于肿块的内部，分布松散，密度较高且均匀，颗粒的大小与形态不一，数目较少，每平方厘米一般少于 5 个，与乳腺癌的钙化是可以区别的。

2. 间接征象

（1）血管异常：因癌肿代谢旺盛，血液循环加快，从而产生血管的增多、增粗。X 线表现形式为：

①患乳血管管径（特指静脉）较健侧增粗。

②病灶周围的多数细小血管丛。

③病灶区出现较大的引流静脉。一般来讲，正常人左乳较右乳静脉粗，如发现右乳静脉较左乳静脉粗时应提高警惕。也有人认为双乳静脉粗细比例超过 1:4 时，应考虑患有乳腺癌的可能。

（2）透亮环：肿块与癌周结缔组织反应性充血、渗出、水肿及正常乳腺组织三者的密度不同，X 线片表现为肿块密度增高影的外围，有一密度低于肿块和外围的乳腺组织环形透亮带。这种"透亮环"与纤维腺瘤的"透明晕"不同，前者形态不规则，后者为均匀光滑的透明影，边缘也光整。

（3）厚皮征：皮肤增厚，主要是皮肤淋巴管被癌细胞浸润、充血、水肿所致。皮肤增厚程度与范围示病变而异，早期见皮下脂肪层变模糊，Cooper\'s 韧带增宽或几条纤维增粗，以后见皮肤增厚。皮肤改变先局限于肿瘤区域，以后可发展至几乎累及全乳。当癌肿反应性纤维化及收缩时，出现皮肤的扁平或"酒窝征"改变。

（4）乳头内陷：为癌肿纤维化或侵及导管牵拉乳头所致。一般双侧乳头内陷为先天性，而单侧乳头凹陷对临床诊断意义较大。当乳头完全凹陷时形成所谓的"漏斗征"。乳头内陷除见于乳腺癌外，也可以见于乳腺的慢性炎症及导管炎等，应与之鉴别。

（5）导管扩张：在癌浸润大导管时，导管变粗而且有阴影增强表现，有时可以看到肿块与乳头之间被大导管连接起来的"癌桥"。有时肿瘤向附近的导管浸润，造成多导管的病变，与周围组织融为一条粗大的导管像。部分病例可见分布在导管内的短杆状钙化灶。

（6）塔尖征：此征象系乳腺实质被癌肿侵犯及牵拉后所致。表现为乳腺肿瘤在其顶端出现向脂肪内伸展的细条索状致密影，其下方与肿块连接。此征较为少见。

（7）乳房后间隙改变：深部乳腺瘤可早期侵及浅筋膜的深层，导致乳房后间隙的透亮区消失。

（8）乳房形态改变：乳腺癌沿导管及腺体浸润时可致乳房变形。由于受累区膨出可表现为各种形态。

另外，男性乳腺癌肿块常位于乳头下或乳晕区。X 线特征性表现为小的肿块影，边缘较清晰，肿块多位于乳头偏心侧。当肿瘤侵及周围组织时，可表现边缘模糊。皮肤增厚、血运增强、淋巴结浸润与女性相似。泥沙样钙化较女性乳腺癌少见。

（二）乳腺超声检查

乳腺超声检查因其快捷、安全、灵便等特点而成为最易为患者接受的乳腺检查方法。随着近年来超声显像技术不断升级和彩色多普勒技术的引入，乳腺超声诊断实质性乳房肿块的准确性有了较大的提高，特别是其在鉴别囊性和实质性乳房肿块方面具有明显的优势。在我院，目前乳腺超声成为乳腺常规辅助检查措施，在乳腺疾病的诊断中发挥重要作用。

乳腺占位性病变，由于病变性质不同，组织学成分和结构各异，现分述B超特点如下。

1.乳腺囊性增生病的超声特点：乳腺常明显增大，内部结构紊乱，回声增多增强，可查到分布不均的粗大光点或光斑，还常查及边界不甚清晰的结节状回声，如乳腺导管囊状扩张，则可探及大小不等的囊性图像，囊边缘有时可呈现毛糙状突出光影。

2.乳腺纤维腺瘤的B超特点：乳腺正常回声存在，其间可探及边缘光滑、境界清楚的肿物，内部分布均匀弱光点，后部回声多增强，如果后方出现声影，则为肿瘤内出现钙化所致。较大的纤维腺瘤囊性变时，可查及液性暗区。

3.乳腺囊肿的B超特点：多为单发整齐光滑、边界清楚的圆形或椭圆形肿物，内部为均质的无回声区，囊后壁回声增强，囊肿两侧呈暗区，即"侧方声影征"。

4.乳腺癌的B超特点：一般为不均质的弱回声肿物，边界不整，内部回声不均匀，境界不清，内部呈密集强回声，后部回声明显衰减呈衰减暗区是其特点。有些肿块周边显示强回声晕带。

（三）乳头溢液筛检

常用的方法有乳头溢液细胞学检查、乳腺导管造影、乳腺导管内视镜等。

（四）病理组织学检查

是乳腺癌确诊的金标准，也是诊断中的最后一步。有细针吸取细胞学检查（FNA）、空芯针活检、真空辅助乳腺微创活检、乳腺X线立体定位或超声定位技术以引导手术活检、常规手术活检等。

（五）其他

对于乳腺癌及远处转移灶可以应用如血清肿瘤标记物、CT、乳腺磁共振、PET、ECT等检查。特别是目前乳腺MRI主要适用于有明显乳腺癌家族史或携带乳腺癌相关基因的高危妇女的乳腺癌筛查，此外还用于乳腺癌的治疗前后的评估。

四、临床诊断

（一）早期诊断

1. 早期诊断的定义

乳腺癌属于体表肿瘤，当增大到一定体积时很容易被患者自己发现，这称之为肿瘤的临床发生。乳腺癌的早期诊断是指在乳腺癌临床发生之前（即无症状期内）使之获得诊断，它包括早期发现疑似的病灶（Detection）以及进一步判断病灶的性质（Diagnosis）两个不可分割的部分。而对早期诊断措施的效果则应当根据其对疾病转归的影响、诊断敏感性和特异性以及成本效益比来综合的给予评价，早期诊断对乳腺癌转归的影响是评价其效果最基本的内容。最有说服力的指标就是早期诊断措施是否能够降低人群乳腺癌的死亡率。

尽管有证据显示一些化学预防药物如三苯氧胺可以降低高危人群乳腺癌的发病率，但至今仍没有一种能有效控制乳腺癌发生的第一级预防措施。所以当前以及未来相当一段时间内，争取早期诊断仍是乳腺癌防治的一项基本策略。而西方发达国家在乳腺癌早期诊断方面的许多先进的经验和技术非常值得我们借鉴。

2. 早期诊断的基本措施

目前在全球范围内普遍采用的乳腺癌早期诊断的基本措施主要有三种：乳腺X线筛查、临床体检以及自我检查。

（1）乳腺X线筛查 上世纪60年代开始的有关乳腺高危人群X线筛检的研究证实定期的乳腺X线检查可以降低40岁以上妇女乳腺癌的死亡率，因此是迄今为止唯一证实为有效的乳腺普查措施。早期乳腺癌在钼靶片中的直接征象主要包括肿块结节影和微小钙化。其中微小钙化灶在乳腺癌早期诊断中具有十分重要的临床意义，因为乳腺普查中约半数的未扪及肿块的乳腺癌以及70%的乳腺原位癌的检出要归功于X线发现了微小钙化灶。恶性的钙化灶一般表现为泥沙样，成簇或延导管呈区段分布，但很多也不典型。此外，不是所有的微小钙化灶都是恶性的，所以在临床及X线检查难以明确钙化性质时均应该考虑作病理活检。小结节是约30%临床前期乳腺癌的唯一X线征象。

表现为不规则结节影，边缘毛刺，并有或无泥沙样钙化。应当指出，在定期复查的连续 X 线片中，如局部出现新的致密影，则是早期乳腺癌的较可靠的 X 线征象。还有约 10% 的临床前期乳腺癌可有局限性结构扭曲改变。在无乳腺外伤、手术等病史的情况下，当乳腺正、侧位均有此种表现时，应作为可疑病例对待。

考虑到乳腺 X 线可能存在的放射线损害，因此不宜频繁的检查，一般建议 40 岁以上妇女每年一次乳腺 X 线普查，严重高危妇女提前到 35 岁开始；而年轻妇女乳腺较致密，X 线的诊断敏感性不高，临床上乳腺 X 线摄影一般不适于 35 岁以下的普查妇女。

严重高危妇女是指有明显乳腺癌家族遗传史倾向，一级亲属绝经前患双侧乳腺癌、乳腺癌相关基因（如 BRCAl/2）阳性以及既往有乳腺癌、乳腺导管内癌、小叶原位癌、或不典型增生病史的妇女。

(2)临床体检 早期乳腺癌不一定具有典型的临床表现，故而容易造成漏诊，但仍有一些早期乳腺癌不能为 X 线所发现而仅依靠临床体格检查单独检出的。所以我们不能以"肿块"作为诊断乳腺癌必不可少的首要体征，有报道说要重视局部腺体增厚、乳头溢液和乳头糜烂等表现，此外，诸如乳头轻度回缩、乳房皮肤轻度凹陷以及乳晕轻度水肿等均是有价值的临床表现。

一般建议 40 岁以上妇女每年一次临床体检，严重高危妇女 35 岁开始半年临床体检一次。

(3) 自我检查 乳房自我检查是妇女自愿的、有意识的进行自我保健的内容之一。它的优点是经济、便捷、很少受时间限制以及对人体无损伤等。目前尽管对于乳房自我检查的效果还存在许多争议，但临床应该对参加乳房自我检查的妇女应充分合理的指导，此外还要进行乳腺癌基本常识的宣教，包括月经周期对乳房的影响；乳腺癌的临床表现；早期发现乳腺癌的意义等等。

"接触身体、了解身体"的观点是我们所追求，而不是让女性程序化去寻找癌的蛛丝马迹。由于许多正常乳房都有一些结节感，自我检查乳房的目的不是时刻警惕去发现任何可能的恶性变化，而是熟悉自己乳房的平时状况，在此平时状况基础上发生的异常变化才应该注意。

建议女性每月自我检查。注意绝经前妇女应选择月经来潮后 9 — 11 天（此时乳腺组织受体内激素影响最小，此时乳房比较松软，易于发现病变）；绝经妇女选择容易记住的日子，定期检查，如每月的第一天。

（4）自我诊断

乳腺癌自检的最佳时间是在月经结束一周后，因为月经前或经期由于乳腺生理性充血，腺泡增生和腺管扩张等组织变化，使乳腺组织肥厚，影响检查效果。如果月经周期不规则，最好在每月的同一时间进行自检。

①视查：在镜前检查，直立镜前脱去上衣，在明亮的光线下，面对镜子对两侧乳房进行视诊，两手下垂于身体两旁，再将两上肢缓慢上举过头，观察乳房的任何改变，包括乳房的轮廓、比较双侧乳房是否对称，注意外形有无大小和异常变化。其异常体征主要包括：乳头溢腋、乳头回缩、皮肤皱缩、酒窝征、皮肤脱屑及乳房轮廓外型有异常变化。有无肿起部分、有无皮肤微凹或乳头的回缩。接着，双手叉腰，观察双侧乳房是否对称。

②触查：自我诊断举起左侧上肢，用右手三指（示指，中指，无名指）指腹缓慢稳定、仔细地触摸乳房方法，在左乳房作顺或逆向前逐渐移动检查，从乳房外围起至少三圈，直至乳头。也可采用上下或放射状方向检查，但应注意不要遗漏任何部位。同时一并检查腋下淋巴结有无肿大。最后，用拇指和示指间轻挤压乳头观察有无乳头排液。如发现有浑浊的，微黄色或血性溢液，应立即就医。检查右侧乳房方法同上。

③仰卧平躺，平卧检查时，待检测上肢举过头放于枕上或用折叠的毛巾垫于待检测肩下。这种位置目的使乳房平坦，易于检查，其方法与触查相同。

肩部稍垫高。将平摊的手轻压在皮肤上，以乳头为中心逐渐移动检查。检查开始于乳房的外上方，右乳以顺时针方向，左乳以逆时针方向；从乳房的外围起，逐渐向心，直至乳头。注意触摸对侧腋下、乳房尾叶有无肿块。最后，在拇指和示指间轻挤乳头观察有无乳头溢液。注意事项：在触摸时，正确的手法是用手掌或并拢手指以指腹轻轻触按乳房，不能用手指提、抓、捏，否则很容易将正常乳腺组织误以为肿块。

（二）临床诊断

病史询问：肿块常是乳腺癌患者首发症状，须问明出现的时间、部位、大小、生长快慢，是否疼痛，乳头糜烂、溢液的时间、性质，腋窝有无肿块。

1. 乳腺钼靶摄片

乳腺钼靶摄片是一种无创伤的方法。采用 Siemens-ElemaAB 型乳腺 X 线机，操作简便易行，其乳腺平片图像清晰，层次丰富，信息量大，对普查乳腺疾病特别是乳腺癌早期有着重要的意义。

2. 活组织病理检查方法

肿块切除：将乳房中肿块或可疑组织的整个切除，进行病理检查。

切取活检：从肿块或可疑组织中切取部分组织进行检查。

细针穿刺：用一根很细的针从肿块、可疑组织或积液中抽取一些组织、细胞检查。其他，如乳头溢液者可做乳头溢液涂片细胞学检查，乳头糜烂部刮片或印片细胞学检查。

3. 雌激素和孕激素受体测定

乳房肿瘤切除后，测定肿瘤中的雌激素和孕激素受体水平，如果受体水平较高，说明该肿瘤对内分泌治疗如三苯氧胺等较敏感、有效。

4. 超声显像

超声显像属无损伤性，一般 B 超的作为乳腺增生检查的首先检查方式，简单、准确，可反复使用。

5. 乳腺导管内视镜检查

乳腺导管内视镜可直视下观察到乳头溢液患者乳腺导管上皮及导管腔内的情况，极大地提高了观察到乳头溢液患者病因诊断的准确性，并对病变导管准确定位给手术治疗提供了极大帮助。乳腺导管内视镜检查有助于早期发现伴乳头溢液的导管内癌，尤其在钼靶 X 线检查未见钙化灶的导管内癌患者中显示出独特的优越性等。

五、临床诊断的经验总结

(一)乳腺肿块空芯针穿刺活检 156 例临床分析

乳腺癌是从乳腺导管上皮及末梢导管上皮发生的恶性肿瘤，据我国统计。除子宫颈癌外，乳腺癌占妇女恶性肿瘤的第二位。乳腺癌的预后与其是否早期发现、早期诊断关系密切。近年来，空芯针活检（core needle biopsy，CNB）诊断乳腺癌的方法已被广泛应用。本文总结了 1 年期间，我科收治的 156 例以发现乳腺肿块而就诊的女性患者，行空芯针穿刺活检术后均获得病理学诊断，并与手术切除病理诊断结果相对照。现报告如下。

1. 资料与方法

（1）一般资料：2012 年 5 月至 2013 年 6 月期间在我院普外科乳腺组住院患者中，经过临床查体、彩色多普勒超声或钼靶 X 线检查临床诊断或高度怀疑乳腺癌病例，共 156 例。全部病例除 3 例男性，其余均为女性，年龄

20～78岁，中位年龄50岁；肿块大小1～4.5cm，平均2.5cm。

（2）方法：患者取仰卧位，穿刺前再次仔细检查肿块的位置和大小，常规消毒铺巾穿刺区域，1%利多卡因局麻成功后，固定乳腺肿块，将活检针（美国BARD公司生产的弹射式自动活检枪，活检针规格为14～16G）通过麻醉针孔从肿块边缘斜形进入，尽量平行胸壁进针，根据肿块大小选择进针深度（1.5～2cm），通常在肿块同一进针处沿不同角度弹射3～5针，退针取组织标本。每枪击一针退出后用无菌纱布按压穿刺针道，以压迫止血。用消毒镊将针槽内条状样乳腺组织取出，放入载玻片表面送病检。完毕后，消毒穿刺部位压迫数分钟，敷上2.3层小纱布并固定，局部加压包扎1天，无需用抗炎药及止血药。穿刺标本经病理诊断为乳腺癌的病例直接行新辅助化疗或手术治疗（改良根治术或乳腺癌保乳手术）；如穿刺病理报告为良性病变，先行手术活检，根据术中冰冻病理结果选择手术方式。

（3）结果：156个乳房病灶均成功获得组织条，活检成功率100%。156例患者中123例穿刺病理诊断为乳腺癌，均予行乳腺癌改良根治术，其中6例因癌灶较大行新辅助化疗后再手术。6例穿刺病理高度怀疑恶性，术中冰冻证实为乳腺癌。27例穿刺病理考虑为乳腺良性疾病，术中冰冻证实其中12例为纤维腺瘤，3例为浆细胞性乳腺炎，6例为乳腺增生病，6例为乳腺癌。诊断准确率为96.15%（150/156），假阴性率3.84%（6/156），乳腺癌的诊断正确率100%（126/126），无假阳性0%（0/126）。

2.讨论

传统乳腺活组织检查常用方法有针吸细胞学检查法和手术切除组织学检查法。针吸细胞学检查法简单、方便、快捷，但可出现假阴性。

手术切除活检可直接获取病理组织，但损伤较大，有使癌细胞血行扩散可能。空针抽吸细胞学检查（fine needle aspiration cytology，FNAC）曾在国内普遍应用于临床可扪及乳腺肿块的诊断，其诊断敏感性为72%～99%，其缺点是取材成功率低，取样少，不可避免地造成较多假阴性，不能判断乳腺癌病理类型，不能区分是原位癌还是浸润癌。

术前针对可疑为乳腺癌的病灶穿刺活检，能够缩短明确诊断时间，为分期较晚的乳腺癌患者进行新辅助化疗提供依据，术前穿刺活检已成为乳腺癌临床诊断与治疗的重要环节。我院采用空芯针穿刺活检，其适用于所有乳腺内难以定性的肿块、局部晚期乳腺癌治疗前期待明确病理类型者。对于乳腺、炎性反应、结核等良性病变可免除手术切除、活检的痛苦，相对常见并发症主要是出血、感染，文献报道的其发生率 0.2%。

我院 156 例患者穿刺均顺利，其中仅 3 例患者（2 年前曾患恶性黑色素瘤）出现少量的皮下出血，经加压包扎后好转。无因活动性出血而需手术切开止血的病例，无穿刺导致感染的病例。我们初步认为乳腺疾病空芯针穿刺活检术适应证广泛，适用于良恶性肿瘤，操作简单，患者痛苦小，易于接受，并且安全。

由于其所取标本有一定体积，组织成分多，可进行组织病理学检查，所以对临床价值很大，既可为临床基础研究提供更多的资料，又可望提高乳腺癌的早期诊断水平，达到早期治疗，延长患者生存期的目的。本组资料显示，乳腺癌的诊断正确率为 100%，无假阳性诊断，准确率高。所以以此方法代替冰冻切片检查，可大大缩短患者的手术时间，从而减少患者的痛苦。目前认为，种植在针道上的肿瘤细胞难以形成局部病灶并提高肿瘤的局部复发率。在临床操作中应仔细选择穿刺点，避免重复穿刺，穿刺后严格加压包扎，术中切除针道，术后常规进行放疗。尽管有潜在的风险，但术前 CNB 的临床意义仍胜过其风险。

关于假阴性诊断问题，本组资料中尚存在一定的假阴性诊断，分析原因有：工作初期经验不足，活检枪操作不熟练，病变较小定位有偏差，穿刺部位选择不准确，穿刺针小，穿刺点少，标本量不足亦是失败的重要因素之一。所以熟练掌握操作技术，对病变必要的多部位，多次取材是提高诊断正确率，减少假阴性诊断的关键。另外当病理组织学发现与临床或影像学表现极不相符时，有必要重复穿刺或直接行手术活检。

空芯针穿刺活检（CNB）技术可以直接准确获得病变活体组织，更多地避免假阴性，提高乳腺癌的诊断和鉴别诊断准确率，对乳腺内的良性病变，如乳腺增生症，可免除手术活检的痛苦；对乳腺癌患者，可省去术前冰冻切片活检而缩短手术时间；对不能手术的乳腺癌患者，穿刺活检不仅可明确诊断，且足够的取材可提供雌孕激素受体状态的定量评价，为放、化疗及内分泌治疗提供病理依据，使更多患者有机会选择保乳手术，提高患者特别是年轻女性的生活质量。同时穿刺活检为新辅助化疗提供了简便、安全的疗效评价手段。浆细胞性乳腺炎多见于非哺乳期妇女，近年来发病率呈上升趋势，由于病理特点复杂多变，临床表现和超声图像缺乏特异性，临床医生在疾病的诊断和处理过程中颇感棘手。采用空芯针穿刺活检（CNB）技术获取的组织块送病理检查，同时还可以细菌培养，对细菌培养阳性病例选择敏感抗生素治疗，缩短确诊时间，避免手术痛苦，且效果确切，病程缩短。因此，空芯针穿刺活检（CNB）技术在临床中可以广泛应用。

（二）乳腺钼靶 X 线摄影和彩色多普勒超声对早期乳腺肿瘤诊断的比较

1. 目的

（1）探讨乳腺钼靶 X 线摄影和彩色多普勒超声以及两者联合应用在早期乳腺肿瘤定性上的诊断价值。

（2）研究钼靶 X 线检查中描述肿块的"形边征"在肿块定性上的诊断价值。

（3）分析彩色多普勒超声中血流阻力指数（RI）对乳腺良、恶性病变的鉴别价值。

2. 方法

（1）临床上收集 189 例患有乳腺肿块的女性患者，术前常规进行乳腺钼靶 X 线摄影和超声（二维超声和彩色多普勒超声）检查，术后切除肿块进行病理证实，其中恶性肿块 123 例，良性肿块 66 例，两项检查方法的诊断结果以及两者联合诊断的结果分别与病理相对照。

（2）对 189 例病灶的形态、边界、密度、内部钙化等进行归类分析。

（3）测量 189 例病灶内部及其周围血流的阻力指数并进行分析。

3. 结果

（1）经过病理证实：恶性肿块 123 例，其中包括浸润性导管癌 84 例，浸润小叶癌 24 例，乳腺导管原位癌 6 例，髓样癌 3 例，浸润性导管和小叶混合性癌 6 例。良性肿块 66 例，包括乳腺增生腺病 39 例，乳腺纤维瘤 15 例，脂肪瘤 3 例，乳腺囊肿 3 例，浆细胞性乳腺炎 6 例。乳腺钼靶 X 线摄影对恶性肿瘤诊断 99 例，敏感性为 80.49%（99/123），特异性 42 例为 63.64%（42/66），准确性 141 例，为 74.60%（141/189）。

乳腺彩色多普勒超声对恶性肿瘤诊断 96 例，敏感性为 78.05%（96/123），特异性 48 例，为 72.73%（48/66），准确 144 例，为 76.19%（144/189）。

两项检查方法联合对恶性肿瘤诊断的敏感性、特异性、准确性分别为 97.56%（120/123）、95.45%（63/66）、96.83%（183/189）。

（2）乳腺钼靶 X 线摄影在观察肿块形态和边界及内部微小钙化较超声具

有优势，"形边征"在区分肿块良恶性上具有统计学意义（P<0.05）。

（3）彩色多普勒超声以血流阻力指数（RI 值）为 0.7 来区分肿块的良恶性，具有统计学意义（P<0.05）。

4. 结论

乳腺钼靶 X 线摄影和超声单独应用对于乳腺肿瘤的定性的区别无统计学意义（P>0.05），但是两者联合应用却可以提高诊断的准确率，并具有一定的互补性。

（三）3.0T MRI 与数字化乳腺钼靶 X 线摄影联合乳腺超声对乳腺良恶性疾病诊断的对比研究

1. 目的

（1）比较常规 MRI 与动态增强 MRI 在诊断乳腺病变上的价值。

（2）研究动态增强 MRI 中动态增强时间－强度曲线鉴别乳腺良、恶性病变的意义。

（3）比较并评价动态增强 MRI 与乳腺钼靶 X 线摄影联合乳腺超声在鉴别乳腺肿块性质上的意义及临床应用价值。

2. 方法

对 240 例共 228 个病灶术前同时进行乳腺超声，乳腺钼靶 X 线摄影两项检查，对诊断不明确需要行穿刺活检的、临床触诊不满意的、肿块不明确的再进一步行乳腺常规 MRI、动态增强 MRI，并对强化明显的病灶绘制动态增强时间－强度曲线，并与超声和 X 线联合检查作比较，所有肿块常规切除送病理并经病理证实。其中良性病例 96 例，恶性病例 144 例。

3. 结果

（1）病理结果显示，240 例患者中恶性病例 144 例，但只有 132 个病灶，其中 9 例患者为左乳腺癌术后复查，局部无复发，出现对侧腋窝淋巴结转移，3 例病例无原发灶，但出现腋窝淋巴结转移，经病理活检为考虑乳腺来源。132 例病灶中包括浸润性导管癌 72 例，浸润性小叶癌 24 例，髓样癌 18 例，原位癌 12 例，混合性癌 6 例。良性病灶 96 例，包括乳腺增生腺病 42 例，纤维腺瘤 24 例，乳腺囊肿 6 例，浆细胞性乳腺炎 12 例，脂肪瘤 6 例，乳管内乳头状瘤 6 例。

（2）动态增强 MRI 在诊断乳腺良、恶性病变上较常规 MRI 准确性高。动态增强 MRI 对恶性病灶诊断的敏感性、特异性、准确性、阳性预测值、阴性预测值分别为 90.91%（120/132）、87.50%（252/288）、89.47%（204/228）、90.91%（120/132）、87.5%（252/288）。

（3）动态增强信号强度 – 时间曲线在鉴别乳腺良、恶性病变上具有显著性差异，有统计学意义（P<0.05），可以作为动态增强 MRI 诊断乳腺癌的一项重要的指标。

（4）两者联合检查和动态增强 MRI 对乳腺恶性病变具有明显的差异，有统计学意义（P<0.05），对乳腺良性病变无明显的差异，无统计学意义（P>0.05），动态增强 MRI 在诊断临床上那些肿块不明确、触诊不满意、X 线和超声难以检出的原位癌、小乳腺癌、隐匿性乳腺癌、监测乳癌术后复查等较超声和 X 线准确率高。

4. 结论

乳腺钼靶 X 线摄影联合乳腺超声检查对于乳腺肿块的良、恶性鉴别具有较高的准确性，比较适用于乳腺疾病的普查，而对于前两者检查方法难以确定的恶性病灶需进一步选用乳腺动态增强 MRI。

（四）钼靶与磁共振检查对乳腺疾病诊断的对比研究

1. 目的

比较全数字化 X 线钼靶摄影检查、磁共振动态增强序列及扩散加权序列诊断。

乳腺疾病的敏感性和特异性，探讨三者对乳腺疾病诊断的价值与限度；分析正常乳腺、良性病变、恶性病变相互之间 ADC 值的统计学差异，确立鉴别乳腺良、恶性病变的 ADC 值临界值；探讨 ADC 值鉴别乳腺良、恶性病变的价值及 b 值高低对正常乳腺和良、恶性病变 ADC 值的影响。

2. 材料与方法

对自 2007 年 5 月至 2008 年 2 月期间 150 例临床扪诊阳性的乳腺疾病患者进行术前钼靶和磁共振检查，进行术前诊断和评估，并与术后病理结果相对照分析。患者年龄 21 岁 ~ 77 岁，平均年龄 51.8 岁。所有病例均行钼靶检查及 MR 平扫、扩散加权成像和动态增强扫描。同时 120 例健康志愿者行常规 MR 平扫和扩散加权序列扫描。X 线钼靶检查应用 GE Senographe 2000D Full Field Digital Mammography（FFDM）全视野数字化钼、铑双靶 X 线乳腺摄影机；磁共振检查应用 GE 1.5T Signa EXCITE HD 超导磁共振仪和乳腺表面相控阵线圈及 GE 公司生产的工作站与后处理软件包。DWI 使用单次激发 EPI

技术，采用 b=600mm²/s 和 b=1000mm²/s 两个不同的扩散敏感系数对正常乳腺及病灶进行对比分析。动态增强序列采用 GE 公司生产的专用于乳腺动态增强检查的 VIBRANT 双侧乳腺成像序列，观察病灶增强后的形态学表现与动态增强曲线，采用联合诊断法对乳腺疾病进行定性诊断。

3. 结果

150 例患者，病理诊断恶性肿块 87 例，良性肿块 63 例。其中 X 线钼靶摄影诊断乳腺疾病良恶性的灵敏度、特异度、准确度、阳性预测值及阴性预测值分别为 67.6%，69.0%，68.3%，71.9%，64.5%。MRI 动态增强曲线诊断病变的灵敏度、特异度、准确度、阳性预测值及阴性预测值分别为 85.3%，89.7%，87.3%，90.6%，83.9%。X 线钼靶摄影与 MRI 动态增强曲线诊断符合度比较（$\chi 2$=6.612，P=0.00920.01），有统计学意义。乳腺病变与正常腺体之间的细胞密度及细胞外压力不同，ADC 值亦不相同，以 b=1000s/mm² 时 ADC 值 =1.20×10−3mm²/s 为区分乳腺良恶性病变 ADC 临界值，对肿瘤定性的敏感性、特异性、准确度、阳性预测值及阴性预测值分别为 88.2%，86.2%，87.3%，88.2%，86.2%。X 线钼靶摄影与 MRI 的 DWI 诊断符合度比较（$\chi 2$=4.375，P=0.03950.05），有统计学意义。MRI 的 TIC 与 DWI 的诊断符合度比较（$\chi 2$=0.259，P=0.6100.05），无统计学意义。b 值高低影响乳腺正常腺体的 ADC 值，但对退化型乳腺腺体的 ADC 值影响不大；对病变的 ADC 值有显著影响；b 值与 ADC 值呈负相关，b 值越大，ADC 值越小。

4. 结论

X 线钼靶摄影对乳腺肿瘤样疾病检出的敏感性较高，但特异性较差。乳腺 MR 动态增强序列诊断乳腺疾病的敏感性及特异性均较高，在鉴别诊断肿块性质方面 DCE—MRI 诊断能力高于 X 线钼靶摄影，有统计学意义。本研究所使用的 Vibrant 序列对乳腺定性的敏感性及特异性为 85.3% 和 89.7%，均略高于文献。乳腺扩散加权成像操作简便安全，检查时间较短，其诊断乳腺疾病的敏感性与特异性较高，优于 X 线钼靶摄影，有统计学意义；与 DCE—MRI 诊断的敏感性与特异性无统计学意义，因此可作为对乳腺病变定性的另一功能成像方法，并对动态增强序列是一个有效补充，这两种 MR 扫描序列相结合可提供较明确的诊断结果，对术前手术方式的选择有良好的指导作用。

（五）经典的 BI–RADS FFDM 分类在乳腺良恶性病变诊断中的应用

1. 目的

探讨及评价经典的乳腺影像报告数据系统（Breast Imaging Reporting And Data System，BI-RADS）在乳腺良恶性病变诊断及鉴别诊断中的应用价值。

2. 材料和方法

收集本院 2013 年 5 月至 2014 年 8 月在门诊接受全数字化乳腺摄影检查的 293 例患者，年龄 21~79 岁，平均 49.57 岁。由两至三名具有丰富乳腺疾病诊断经验的影像科医师对乳腺病灶进行归类，图像分析参照经典的 BI-RADS 分类标准。将 BI-RADS 分类评估结果与病理结果进行对比，分别计算 BI-RADS 分类评估结果的准确度、灵敏度、特异度、阳性预测值（PPV）和阴性预测值（NPV），使用 SPSS19.0 统计软件进行统计学相关分析，采用 ROC 曲线检验，以 p0.05 为差异有统计学意义。

3. 结果

（1）根据 FFDM 表现，293 例接受检查患者，评估结果 3 类 110 例，4 类 120 例，分别占总数的 36.4%，40.1%。

（2）293 例患者共检出 300 个病灶，其中良性病灶 170 个，恶性病灶 130 个，分别占总数的 56.6%，43.4%。

（3）与病理结果对照，300 个病灶的 BI-RADS 评估分类与病理结果比较；准确度为 83.00%（249/300），灵敏度为 92.31%（120/130），特异度 75.88%（129/170），阳性预测值为 74.53%（120/161），阴性预测值为 92.81%（129/139）；ROC 曲线下面积为 0.871，标准误为 0.015，P 值为 0.000（小于 0.05），95% 可信区间为（0.842，0.900）。

4. 结论

BI-RADS 分类标准用于乳腺良恶性病变诊断与鉴别诊断意义重大，比过去简单的良恶性两分级诊断模式更能切实反应病灶的特点，对乳腺病变的定性诊断有较高价值，一定程度上也有利于指导临床制定合适的治疗方案。

（六）全数字化乳腺摄影下 BI-RADS 分类及其相关影响因素的初步分析

1. 目的

探讨及评价年龄，体重，月经状态，口服避孕药物史和乳腺腺体密度对 BI-RADS 分类的影响程度。

2. 材料和方法

收集本院 2013 年 5 月至 2014 年 8 月在门诊接受全数字化乳腺摄影检查

的 263 例患者，年龄 23 ~ 79 岁，平均 48.26 岁。由两至三名具有丰富乳腺疾病诊断经验的影像科医师对乳腺病灶进行归类，图像分析参照经典的 BI-RADS 分类标准，最后将汇总的年龄，体重，月经状态，口服避孕药史，乳腺腺体密度数据信息作为连续变量，使用 SPSS19.0 统计软件进行统计学相关分析，采用 $\chi 2$ 检验，以 $p<0.05$ 为差异有统计学意义。

3. 结果

（1）根据 FFDM 表现，263 例接受检查患者，评估结果 3 类 96 例，4 类 109 例，分别占总数的 36.50%，41.44%。

（2）不同 BI-RADS 分类组与样本年龄信息比较结果为，$\chi 2$ 值为 31.595，P 值为 0.000，差异具有统计学意义。

（3）不同 BI-RADS 分类组与样本体重信息比较结果为，$\chi 2$ 值为 41.251，P 值为 0.000，差异具有统计学意义。

（4）不同 BI-RADS 分类组与样本月经状态信息比较结果为，$\chi 2$ 值为 24.077，P 值为 0.000，差异具有统计学意义。

（5）不同 BI-RADS 分类组与样本口服药物病史信息比较结果为，$\chi 2$ 值为 4.999，P 值为 0.287，差异没有统计学意义。

（6）不同 BI-RADS 分类组与样本乳腺腺体密度信息比较结果为，$\chi 2$ 值为 28.244，P 值为 0.005，差异具有统计学意义。

4. 结论

BI-RADS 系统的使用，是一个综合评估的结果，不仅仅是简单的对图像进行分析，还应该结合患者的年龄，体重，月经状态，口服药物史，乳腺腺体本身密度及其他检查结果做出综合判断。

（七）改良的 BI-RADS FFDM 分类在乳腺良恶性病变诊断中的应用

1. 目的

对经典的乳腺的 BI-RADS 分类标准进行适度改良，并探讨及评价改良后的乳腺影像报告数据系统在乳腺良恶性病变诊断及鉴别诊断中的应用价值。

2. 材料和方法

收集本院 2013 年 5 月至 2015 年 8 月在门诊接受全数字化乳腺摄影检查的 234 例患者，年龄 21-78 岁，平均 50.79 岁。由两至三名具有丰富乳腺疾病诊断经验的影像科医师对病灶进行归类，图像分析参照经典 BI-RADS 分类标准和改良 BI-RADS 分类标准，将 BI-RADS 分类评估结果与病理结果对比，分别计算各自评估结果的准确度、灵敏度、特异度、阳性预测值（PPV）和阴性预测值（NPV），使用 SPSS19.0 统计软件进行统计学相关分析，采用 ROC 曲线检验，以 p0.05 为差异有统计学意义。

3. 结果

（1）234 例患者共检出 253 个病灶，其中良性病灶 132 个，恶性病灶 121 个，分别占总数的 52.1%，47.9%。

（2）507 个病灶经典组 BI-RADS 评估分类与病理结果比较：其中准确度为 83.79%（212/253），灵敏度为 96.69%（117/121），特异度 71.21%（94/132），阳性预测值为 75.48%（117/155），阴性预测值为 95.91%（94/98）；ROC 曲线下面积为 0.911，标准误为 0.012，95% 可信区间为（0.887，0.935）。

（3）253 个病灶改良组 BI-RADS 评估分类与病理结果比较：其中准确度为 87.35%（221/253），灵敏度为 96.69%（117/121），特异度 78.79%（104/132），阳性预测值为 80.69%（117/145），阴性预测值为 94.44%（102/108）；ROC 曲线下面积为 0.947，标准误为 0.011，95% 可信区间为（0.926，0.967）。

（4）改良组诊断乳腺疾病的准确度，特异度和阳性预测值均高于经典组（P=0.000，0.05），而两组的灵敏度及阴性预测值差异无明显意义。

4. 结论

改良组 BI-RADS 分类标准可一定程度上提高对乳腺病变尤其是恶性病变的诊断的准确度，特异度和阳性预测值，更加符合临床实际需要，但是其可靠程度仍然需要进一步大量样本的临床研究得以证实。

（八）早期乳腺癌数字钼靶片的影像诊断

乳腺癌是妇女常见的恶性肿瘤，发病率在国内逐渐呈上升趋势，据统计在我国占女性恶性肿瘤的第二位且发病年龄趋于年轻化，因此对乳腺癌的早期发现、早期诊断、早期治疗有重大意义。钼靶 X 线片检查是公认的诊断手段之一。本检查方法适用于乳腺癌普查以及术后随访。特别是对较早期的乳腺癌检出率具有显著的优越性。我院收集 15 例早期乳腺癌的钼靶影像学资料，对其 X 线表现进行回顾性分析，总结早期乳腺癌的影像学特点，以利于今后进一步提高早期乳腺癌的检出率、诊断率。

1. 目的和方法

探讨早期乳腺癌的数字钼靶片征象特点，以提高对早期乳腺癌的诊断。方法：我院从 2013 年 3 月至 2015 年 9 月启用美国 GE-2000D 全数字乳腺钼靶机，共检查患者 29562 例，结果 29562 例中乳腺癌手术 1212 例，早期乳腺癌 15 例，不定性钙化 10 例，致密影 3 例，结构扭曲 2 例。结论：钼靶影像表现，对乳腺癌的较早期诊断及鉴别诊断具有重要价值。总结了钼靶片的诊断在乳腺癌的发生、发展及诊断、治疗过程中起着重要作用。

2. 临床资料

我院从 2013 年 3 月至 2015 年 9 月共收集分析了 15 例住院经病理证实为早期乳腺癌的患者。最小年龄 23 岁，最大年龄 65 岁，平均年龄 44 岁。患者多以无乳腺肿块就诊，触诊均无肿块。可伴有隐痛、刺痛或经前期胀痛及放射性疼痛等。10 例为体检发现无任何临床症状。

本组 15 例早期乳腺癌患者，术前均摄钼靶片头尾位及斜位片，必要时加侧位片、切线位或病灶加压点片及放大摄影。数字钼靶所见钙化 10 例，致密影 3 例，结构扭曲 2 例，均无肿块征象。

3. 结果

全数字钼靶片所见：无肿块早期乳腺癌的 X 片直接征象：细沙样微小钙化（10 例，图 1–3）66%；间接征象：致密影（3 例，图 4–7）20%，局部结构扭曲（2 例，图 8，9）14%。

4. 讨论

早期乳腺癌是指组织学和临床尚处于早期阶段，癌仅局限于导管内无肿块，因此早期乳腺癌只能通过全数字钼靶影像检查手段将其检出，对提高乳腺癌患者的生存率和降低死亡率具有极高的价值。目前应用钼靶摄片仍为临床诊断乳腺癌的首选方法。随着检查设备的不断更新，以及广大妇女防癌意识的增强，对于早期乳腺癌的检出率也明显增高，但其全数字钼靶影像表现多种多样。根据本组资料总结，早期乳腺癌的诊断主要有以下几个特点：1. 细沙样钙化；2. 致密影；3. 结构扭曲。

5. 小结

早期乳腺癌最直接的全数字钼靶影像具有细沙样钙化、致密影及结构扭曲的征象。本组 15 例早期乳腺癌就是以钙化、致密影及结构扭曲的征象为主，约 1.2% 是早期乳腺癌 X 线影像诊断的惟一依据。

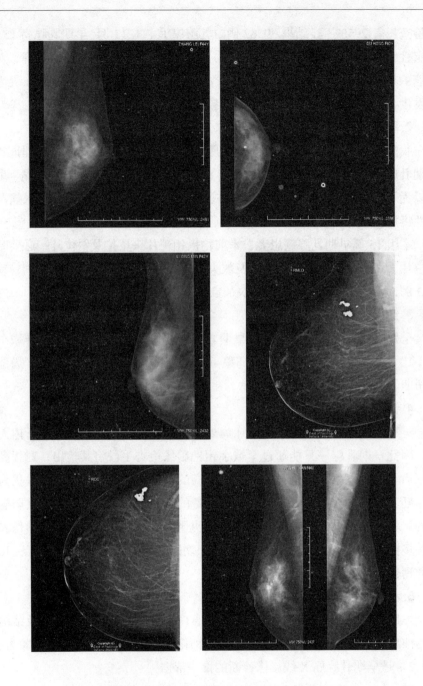

第四节 乳腺癌的治疗与护理

乳腺癌随着对乳腺癌生物学行为认识的不断深入，以及治疗理念的转变与更新，乳腺癌的治疗进入了综合治疗时代，形成了乳腺癌局部治疗与全身治疗并重的治疗模式。医生会根据肿瘤的分期和患者的身体状况，酌情采用手术、放疗、化疗、内分泌治疗、生物靶向治疗及中医药辅助治疗等多种手段。外科手术在乳腺癌的诊断、分期和综合治疗中发挥着重要作用。放疗是利用放射线破坏癌细胞的生长、繁殖，达到控制和消灭癌细胞的作用。手术、放疗均属于局部治疗。化学治疗是一种应用抗癌药物抑制癌细胞分裂，破坏癌细胞的治疗方法，简称化疗。内分泌治疗是采用药物或去除内分泌腺体的方法来调节机体内分泌功能，减少内分泌激素的分泌量，从而达到治疗乳腺癌的目的。分子靶向治疗是近年来最为活跃的研究领域之一，与化疗药物相比，是具有多环节作用机制的新型抗肿瘤治疗药。中医治疗肿瘤强调调节与平衡的原则，恢复和增强机体内部的抗病能力，从而达到阴阳平衡治疗肿瘤的目的。化疗、内分泌治疗、靶向治疗及中医药治疗，均属于全身治疗。治疗过程中医生会兼顾患者的局部治疗和全身治疗，对早、中期乳腺癌患者争取治愈，对晚期患者延长寿命，提高生活质量。

乳腺癌的外科手术包括乳腺和腋窝淋巴结两部分。乳腺手术有保留乳房手术（保乳手术）和全乳房切除术。腋窝淋巴结手术有前哨淋巴结活检和腋窝淋巴结清扫。前哨淋巴结活检是只切除前哨淋巴结，经检测前哨淋巴结转移再进行腋窝淋巴结清扫，也有人称之为保腋窝手术。保乳手术有严格的手术适应证，目前还做不到所有的乳腺癌患者都能进行保乳手术。对不适合保乳手术的乳腺癌患者还需要切除乳房，医生可以采用整形外科技术重建乳房。乳房重建可采用自体组织重建，也可采用假体重建。可以在切除肿瘤手术的同时进行乳房重建，也可在治疗结束后，各项复查结果正常时进行重建。进行乳房重建不会影响乳腺癌的整体治疗。

乳腺恶性肿瘤有：癌、肉瘤及癌肉瘤。其中以乳腺癌占多数。乳腺癌在女性生育期患病随年龄而增加，至 60 岁以后又有下降的趋势。乳腺癌在女性恶性肿瘤中占第二位。乳腺癌恶性程度较高的有：硬性癌，髓样癌、急性乳腺癌（又称炎性乳腺癌）；恶性程度较低的有：乳头状癌、导管癌、腺癌、乳头湿疹样癌和小叶癌等。有肿块是乳腺癌的首要症状，凡成年妇女乳房中触到肿块，即应高度怀疑有乳腺癌的可能。肿块多发在乳房外上方，其次为内上方、中央部、外下及内下方。有疼痛感、皮肤呈现不同程度的凹陷点（又称为"酒窝症"）或皮肤变粗糙（"橘皮样变"现象），以及乳头溢乳，乳头变形等也是乳腺癌的症状。一旦乳腺癌确诊，一般以手术治疗为先为要。

一、中医学对乳腺癌的治疗

（一）藤梨野葡萄根煎

藤梨根、野葡萄根30g，八角金盘、生南星各3g。每日1剂，水煎服。

疗效：张某，54岁，右乳房一小肿块已15年，近月逐渐增大，疼痛溃烂出血。杭州肿瘤医院诊断为乳腺癌。患者返乡，余用上方，治疗2个月，肿块消失。

（二）内服方和外用方

1. 内服方：

八角金盘、露蜂房各12g，山慈菇、石见穿、八月扎、皂刺各30g，黄芪、丹参、赤芍各15g。水煎服。

2. 外用方：

雄黄、老生姜各等分。将雄黄置于老生姜内，放在瓦上，文火焙至金黄色，研末，备用。用时撒于一般膏药上外贴。2~3日，更换一次。

疗效：张某，62岁。乳腺癌行左乳房根除术已2年，现右乳又出现3×2厘米的包块。病理：黏液腺癌细胞。现在症：情绪抑郁，胁痛。舌苔薄黄；脉弦。拟以舒肝、理气、化瘀散结法，于内服方加减柴胡、郁金、青皮、党参、鸡血藤、当归。如此内服外敷，治疗60多日，包块消失，又继服30余剂巩固（停用外敷）。访7年未复发。

丁某，37岁。左乳房肿块2个月，如鸽蛋大。病理：乳腺癌（单纯癌）Ⅱ期。精神不振，面色萎黄，腹胀，纳少。脉，舌苔厚腻。拟健脾、化瘀散结法。于上内服方，加白术、山药、山楂、党参、陈皮、鸡血藤。如此内服外敷，治疗60多日，包块消失，又服40余剂巩固疗效。访5年未复发。

例属肝郁气滞，瘀血积聚所致，诊断着眼于情绪优郁、胁痛、脉弦等症。例②属痰湿蕴结所致，诊断着眼于食少、腹胀、舌苔厚腻等症。故一病两人，用药加减有别。

（三）内服方和外敷方

1. 内服方

四妙汤加味：生黄芪、金银花、当归各30g，全瓜蒌50g，柴胡20g，炮山甲、青、陈皮、甘草各9g。水煎服。

2. 外敷方

组成:大蟾蜍1只,捣如泥敷贴患处肿块,用布包扎。根据情况可随时更换。

疗效:冯某,女30岁。一年前右乳头瘙痒、灼痛、有黑色分泌物溢出。半年后乳头变形,有一长形肿块,生长迅速,身体日渐消瘦。某医院镜检分泌物发现大量"派杰氏细胞",诊断为湿疹样乳头癌。因惧于手术而求余诊治。右乳下垂,呈长形,肿块为21×6×2.5厘米,质硬不坚、可活动。乳房皮肤呈橘色,乳头裂、有黑色分泌物溢出。舌、脉无异常。予以上方,内服方略有变化,外敷方不变。治疗一个月,乳肿块消去一半,乳头裂愈合。继治,共服药近2个月,乳肿块消失,乳房恢复原形。后追踪7年未见复发。

该案之所以消癌如此神速,除内服方外,其蟾蜍之外敷功是占有很重要要位,因为蟾蜍抗癌作用屡有报道。

(四)二甲消坚汤

组成:瓜蒌、牡蛎、鳖甲、夏枯草、蒲公英、海藻各16g,柴胡、连翘各9g。水煎服。

疗效:阎某,42岁。于4个月前发现右侧乳房内有硬结。内蒙古医学院附属医院及其他医院病理化验诊为乳腺腺病恶变,行手术切除。术后数月又发现左乳房亦发现硬结,胀痛,某院检查后劝其手术,患者拒绝手术,前来治疗。诊见面黄肌瘦,少气无力,纳谷少,性情急躁。舌质淡、脉缓。投上方,加黄芪42g,服6剂,症状减轻,但有便秘,继守方加元明粉6g(冲服),2剂后便秘除。继服二甲消坚汤25剂,肿块消失。访2年未复发。

二、乳腺癌患者饮食原则

(一)强调均衡营养,注重扶正补虚

乳腺癌患者"内虚"是疾病发生、发展过程中的主要矛盾。因虚而致癌,因癌而致虚,虚中夹实,以虚为本。食疗的目的是保证乳腺癌患者有足够的营养补充,提高机体的抗病能力,促进患者的康复,应以扶正补虚为总原则。故《内经》说:"谷肉果菜,食养尽之,无使过之,伤其正也。"在扶正补虚的总则指导下,对乳腺癌患者的食疗应做到营养化、多样化、均衡化。正如《内经》所云:"五谷为养,五果为助,五畜为益,五菜为充。"失之偏颇,则有害无益。

(二)熟悉性味归属,强调辨证施食

乳腺癌与其他疾病一样,患者都有阴阳偏胜、寒热虚实之不同。食物也

有寒热温凉、辛甘苦酸咸四气五味之别。热证宜寒凉，寒证宜温热；五味入口，各有所归，甘入脾，辛入肺，咸入肾，苦入心，酸入肝。辛味温散，如生姜、葱白；甘味和缓，如山药、芡实、饴糖；淡味渗利，如冬瓜、薏苡仁；酸味收涩，如乌梅、山楂；咸味软坚，如海藻、昆布、牡蛎等。

（三）选择抗癌食品，力求有针对性

药食同源，部分食品兼具食疗抗癌作用，可有针对性地选择应用。民间用其配丁香、柿蒂治疗食管癌、乳腺癌、肝癌等，实验已证实其对致癌病毒引起的小鼠移植性肿瘤有抑制作用。日常生活中的食物如大蒜、豆制品、绿茶等，也都是抗癌良药。另外，根据《美国流行病学期刊》最新发现，有乳腺癌家族史的中年妇女，尤其是早期发现乳腺癌后，在医生指导下适当服些今幸人参皂苷 RH2，山东省威海市宇王集团海洋生物工程有限公司生产的威海刺参经酶解为小分子的多肽——参乐汇海参液 1 次 1～2 支，一天 2～3 次，口服。对防治和康复很有益。

（四）宜多吃的食物

1. 宜多吃具有抗乳腺癌作用的食物，如海马、鲨、眼镜蛇肉、抹香鲸油、蟾蜍肉、蟹、赤、文蛤、牡蛎、玳瑁肉、海带、芦笋、石花菜。

2. 宜多吃具有增强免疫力、防止复发的食物，包括桑椹、猕猴桃、芦笋、南瓜、薏米、菜豆、山药、香菇、虾皮、蟹、青鱼、对虾、蛇。

3. 肿胀宜吃薏米、丝瓜、赤豆、芋艿、葡萄、荔枝、荸荠、鲫鱼、塘虱、鲛鱼、泥鳅、田螺。

4. 胀痛、乳头回缩宜吃茴香、葱花、虾、海龙、抹香油鲸、橘饼、柚子、鲨。

（五）忌食食物

1. 忌烟、酒、咖啡、可可。

2. 忌辛椒、姜、桂皮等辛辣刺激性食物。

3. 忌肥腻、油煎、霉变、腌制食物。

4. 忌发物。

三、临床治疗经验的总结

（一）早期乳腺癌保乳术与改良根治术的比较研究

乳腺癌对女性的身心健康造成了严重的影响，患者生存质量降低。早期乳腺癌保乳术和改良根治术等手术方法是当前治疗早期乳腺癌的主要方法。

本研究比较两种手术方法对早期乳腺癌患者的疗效，现报告如下。

1. 资料与方法

（1）一般资料　本院 2010 年 3 月至 11 月在乳腺外科住院手术的 172 例早期乳腺癌患者作为研究对象。年龄 25 ~ 66 岁，平均（36.4±5.2）岁。患者均经 B 超、钼靶 X 线、术后的病理组织学检查确诊为早期乳腺癌，且排除合并严重基础疾病和双侧乳腺癌的患者。

（2）研究分组　根据患者当时采用的手术方法分组，其中保乳手术患者 82 例，改良根治手术 90 例。保乳手术患者平均年龄为（38.2±6.0）岁，改良根治手术患者平均年龄为（35.3±7.1）岁。两组患者的年龄经统计学处理具有可比性。

（3）手术方法

①保乳手术组　保乳手术患者需满足以下条件：患者乳腺肿瘤的直径 <3cm，肿块距乳头 >3cm，且肿块与乳房的大小比例一定，没有腋窝淋巴结的肿大，病灶局限没有弥漫钙化，患者有保乳的需要。手术方法：首先，以肿瘤为中心选择放射状或沿乳晕切口，将距离肿瘤 3cm 以内的腺体根据肿瘤情况行乳腺段或乳腺小叶切除。之后，对切缘进行术中冰冻切片检查，若切缘检查为阳性，则表明肿瘤尚未切除干净，需要继续扩大范围进行乳腺的切除，直至切缘为阴性。腋下淋巴结清扫从腋静脉至背阔肌，术后防止引流管，缝合皮肤后加压包扎。

②改良根治术组　根据乳房大小及肿瘤所在部位选择合适的手术切口，横梭形或纵梭形切口。一般应距肿瘤边缘 3cm 以上做切口，皮肤切开后将皮瓣游离，自内下向外上分离出乳腺及深部的胸大肌筋膜，切至胸大肌外缘。解剖锁骨下血管，行腋窝胸大肌和胸小肌淋巴结的清扫术。术后冲洗创面，放置引流管，缝合皮肤，包扎切口和腋下。

（4）术后综合治疗：所有患者术后均常规进行放疗和化疗。放疗在手术后 1 ~ 5d 内进行。对于无腋窝淋巴结转移的患者，采用 45 ~ 50gy 的全乳照射剂量照射患侧乳腺及胸壁，对瘤体床追加 10 ~ 15gy 照射；对于有腋窝淋巴结转移的患者，

采用 50gy 剂量照射锁骨上下区，25gy 的剂量照射内乳。化疗采用 CMF 或 CAF 方案，3 周化疗 1 次，共行 6 个疗程。对于 ER（+）患者在化疗结束后进行内分泌治疗。

（5）、统计学方法　采用 SPSS 13.0 统计分析，计量资料采用（x±s）描述，用 $\chi 2$ 检验进行比较。P<0.05 表示差异有统计学意义。

2. 结果

（1）随访结果　术后进行 1 年随访，保乳手术组 80 例完成随访，2 例失访，失访率为 2.4%；改良根治术 86 例完成随访，4 例失访，失访率为 4.4%。两组失访率的比较，$\chi 2=0.26$，P=0.61>0.05。表明两组失访率没有差异。

（2）疗效：保乳术组患者随访 1 年后，生存 78 例，生存率为 97.50%（78/80），复发 6 例，复发率为 7.50%，转移 4 例，转移率为 5.00%；改良根治术患者随访 1 年后，生存 80 例，生存率为 93，02%（80/86），复发 2 例，复发率为 2.33%，转移 2 例，转移率为 2.33%。两组患者生存率比较，$\chi 2=0.91$，P=0.34；两组患者复发率比较，$\chi 2=1.21$，P=0.27；两组患者转移率比较，$\chi 2=0.43$，P=0.51。可见，保乳术和改良根治术后 1 年两组患者的生存率、复发率和转移率的差异没有统计学意义。

3. 讨论

当前，乳腺癌发病率呈现逐渐增多和年轻化的趋势。改良根治手术对患者美观有影响，成为多数年轻乳腺癌患者的一个重要烦恼。近年来随着患者对形体美的要求，保乳手术逐渐发展起来。Ronald 等指出，改良根治手术通过对乳房组织的切除达到根治的目的，但是影响了患者的形体美，不容易为患者接受；而保乳手术正适应了患者对美观的要求。

保乳手术适应了当前女性对美观的要求，但其手术疗效：如何呢？本文对保乳手术和改良根治术进行比较研究发现，两组患者治疗 1 年后的生存率、复发率和转移率的差异没有统计学意义。这与相关研究结果是一致的。可见，保乳手术能取得与改良根治手术类似的疗效，且满足形体美的要求，值得临床推广应用。

（二）乳腺癌改良根治术综合改进术式的研究

随着检测手段的提高，乳腺癌多能得到早期诊断，加上人们对生活质量要求的提高，手术范围日趋缩小，但乳腺癌改良根治术还是当今各级医院的常规方式。由于手术过程中操作技巧以及术前术后处理方式的不同，多种原因引起不同的并发症。我院对 92 例乳腺癌 Auchincloss 术式术前、后处理进行的综合改进，临床效果满意。

1. 临床资料

（1）一般资料　本组 92 例，均为女性，年龄 29～53 岁，中位年龄 41 岁，癌肿分布均为单侧。位于乳房中央 10 例，外上 52 例，内下 8 例，内上 6 例，外下 16 例。术前经病理证实为乳腺癌。对照组 56 例，因医师操作习惯不同，未予改进方式施术。

（2）方法：① 术前 1 周内单次小剂量辅助化疗；②取横行或斜行且避免弯向腋窝的切口；

（3）左侧乳腺癌采用从锁骨下、肋骨旁、肋缘上，右侧乳腺癌从肋缘上、胸骨旁、锁骨下的顺序切除乳房；

（4）使用西餐刀游离支瓣；

（5）保留肋间臂神经；

（6）术后使用特制弹力加压背心及负压引流；

（7）术后化疗或放疗。

对照组 56 例，因医师操作习惯不同，未予改进方式施术。

2. 结果

（1）病理类型　乳腺导管浸润癌 54 例，浸润性小叶癌 16 例，导管内癌 6 例，乳腺黏液腺癌 8 例，乳腺浸润癌部分腺癌 4 例，髓样癌 2 例，髓样癌伴大量淋巴结浸润 2 例。

（2）TNM 分期　Ⅰ期 69.57%（64/92），Ⅱ期 26.09%（24/92），Ⅲ期 4.35%（4/92）。腋淋巴结转移率 36.86%（34/92）；ER（＋）57.69%，ER（－）42.31%。

（3）治疗结果　对比 92 例改进方法施术者和对照组 56 例患者，结果经统计学处理。P<0.05 表示差异有统计学意义。

3. 讨论

（1）乳腺癌改良根治术的优点　术式对早中期乳腺癌既能彻底达到根治的目的，又能保持患侧上肢功能[1]，保留胸肌使术后外形饱满，而横行的 Stewar+ 切口或斜行的 orr 切口较纵行切口有良好的腋窝暴露，使淋巴结清扫容易，切口张力适中且位置较低，瘢痕不容易显露，需行乳房重建时尤为适用。本组病例包括乳房 4 个象限，最大肿块直径约 5cm，均能以横行切口施术。而不弯向腋窝的切口，可避免腋窝处的切口瘢痕压迫引起的上肢水肿。

（2）新辅助化疗　乳腺癌是一种全身性的疾病，即使是早期乳腺癌确诊时，体内也会存在高危微小转移病灶，术前新辅助化疗，可控制原发病灶，减少术后复发和播散。本组病例中有 2 例临床分期为Ⅲ期，通过术前化疗，肿块明显缩小，腋淋巴结也缩小、消失，为术中保留肋间臂神经创造了条件。

（3）不同顺序的乳房切除　施术者绝大多数习惯右手持刀，且由于癌肿位于左右侧乳房的不同，施术时常位于患者两侧，笔者体会到，不同顺序的乳房切除即顺时针方向的乳房切除，更利于术者有条不紊地对乳房进行切除，使操作更快捷。

（4）保留肋间臂神经　腋淋巴结清扫中切断肋间臂神经，将引起相应区域皮肤麻木、疼痛或腋窝无汗症。Temple 报道在 I 期乳腺癌腋淋巴结清扫中保留肋间神经 50 例，术后随访 3 ～ 5 年，无局部复发病例。郑镇本等也报道术中保留肋间臂神经 66 例，经随访无局部复发。我院在腋淋巴结无明显转移的乳腺癌患者腋淋巴结清扫中，保留肋间臂神经，术后患者上肢内侧及腋部皮肤感觉功能正常，术后生活质量得以明显提高。

（5）皮下积液及皮瓣坏死　术中止血不彻底，皮瓣张力大，术后包扎不可靠，引流不畅，及大面积使用电刀产生的电弧和高温对皮下血管网的破坏等，均是造成皮下积液及皮瓣坏死的重要原因。我院使用西餐刀游离皮瓣，术后充分引流并使用包绕腋窝及胸部的弹力背心均匀加压包扎，不但缩小皮瓣游离时间，还可明显减少皮下积液及皮瓣坏死，一旦发生积液，采用自积液处由上向下分断加压包扎多次抽液方法，使积液很快得以控制。

乳腺癌是一个综合因素全身性疾病，手术只是切除原发病灶，不能彻底清除微小转移存留在淋巴系统和血液中的癌细胞，加之术中由于创伤、牵拉、挤压均使癌细胞逸出扩散进入淋巴系统和循环中。因此早期化疗和放疗对预防手术后复发和转移具有重要意义。

在乳腺癌改良根治术的基础上，适当改进调整手术方式和操作技巧，并注重术前术后的处理方法，不但可达到根治美容的目的，还可以缩短手术时间、减少并发症，而且明显提高患者术后生活质量。

（三）论早期乳腺癌术后局部区域复发危险因素的疗效

乳腺癌是最常见的妇科恶性肿瘤之一，其发病率高居西方女性恶性肿瘤的首位。近年来乳腺癌发病率在我国呈快速上升趋势，严重威胁女性的健康。随着早期诊断和手术放疗等治疗手段的广泛应用，约 75% 的早期乳腺癌患者达到了较好的疗效：。但是由于早期乳腺癌术后 2 ～ 7 年内局部复发的概率较高，可直接导致部分患者治疗的失败。因此，积极寻找影响乳腺癌局部复发的相关因素是降低患者术后复发概率、改善患者效果的关键。放疗是通过射线照射来杀死癌细胞的常见临床治疗方法，与手术、化疗等配合使用可治疗提高癌症患者的治愈率，是术后治疗的重要辅助手段。

本文在以往研究基础上，探讨年龄等因素与早期乳腺癌术后局部复发之间的关系，明确影响早期乳腺癌术后局部区域复发（LRR）的风险因素，同时探讨术后放疗对早期乳腺癌 LRR 的意义，以期为乳腺癌的术后治疗提供指导意义。

1. 早期乳腺癌术后 LRR 相关危险因素

早期乳腺癌多年来备受关注，主要基于其较高的术后复发率。因此，明确影响 LRR 相关危险因素对术后治疗方案的选择等有重要指导意义，能够有效提高诊断率、患者生存率和生存年限。近年来，年龄、绝经水平、T 分期、原发肿瘤大小和象限、病理分级、脉管侵犯、淋巴结阳性个数、淋巴结清扫数目、阳性淋巴结转移比率、分子标志物水平与 LRR 之间的相关性受到广泛关注。

（1）年龄

研究认为年龄是影响早期乳腺癌局部复发的相关因素之一，年轻患者具有较高的局部复发风险，可能是由于其肿瘤更有侵袭性，且 S 期细胞比例相对更高，淋巴血管受侵危险性增加，ER（-）比例更多等从而导致局部复发风险升高。Voogd 等研究证实年龄 ≤ 35 岁乳腺癌患者的局部复发风险是 ≥ 60 岁患者的 9.24 倍。Truong 等 [7] 也证实了相似的研究结果，提示年轻患者具有相对较高的 LRR 水平。但是，部分研究认为年龄并不是局部复发的风险因素。Rapiti 等通过对年龄 ≤ 35 岁、36 ~ <50 岁及 50 ~ 69 岁三组进行分析，综合考虑患者的临床特征及治疗方式后认为年龄并不是一个独立的预后因素。因此，年龄是否影响患者术后的局部复发尚有待于进一步考证。

（2）绝经水平

近年来，大量研究证实妇女绝经水平与早期乳腺癌术后复发率呈现一定的相关性。Yates 等通过对 1065 例 1 ~ 3 个淋巴结阳性患者行多因素分析，提出绝经状态与胸壁局部复发率、远处转移率及特异性病死率相关，绝经后与绝经前患者比较，胸壁复发相对风险为 0.4。相似的研究表明，绝经前复发率约为绝经后的 3 倍，提示绝经前患者比绝经后患者有更高的局部复发率。

（3）T 分期、原发肿瘤大小及肿瘤部位

乳腺癌 T 分期是指按照原发癌瘤长径大小对疾病发展程度进行的分期，

与其预后息息相关。研究发现，与 T1 期早期乳腺癌患者相比，T2 期 4 年局部复发率约为前者的 3 倍。张玉晶等证实，早期乳腺癌根治术后 T1 期 5 年无局部复发生存率明显高于 T2 期，提示 T2 期患者局控率较差。

大量研究表明，原发肿瘤相对较小的患者局部复发率较低。Cheng 等认为肿瘤大小 ≥ 3cm 者局部复发风险为 <3cm 者的 5.04 倍；此外，Zhang 等通过对 126 例中危乳腺癌患者进行分析，结果表明肿瘤大小 ≥ 2.5cm 的局部复发率是 <2.5cm 的 15 倍。

此外，研究显示，肿瘤的部位也与术后复发有一定的相关性。与外象限者比较，肿瘤位于中央区 / 内象限者复发率较高，分别为 22% 和 14%，明显高于外象限复发率。

（4）病理分级及脉管侵犯情况

肿瘤病理上分Ⅰ、Ⅱ、Ⅲ级，有研究报道肿瘤病理分级是重要的预后因素，组织分级越高，越易诱发 LRR。Truong 等发现，病理分级Ⅲ级患者 5 年局部复发率明显高于病理分级Ⅰ、Ⅱ级患者。Truong 等证实，病理Ⅲ级患者 10 年 LRR 是病理Ⅰ、Ⅱ级患者的 3 倍。

脉管侵犯是恶性肿瘤常见的病理特征，被认为与多种肿瘤的预后相关。肿瘤通过侵犯淋巴管及血管形成微转移，并最终在远处形成临床可见的转移灶。单因素分析发现，早期乳腺癌有无脉管侵犯的 4 年局部复发率分别为 25.4% 和 7.9%，提示有脉管侵犯的早期乳腺癌患者相对无脉管侵犯者来说具有较高的局部复发率。

（5）淋巴结阳性个数、淋巴结清扫数目及阳性淋巴结转移比率

Wu 等认为在未行术后放疗组中，阳性淋巴结数目为 2 ～ 3 个者局部复发风险为 1 个者的 2.052 倍。Tai 等研究证实，阳性淋巴结为 1.2 的患者有相似的疾病特异性生存率，而阳性淋巴结为 3 的患者疾病特异性生存率相对较差。

腋窝淋巴结清扫和检测彻底程度影响对术后辅助治疗如放射治疗的选择，从而影响对预后的判断。研究显示腋窝淋巴结清扫数目 ≥ 10 个和 <10 个者比较，腋窝淋巴结清扫数目 <10 个的患者 LRR 率明显增高。

一些研究认为阳性淋巴结转移比率比淋巴结阳性个数能更好地预测早期乳腺癌患者局部复发。研究表明，腋窝淋巴结转移的情况是早期乳腺癌局部复发的重要预后指标，也是选择治疗方案的重要依据。

（6）分子标志物水平

随着乳腺癌分子生物学研究的发展，分子标志物在预后监测及指导临床用药中的作用日益重要。近期研究证实，分子标志物水平与早期乳腺癌术后局部区域复发呈现一定相关性。目前和乳腺癌局部及区域性复发相关的常见分子标志物包括：雌激素受体（estrogen receptor，ER）、孕激素受体（progesterone receptor，PR）、细胞增殖标记抗原 Ki67 和人表皮生长因子受体 2（human epidermal growth factor receptor2，Her2）等。

研究认为 ER（-）患者有较高的 LRR 风险。Nguyen 等也通过多因素分析证明，与 ER 阳性 HER-2 阴性（luminal A 型）相比，HER-2 过表达型发生局部复发的风险为 9.2 倍。Millar 等 [23] 依据 5 项生物学标志物（ER、PR、HER2.CK5/5.EGFR）对 498 例保乳术后联合放疗的乳腺癌患者进行分子分型分析，发现基底细胞型和 HER2 阳性的患者 LRR 率较高。因此，分子标志物水平可以作为术后预测局部及区域复发风险的指标。

2. 术后放疗对根治术治疗的意义

（1）研究发现早期乳腺癌根治术后辅助放疗能够有效提高患者的局部控制率，降低死亡的风险，一般选择的部位为胸壁和锁骨上淋巴结。MacDonald 等 [25] 回顾分析 238 例乳腺癌改良根治术后伴有 1～3 个淋巴结阳性患者，结果显示，术后放疗显着提高局部控制率及无病生存率。Cosar 等证实与未接受术后放疗患者相比，接受术后放疗患者的局部控制率及生存率明显提高。乔学英等对 434 例乳腺癌患者的临床资料进行回顾性分析，发现术后放疗不仅能够提高 T1～T2N1 期乳腺癌患者的局控率、无病生存率，还可提高患者的总生存率。

（2）术后放疗对保乳治疗的意义

20 世纪 80 年代以来，保乳术式得以广泛开展。早期乳腺癌研究协作组（early breast cancer trialists collaborative group，EBCTCG）的研究表明，乳腺保留手术后的放射治疗可以明显降低淋巴结阴性和阳性患者的 15 年病死率。金冶宁等也证实乳腺癌保乳术后放疗能够有效降低术后复发率，减少术后并发症。

综上所述，患者年龄或月经状况、T 分期、原发肿瘤大小和象限、病理分级、脉管侵犯、淋巴结阳性个数、淋巴结清扫数目、阳性淋巴结转移比率、分子标志物水平等因素与早期乳腺癌患者术后局部及区域复发息息相关。此外，与单独依靠保乳治疗或根治术治疗相比，结合术后辅助放疗能够显着提高改良根治术后患者的局部控制率、总生存率及无病生存率,明显降低 LRR 率。因此,辅助术后放射疗法对早期乳腺癌患者术后治疗具有重大意义。

(四)探讨乳腺癌改良根治术后创面采用不同引流包扎方式的效果分析

乳腺癌是女性乳房常见的肿瘤,乳腺癌改良根治术后发生皮下积液和皮瓣坏死历来是外科临床的一个难题。我院普外科 2007 年 2 月—2007 年 9 月对 78 例女性乳腺癌患者乳腺癌改良根治术后采取"双管引流+持续负压吸引",与同期乳腺癌改良根治术后采取的传统"单管引流+加压包扎"的对照组 78 例患者进行比较,现报告如下。

1. 临床资料

(1)一般资料

两组患者:乳腺癌改良根治术后采取"双管引流+持续负压吸引"的患者共 78 人,均为女性,年龄 30 ~ 67 岁,平均(486±6.8)岁,体重 44 ~ 69kg,平均(52.7±8.9)k g,均行乳腺癌改良根治术。两组患者的年龄、体重和手术方式比较,均无差异(P>0.05)。

(2)方法

行乳腺癌改良根治术时,双管引流+持续负压吸引组的患者在缝皮前自术区外下至腋窝顶部及术区内下至内上方胸骨旁各置橡皮引流管一根,沿途多剪几个侧孔,缝合皮肤后吸成负压,创面于腋窝、锁骨下区分别用柔软纱布填充,最后纱布垫敷盖伤口,胸带适度包扎,无须绷带和大量纱布垫加压包扎固定,术后引流管接中心负压吸收,持续负压吸引 5 ~ 7 d,压力 –300 ~ 500mmHg,引流量少于每日 20ml 后拔管,术后 5d 换药。单管引流+加压包扎组的患者在缝皮前只于腋窝处旋转引流管 1 根,皮瓣及切口用绷带和大量纱布垫加压包扎,术后引流管接引流袋,引流量少于每日 20ml 后拔管,术后 5d 换药。

2. 结果

传统单管引流+加压包扎组发生皮下积液者占 71.79%,改进后双管引流+持续负压吸引组发生皮下积液者 7 例,占 8.97%。传统单管引流+加压包扎组发生皮瓣坏死者占 10.26%,改进后双管引流+持续负压吸引组发生皮瓣坏死者仅 2 例,占 2.56%。见表 11–1。

表 11 –1 术后两组患者临床观察比较

组 别	例数	皮下积液例数	发生率（%）	皮瓣坏死例数	发生率（%）
改良组	78	7	8.97	2	2.56
传统组	78	56	71.79	8	10.26

3.讨论

乳腺癌当前的治疗方针是尽早实行手术，并辅以其他综合治疗方案。主要的手术方式为乳腺癌改良根治术，术后影响患者创面愈合的因素是多方面的，其术后的皮下积液和皮瓣坏死是外科临床的常见术后并发症，会导致患者延长住院时间并影响辅助治疗的及时进行。

我院多年来一直采用"单管引流＋加压包扎"引流方式，术后皮下积液及皮瓣坏死发生率均较高，从精神上、身体上及经济上加重了患者的负担。据本院以往的病例统计，皮下积液发生率60%～75%，皮瓣坏死发生率为13%～23%。皮下积液的原因主要为淋巴漏、皮下脂肪组织液化坏死、引流管放置不当导致引流不畅、过早拔除引流管、过早的大范围活动患侧肩关节等，而皮瓣坏死是由于皮瓣分离过薄或薄厚不均、缝合张力包扎压力过大、电刀使用不当、引流放置不妥造成局部血运障碍所致。而术后引流包扎的方式的选择与皮下积液、皮瓣坏死、皮片愈合的好坏有较为密切的关系。

乳腺癌术后不同的包扎引流方式可以产生不同的效果，"单管引流＋加压包扎"方式容易导致引流不畅及包扎压力过大引起局部血运障碍，而采取"双管引流＋持续负压吸引"，不仅可以使积液更充分引流，使积液发生率显著降低，且可以减少对皮瓣的压迫，使皮瓣坏死几近消失，同时可以减轻患者的痛苦。但采取"双管引流＋持续负压吸引"需要注意以下几点：①引流管径要足够大，管壁不能太软，侧孔要多；②术后要注意保持引流管的通畅，保持持续负压吸引；③要观察皮肤粘贴情况，尤其是腋窝和锁骨下窝，因创口缝合后皮片会有一定的张力，皮肤难以粘贴紧密，因此在该处要重点进行加压包扎，用柔软纱布充填于腋窝和皮瓣上适当加压包扎；④术后3～7d再开始大范围的活动患侧肩关节，避免过早活动导致皮瓣与创面分离；⑤拔管时注意其上方用纱布跟随挤压原置管处的皮肤，将残存在窦道的皮下液化物挤出来，以预防感染。

综上所述，通过对乳腺癌改良根治术后采取"双管引流＋持续负压吸引"和"单管引流＋加压包扎"的患者进行比较，改善术后引流包扎的方式，可以减少皮下积液、皮瓣坏死等并发症的发生，同时也减少患者胸部的胸闷、憋气、潮热等不适，减少因绷带过紧造成皮肤擦伤、压伤的可能，提高患者的术后生活质量。

（五）三维心理护理在腹壁下动脉穿支皮瓣乳房再造患者治疗中的应用

乳腺癌是危害女性健康的主要恶性肿瘤之一，现阶段，外科治疗乳腺癌的有效方法是乳房切除根治术，术后患者出现了焦虑、抑郁、自卑等自我形象紊乱问题，给患者身体和精神上带来巨大痛苦。随着生活水平的提高，这类患者对自己身体的关注程度越来越高，DIEP乳房再造术也越来越多的被接受。但由于患癌症，精神创伤大，所以接受乳房再造手术时思想包袱沉重。DIEP皮瓣乳房再造术为目前最为理想的手术方法[1]，术中需要运用显微外科技术进行动静脉吻合，而术后任何的情绪变化都会影响移植物的血运，增加手术风险，所以自2009年开始我院对乳癌术后患者进行三维式的心理护理，即增加了接受再造手术的人数，提高了患者满意度，又减少了术后并发症的发生。现将护理方法报道如下。

1. 临床资料

本组96例乳腺癌患者，年龄24～59岁。均进行了乳腺癌根治、乳房切除术。其中通过有效沟通，接受DIEP乳房再造手术的78例，均获得满意效果。

2. 心理护理

（1）患者心理支持建立信任的护患关系：乳癌根治术后患者多表现焦虑、抑郁、无助感。因此术后应对患者进行的专业的指导、关心和安慰，告知目前乳房切除后有利的治疗方法。可拉近与患者间的距离，使患者对医护人员产生信任感和依赖感，消除不良情绪，积极配合治疗。住院期间多接触、多交流，出院后通过电话访视、来院复诊的时候，再次向患者介绍再造手术的方法、必要性和成功的可靠性，从而增加其对手术的渴望，有利于更好的配合手术。

（2）针对患者负面心理的干预：针对焦虑，主要是采用认知行为疗法，介绍手术的相关知识及成功案例，提供正确信息，使患者能够熟悉将要进行的手术步骤，帮助患者明确治疗的发展及进程，经历与预期一致的体验，以降低对治疗的不确定感；并教会自我放松的方法，例如：腹式深呼吸，以缓解心理压力，减轻症状；针对抑郁，主要是利用理性情绪疗法，帮助患者认识到其认知过程中所存在的自我贬低的思维方式并逐渐改变，根据个体情况，尽量让患者生活自理，增加自我效能感。

（3）DIEP 皮瓣乳房再造术后心理支持：DIEP 皮瓣乳房再造术属于游离皮瓣移植术，术后移植物的血运畅通尤为重要，任何的情绪的变化都会引起血管危象，使手术风险增加，因此，术后指导患者保持良好的心理状态，护士及家属及时有效沟通。通过在术前、术后及随访中，与其本人及家属，以医生和护士为沟通主体对其进行心理疏导。

3. 结果

本组患者 96 例，接受 DIEP 乳房再造者 78 例，手术效果满意，心理状态良好。

4. 结论

三维心理护理在 DIEP 皮瓣乳房再造治疗中起着辅助作用，对于患者的生活状态及术后康复有巨大影响，值得临床推广应用。

（六）乳腺癌手术护理措施与健康教育

乳房疾病是妇女常见病，包括急性乳腺炎、乳腺囊性增生病、乳腺纤维腺瘤、乳管内乳头状瘤、乳腺癌等，其中乳腺癌的发病率占妇女恶性肿瘤的第一或第二位。

1. 心理护理

术前患者心理问题主要表现有恐惧和焦虑，包括对肿瘤及手术的恐惧，担心身体形象改变，继而产生焦虑情绪。建立良好的护患关系，加强患者对护理人员的信任；创造舒适安静的治疗环境，教患者采用放松疗法，认真做好术前教育，向患者及家属耐心解释手术的重要性及必要性，取得患者的配合；请乳腺癌康复的患者与其面对面坦率地交谈，或访问与其病情、年龄等背景相同的术后恢复良好者，均可有效减轻患者的焦虑和恐惧；术后则要继续给予患者及家属心理上的支持。鼓励患者表述手术创伤对自己今后角色的影响，表达对其同情心，提供自我形象改善的措施或方法。鼓励夫妻双方坦诚相待，诱导正向观念，正确面对现状。

2. 术前护理

（1）术前教育：在进行行术前教育过程中，医护人员应根据患者理解和接受程度恰当介绍麻醉及手术过程，术前、术后应遵循的注意事项如疼痛的控制及术后胸部和患肢手臂感觉的改变等知识。通过以上这些干预方式，将患者的注意力集中到治疗与护理活动中来，有助于其消除疑虑和恐惧，积极配合医护人员工作。

（2）皮肤准备：对切除范围大、考虑植皮的患者，需要做好供皮区的皮肤准备。

（3）饮食：鼓励患者进食高蛋白、高能量、富含维生素的食物，为术后创面早日愈合创造条件。

（4）其他：因术后胸部绷带包扎过紧，应鼓励患者锻炼腹式呼吸；讲解术后早期活动的意义。

3. 术后护理

（1）体位和饮食：患者术后全身麻醉清醒后取半卧位，有利于呼吸和引流。全身麻醉清醒后可正常进食。

（2）负压引流管护理：乳房切除后，皮瓣下常规放置负压引流管，以及时引流皮瓣下的渗液和积血，使皮瓣紧贴创面，避免坏死、感染，促进愈合。①保持引流管通畅：勿使引流管受压、扭曲、打折或脱出。每小时挤压引流管，保持有效的负压。②观察引流液的颜色及引流量：发现问题及时处理。引流液量每天少于10ml，创面与皮肤紧贴即可考虑拔除引流管，引流管拔除时间一般为术后5～7天。③若发现局部积液、皮瓣不能紧贴胸壁且有波动感，应及时报告医师，可在严格消毒后抽液并局部加压包扎。

（3）观察上肢血液循环：手术部位用绷带加压包扎，使皮瓣紧贴创面，松紧度适宜，以维持正常血运为宜。观察上肢远端血液循环，若患侧皮肤呈青紫色伴皮肤温度降低、脉搏不能扪及，提示腋部血管受压，应及时调整绷带的松紧度；若绷带松脱，应及时加压包扎。

（4）改善呼吸困难：胸部加压包扎使患者因胸部压迫而感到呼吸不畅。麻醉苏醒，生命体征平稳后可改半卧位，嘱患者试用腹式呼吸和缩唇呼吸，以减轻胸部压力，改善呼吸状况。必要时可给予持续低流量吸氧。

（5）患侧上肢护理：患侧腋窝淋巴结切除后上肢淋巴液回流不畅、加压包扎、头静脉包扎、腋静脉栓塞、局部积液或感染等因素均可导致患侧上肢肿胀，故术后忌经患侧上肢测血压、抽血、注射、输液等。指导患者自我保护患侧上肢：平卧时用两垫枕抬高患侧上肢，下床活动时用吊带托扶，需他人扶持时只能扶健侧，以防腋窝皮瓣滑动而影响愈合；按摩患侧上肢或进行握拳、屈、伸肘运动，以促进淋巴回流；如发生轻度或中度淋巴水肿，应抬高手臂休息，沿淋巴走向自下而上轻推以帮助淋巴回流。加强手臂功能恢复训练，戴弹力袖套（日戴夜脱）。重度淋巴水肿时，戴弹力袖套，同时，进行物理治疗。如手臂变红或异常硬，或水肿严重时，应考虑有感染发生，及时告知医生。

（6）指导患者做上肢功能锻炼：为减少或避免术后残疾，鼓励和协助患者早期开始患侧上肢的功能锻炼。功能锻炼不能超前或滞后，因为过早活动影响伤口愈合，滞后锻炼则影响肩关节功能的恢复。行保留乳房的乳腺癌切除术术后功能锻炼可不遵循下图规则，术后第一天即可下地活动，进行伸指、握拳、屈腕和屈肘等运动锻炼手、腕部及肘关节的功能，术后 3 ~ 5 天，可进行肩部抬高运动，如手指爬墙运动、自行梳理头发等，但要注意逐渐递增幅度，量力而行。

指导患者继续进行患侧上肢功能锻炼：如上肢旋转运动、扩胸运动等。避免负重，术后 3 个月内避免做劳累的活动，避免提、推、拉过重的物品，避免从事重体力劳动或较剧烈的体育活动。术后患者衣着不可过紧，以免影响血液循环。

（7）定期复查，坚持服药：治疗完成后 2 ~ 3 年内每 3 个月复查 1 次，以后半年 1 次，5 年后可酌情每年复查 1 次；抗癌药要坚持服用。如需服他莫昔芬片（三苯氧胺），要遵医嘱持续服用 3 ~ 5 年，告知患者他莫昔芬可抑制肿瘤细胞生长，不可擅自停药。观察药物治疗的副作用，若患者出现食欲不振、外阴瘙痒、不规则子宫出血等严重不良反应，要及时就诊。

（8）遵医嘱按时做放疗、化疗：放疗期间需要保持照射野皮肤的清洁、干燥，防止溃烂和感染，如发现放射性皮炎，及时就诊。化疗期间需要定期复查血常规、肝功能，一旦出现骨髓抑制，需暂停放疗、化疗。

（9）指导患者改善自我形象：①鼓励患者佩戴义乳，佩戴义乳可减少因不对称姿势而导致的颈痛及肩臂疼痛，有助于纠正斜肩、保持平衡、预防颈椎倾斜、恢复良好体态，同时具有保护胸部的作用，并能增强自信心。②选择义乳以及如何佩戴需请专业人员指导，不宜过大或太重，一般在康复 1 年后佩戴。③对乳腺癌根治术者，术后 3 个月可行乳房再造术，但有肿瘤转移或乳腺炎者，严禁假体植入。

（10）性生活的恢复是正常生活恢复的一项重要内容：患者家属或性伴侣的主要顾虑有两点，一是怕传染，二是怕对患者造成伤害，影响其治疗和预后。在对患者进行教育时可请家属一同参加，告知患者乳腺癌不传染，正常、适度的性生活不仅对患者没有伤害，还能巩固夫妻双方关系；伤口愈合后即可恢复性生活；术后五年应避免妊娠，不要服用避孕药。

（11）定期行乳腺自我检查，包括健侧和患侧（方法同乳房纤维腺瘤自查方法）：每年 X 线摄片检查一次，以便早期发现复发征象。乳腺癌患者的姐妹和女儿属发生乳腺癌的高危人群，应加强自查，定期体检。

（12）加强营养，坚持运动，保持乐观情绪：应进低脂、高蛋白、富含维生素的均衡饮食，保持理想体重。选择一项适合自己并能终生坚持的有氧运动。研究表明，均衡饮食、有氧运动及乐观情绪可增强人体免疫系统，有效减轻精神压力，改善睡眠，缓解由癌症及治疗引起的疲劳症状，从而增强人体的抗病能力。并应经常食用易吸收的参乐汇海参液。1～2 支 / 次，2～3 次 / 日。

4. 结果

乳腺癌患者进行手术前、后护理，保证手术顺利进行，预防并发症的发生。

5. 结论

对乳腺癌患者进行手术前护理可使患者对手术配合度更高，保证手术顺利进行，手术后护理可以预防并发症的发生。

（七）乳腺癌患者手术期护理讨论

临床表明，乳腺癌患者由于治疗特殊性，在治疗过程中配合以全面有效的护理干预是提高手术疗效：和预后的关键。本文旨在分析乳腺癌患者围手术期护理措施和护理效果，特收集我院 2011 年 3 月 –2013 年 3 月期间诊治的 86 例乳腺癌患者进行分组试验，现报道如下。

1. 一般资料与方法

（1）一般资料

收集我院 2012 年 2 月～2014 年 3 月期间诊治的 172 例乳腺癌患者，将患者随机分为试验组和对照组，每组各 86 名，试验组中最大年龄为 67 岁，最小年龄为 25 岁，平均年龄（50.24±12.22）岁，其中有 56 例为实施改良根治手术，30 例为根治术；对照组中最大年龄为 68 岁，最小年龄为 23 岁，平均年龄（49.37±11.32）岁，其中有 54 例为实施改良根治手术，32 例为根治术。两组患者年龄、性别、手术类型等各项基本资料基本相同，差异无统计学意义（P>0.05）。

（2）护理方法

对照组患者采用常规护理模式，试验组在对照组的基础上实施围手术期护理，具体措施为：

a. 术前护理

（1）心理护理和健康教育，应根据患者的病情状况、心里特点、性格特征等方面选择合适的交流方式对患者实施心理护理，加强与患者的沟通交流，消除患者心理的焦虑、紧张情绪，同时要对患者进行健康教育，客观的为患者讲解病情及治疗的相关信息。

（2）日常护理，叮嘱患者在日常生活中多休息、多饮水，保持充分的睡眠和营养供给。

（3）术前准备，根据规范进行常规辅助检查，观察乳房情况，做好乳头等处的清洁工作。

b. 术后护理

（1）体位护理，完成手术后患者叮嘱保持平卧或半卧，将患者上肢放置在功能位置，肘关节轻微屈曲或自由放置，以枕头支持前臂和手，让手和前臂的高度保持与前胸壁同样的高度或者略高于前胸壁，以此确保负压引流保持顺畅，防止发生皮下积血积液以及上肢水肿等并发症发生。护理人员要密切观察患者的皮瓣温度、颜色等是否存在异常。

（2）病情观察和引流管护理，监测患者的生命体征，详细准确记录引流液的颜色、性状、数量等等。

（3）功能锻炼，护理人员要根据患者的病情状况和体质状况为患者制定相应的运动方案，并监督患者积极坚持锻炼。比如可以采用活动肘关节和手腕部，包括伸指、握拳和屈腕屈肘等等，每天至少锻炼五次，每次锻炼十遍，并根据患者的承受能力逐渐将活动强度增大。

2. 效果判定标准

对两组患者的康复情况以及护理前后的生活质量进行分析对比。其中，生活质量采用简易生活质量测评表进行评估，主要包括患者的躯体功能、心理状态、物质生活、活动功能。通过设计相关的题目，采用四级评分，一分为最差，四分为最好，最后统计总分，总分越高，表示患者的生活质量越好。

3. 数据处理

数据以 SPSS18.0 软件分析，以（ ）表示计量资料，比较经 t 检验；以率（%）表示计数资料，比较经 $\chi 2$ 检验，以 $P<0.05$ 为差异有统计学意义。

4. 结果

研究结果显示，试验组患者护理前生活质量评分为（25.76±5.32）分，护理后为（73.15±6.12）分；对照组患者护理前生活质量评分为（26.21±5.23）分，护理后为（53.35±5.12）分，两组患者治疗前生活质量评分比较无明显差异（P>0.05），经治疗后均得到明显改善（P<0.05），且试验组改善水平明显优于对照组（P<0.05）。同时，试验组康复情况亦显著优于对照组（P<0.05）。具体情况见表11-2。

表 11-2 两组患者的康复对比情况

组别	例数	睡眠障碍	肩关节运动障碍	排尿困难	负面情绪	患侧水肿
对照组	86	34	14	22	58	18
试验组	86	6	2	4	8	4
X^2		12.77	4.96	7.34	30.73	5.11
P		P<0.05	P<0.05	P<0.05	P<0.05	P<0.05

5.结论

临床研究表明，乳腺癌患者在治疗过程中由于负面心理因素、治疗特点、疾病刺激等因素容易对治疗依从性产生影响，从而影响到疗效；和预后，对患者采取全面有效的护理干预就显得尤为必要。由本次研究可以看出，对乳腺癌患者实施围手术期护理具有良好的临床疗效，能有效促进生活质量改善，值得在临床应用上推广。

第五节 乳腺癌并发症

1.乳腺癌患者少数在早期可有不同程度的触痛或乳头溢液。乳腺癌肿块生长速度比较迅速。乳房可有"橘皮样"改变，肿瘤表面皮肤凹陷，乳头偏向肿瘤所在的方向，乳头内陷等。而到乳腺癌晚期通过淋巴转移和远处转移可以并发其他一系列的症状。

2.乳腺癌患者到中晚期可出现"肿瘤食欲不振—恶病质综合征"。食欲不振既是恶病质的原因，又是恶病质的临床表现。可出现食欲不振、厌食、消瘦、乏力、贫血及发热等症状，严重者可引发生命危险。

3.乳腺癌后期可出现淋巴转移，同侧腋窝淋巴结肿大，而且肿大的淋巴结数目不断增多，互相粘连成团，少数患者可以出现对侧腋窝淋巴转移。乳腺癌后期还可以出现远处转移，乳腺癌会转移到肺部，出现胸痛、胸水、气促等症状。脊椎转移可以出现患处剧痛甚至截瘫等，肝转移可以出现黄疸、肝肿大等。

乳腺癌的并发症多数是癌症中晚期出现，患者身体状况比较差，疾病比较严重。需要积极控制癌细胞的扩散。

第六节 乳腺癌预防

一、发病因素

（一）发病因素

虽然乳腺癌病因学复杂，发病机制尚未真正了解，但一些病因学的研究，流行病学调查分析表明，一些相关因素与乳腺癌的发病有关：

1. 家族史与乳腺癌有一定的相关性。

2. 生殖因素：由于乳腺细胞受体内激素水平周期性变化以及妊娠体内激素水平的升高而发生生理性的增生改变，因而乳腺癌的发生与初潮年龄、停经年龄、月经周期、产次和有无哺乳史、婚姻状况有关。

3. 性激素水平也是影响乳腺癌的发病原因之一，研究表明，小于 20 岁的女性发生乳腺癌是十分罕见的，而小于 30 岁的妇女也不常见此病，从 35 岁起乳腺癌发病率逐年上升，在 45 ~ 50 岁之间增长略趋平缓，以后又陡直上升，外源性雌激素摄入将大大增加乳腺癌发生率。

4. 营养饮食，脂肪高热量饮食，饮酒使乳腺癌危险性增加。

5. 既往有乳腺良性肿瘤史，其他因素包括放射线、病毒、化学刺激及某些疾病。

（二）定期体检：

欲使乳腺癌对广大妇女健康的威胁降至最低限度，首先要进行病因预防，主要针对上述病因和增强机体抗病能力方面的措施，乳腺癌的危险因素某些是不可避免的，如月经、生育史等，但是有许多因素是人为的，通过对饮食方面的调整，如减少过量热量摄入，尽量避免暴露于电离辐射的范围内等均可降低乳腺癌的危险性。其次要进行普查，特别是对有上述危险因素的人群进行普查，乳腺癌的普查原则，即用简便易行的，无或小创伤的检测手段对无症状妇女群体进行检测以期发现癌前病变或早期乳腺癌，降低其死亡率或提高治疗后患者的生存质量。建议：

1. 大于 18 岁的女性，每月 1 次乳房自我检查。

2. 18 ~ 40 岁妇女每 3 年接受医生检查 1 次。

3. 大于 40 岁的女性，每年接受医生检查 1 次。

4. 30 ~ 35 岁妇女需 1 次乳房 X 线检查作为日后对照的根据。

5. 小于 50 岁的女性，根据个体具体情况，咨询医生是否需行乳房 X 线检查。有乳腺癌家庭史和个人史的应咨询医生乳房 X 线检查的频率。

6. 大于 50 岁的女性，每年 1 次乳房 X 线检查。

美国华盛顿大学医院（Washington University School of Medicine）和赛特癌症中心（Sitenman Cancer Center）的研究人员研制出乳腺癌疫苗–乳腺球蛋白–A 的蛋白质。乳腺球蛋白–A 在癌症免疫疗法中备受关注，因为它经常在乳腺癌中出现，并且分泌量很高。这种抗癌疫苗能够激活 T 细胞识别乳腺球蛋白–A，使其把肿瘤细胞识别为外来物，从而攻击细胞。疫苗产生的免疫反应可以作为其他癌症疗法的被补充，或作为高危人群的预防措施。

更年期妇女在接受激素替代疗法时，同时服用大量的雌激素和孕激素会增加患乳腺癌风险。但法国科学家的一项最新研究显示，妇女在服用雌激素时，如果只辅以很少量的孕激素，患乳腺癌的几率较前一种方式小了许多。沙普隆同时指出，那些已经摘除子宫并仅采用雌激素替代疗法的中草药老年女性，乳腺癌患病率非常小，甚至几率为零。

乳房自我触诊法为应用各指掌面触摸，手指并拢放平，动作轻柔，切忌重按或抓摸，一般先由乳房内侧开始，自上而下随后把左臂放下，再触摸外上方、外下方及乳晕、腋窝，触摸两侧乳房外上方感觉有无肿块、腺体增厚或其他异常改变，因为外上方发生肿瘤的机会或较多，如发现肿物，应及时就诊，以便早期

二、预防

从乳腺癌的预防可以考虑以下几个方面：

1. 建立良好的生活方式，调整好生活节奏，保持心情舒畅。

2. 坚持体育锻炼，积极参加社交活动，避免和减少精神、心理紧张因素，

保持心态平和。

3. 养成良好的饮食习惯。婴幼儿时期注意营养均衡，提倡母乳喂养；儿童发育期减少摄入过量的高蛋白和低纤维饮食；青春期不要大量摄入脂肪和动物蛋白，加强身体锻炼；绝经后控制总热量的摄入，避免肥胖。平时养成不过量摄入肉类、煎蛋、黄油、奶酪、甜食等饮食习惯，少食腌、熏、炸、烤食品，增加食用新鲜蔬菜、水果、维生素、胡萝卜素、橄榄油、鱼、豆类制品等。可经常食用参乐汇海参液 1 ～ 2 支 / 次，2 ～ 3 次 / 天。

4. 积极治疗乳腺疾病。

5. 不乱用外源性雌激素。

6. 不长期过量饮酒。

7. 在乳腺癌高危人群中开展药物性预防。美国国立癌症中心负责开展了三苯氧胺与雷洛昔芬等药物预防乳腺癌的探索性研究。

建议女性朋友了解一些乳腺疾病的科普知识，掌握乳腺自我检查方法，养成定期乳腺自查习惯，积极参加乳腺癌筛查，防患于未然。

附录一：

中国抗癌协会乳腺癌诊治指南与规范（2015 版）

（中国抗癌协会乳腺癌专业委员会）

1. 乳腺癌筛查指南

2. 常规乳腺 X 线检查和报告规范（附录Ⅱ）

3. 乳腺超声检查和报告规范（附录Ⅲ）

4. 常规乳腺 MRI 检查和报告规范（附录Ⅳ）

5. 影像引导下的乳腺组织学活检指南

6. 乳腺癌术后病理诊断报告规范

7. 浸润性乳腺癌保乳治疗临床指南

8. 乳腺癌前哨淋巴结活检临床指南

9. 乳腺癌全乳切除术后放射治疗临床指南

10. 乳腺癌全身治疗指南

11. 乳腺癌患者康复治疗共识

12. 乳房重建与整形临床指南

13. 乳腺原位（内）癌治疗指南

14. HER-2 阳性乳腺癌临床诊疗专家共识

15. 乳腺癌局部和区域淋巴结复发诊治指南

16. 乳腺癌骨转移的临床诊疗指南

1. 乳腺癌筛查指南

1.1　乳腺癌筛查的定义、目的以及分类

(1) 肿瘤筛查，或称作普查，是针对无症状人群的一种防癌措施，而针对有症状人群的医学检查称作诊断。

(2) 乳腺癌筛查是通过有效、简便、经济的乳腺检查措施，对无症状妇女开展筛查，以期早期发现、早期诊断以及早期治疗。其最终目的是要降低人群乳腺癌的死亡率。

(3) 筛查分为机会性筛查（opportunistic screening）和群体筛查（mass screening）。机会性筛查是妇女个体主动或自愿到提供乳腺筛查的医疗机构进行相关检查；群体筛查是社区或单位实体有组织地为适龄妇女提供乳腺检查。

1.2　妇女参加乳腺癌筛查的起始年龄

(1) 机会性筛查一般建议 40 岁开始，但对于一些乳腺癌高危人群（附录Ⅰ）可将筛查起始年龄提前到 20 岁。

(2) 群体筛查国内暂无推荐年龄，国际上推荐 40 ~ 50 岁开始，目前国内开展的群体筛查采用的年龄均属于研究或探索性质，缺乏严格随机对照研究的不同年龄成本效益分析数据。

1.3　用于乳腺癌筛查的措施

1.3.1　乳腺 X 线检查

(1) 乳腺 X 线检查对降低 40 岁以上妇女乳腺癌死亡率的作用已经得到了国内外大多数学者的认可。

(2) 建议每侧乳房常规应摄 2 个体位，即头足轴（CC）位和侧斜（MLO）位。

(3) 乳腺 X 线影像应经过 2 位以上专业放射科医师独立阅片。

(4) 乳腺 X 线筛查对 40 岁以上亚洲妇女准确性高；但乳腺 X 线对年轻致密乳腺组织穿透力差，故一般不建议对 40 岁以下、无明确乳腺癌高危因素或临床体检未发现异常的妇女进行乳腺 X 线检查。

(5) 常规乳腺 X 线检查的射线剂量低，不会危害妇女健康，但正常女性无需短期内反复进行乳腺 X 线检查。

1.3.2　乳腺临床体检

(1) 乳腺临床体检单独作为乳腺癌筛查的方法效果不肯定，尚无证据显示该方法可以提高乳腺癌早期诊断率和降低死亡率。

(2) 一般建议将体检作为乳腺癌筛查的联合检查措施，可能弥补乳腺 X 线筛查的遗漏。

1.3.3 乳腺自我检查

(1) 乳腺自我检查不能提高乳腺癌早期诊断检出率和降低死亡率。

(2) 由于可以提高妇女的防癌意识，故仍鼓励基层医务工作者向妇女传授每月 1 次乳腺自我检查的方法，建议绝经前妇女应选择月经来潮后 7 ~ 14d 进行。

1.3.4 乳腺超声检查

可以作为乳腺 X 线筛查的联合检查措施或乳腺 X 线筛查结果为美国放射学会的乳腺影像报告和数据系统（breast imaging reporting and data system，BI-RADS）0 类者的补充检查措施。鉴于中国人乳腺癌发病高峰较靠前，绝经前患者比例高，乳腺相对致密，超声可作为乳腺筛查的辅助手段。

1.3.5 乳腺磁共振（MRI）检查

(1) MRI 检查可作为乳腺 X 线检查、乳腺临床体检或乳腺超声检查发现的疑似病例的补充检查措施。

(2) 对设备要求高，价格昂贵，检查费时，需静脉注射增强剂。

(3) 可与乳腺 X 线联合用于某些乳腺癌高危人群的乳腺癌筛查。

1.3.6 其他检查

目前的证据不支持近红外线扫描、核素扫描、导管灌洗、血氧检测等检查作为乳腺癌筛查方法。

1.4 一般人群妇女乳腺癌筛查指南

1.4.1 20 ~ 39 岁

不推荐对非高危人群进行乳腺筛查。

1.4.2 40 ~ 49 岁

(1) 适合机会性筛查。

(2) 每年 1 次乳腺 X 线检查。

(3) 推荐与临床体检联合。

(4) 对致密型乳腺（腺体为 c 型或 d 型）推荐与 B 超检查联合。

1.4.3 50 ~ 69 岁

(1) 适合机会性筛查和人群普查。

(2) 每 1 ~ 2 年 1 次乳腺 X 线检查。

(3) 推荐与临床体检联合。

(4) 对致密型乳腺推荐与 B 超检查联合。

1.4.4　70 岁或以上

(1) 适合机会性筛查。

(2) 每 2 年 1 次乳腺 X 线检查。

(3) 推荐与临床体检联合。

(4) 对致密型乳腺推荐与 B 超检查联合。

1.5　乳腺癌高危人群筛查意见

~ ~ 40 岁），筛查间期推荐每年 1 次，筛查手段除了应用一般人群常用的临床体检、彩超和乳腺 X 线检查之外，还可以应用 MRI 等新的影像学手段。

1.6　乳腺癌高危人群的定义

(1) 有明显的乳腺癌遗传倾向者（附录Ⅰ）。

(2) 既往有乳腺导管或小叶中、重度不典型增生或小叶原位癌（lobular carcinoma in situ，LCIS）患者。

(3) 既往行胸部放疗。

2. 常规乳腺 X 线检查和报告规范

2.1　乳腺 X 线检查技术规范

2.1.1　投照前准备工作

医技人员耐心向被检查者解释拍片过程以及拍片时夹板压迫乳房给被检查者带来的不适，使之放松，从而使受检者理解并予以配合。

2.1.2　常规投照体位

正确摆位是获得高质量乳腺 X 线片的基础。乳腺 X 线摄片的常规投照体位为双侧内外 MLO 位及 CC 位。一张好的 MLO 位片显示如下：乳房被推向前上，乳腺实质充分展开。胸大肌可见，较松弛，下缘达乳头水平。乳头在切线位。部分腹壁包括在片中，但与下部乳腺分开，绝大部分乳腺实质显示在片中。一张好的 CC 位片显示如下：乳房在片子的中央，乳头切线位，小部分胸大肌可见，内侧乳腺组织充分显示，外侧乳腺组织可能不包括在片中。

2.1.3　补充投照体位和投照技术

对于 MLO 位及 CC 位显示不良或未包全的乳腺实质，可以根据病灶位置的不同选择以下体位予以补充：外内侧（LM）位、内外侧（ML）位、内侧头足轴（MCC）位、外侧头足轴（LCC）位、尾叶（CLEO）位及乳沟位。为了进一步评价在以上常规摄影中显示出的异常改变，可采用一些特殊摄影技术。其可在任何投照位上进行，包括局部加压摄影、放大摄影或局部加压放大摄影。目的是使病灶得以更好地显示而明确病变性质。

2.2 诊断报告规范

参照美国放射学会的 BI-RADS 分类标准，描述乳腺内肿块和钙化等异常表现的 X 线征象。

2.2.1 肿块

在两个相互垂直（或近似垂直）的投照位置上均能见到的有一定轮廓的占位性病变，仅在 1 个投照位置上见到，在其被确定具有三维占位特征之前，应称为"不对称"。X 线所见肿块并不一定与临床所触诊的肿块完全一致。X 线图像上所发现的肿块，临床不一定能够触及（因病灶太小、质软或腺体重叠形成伪影）；临床所触及的肿块，X 线图像上亦可能因为患者乳腺实质丰富而未能显示。部分患者肿块周边伴有浸润和水肿，触诊常比 X 线图像所显示的肿块范围要大。肿块的描述包括边缘、形态和密度 3 个方面，其中肿块的边缘征象对判断肿块的性质最为重要。

2.2.1.1 肿块边缘描述

(1) 清楚：超过 75% 的肿块边界与周围正常组织分界清晰、锐利。

(2) 遮蔽：超过 25% 的肿块边界被邻近的正常组织遮盖而无法对其作进一步判断。

(3) 小分叶：肿块边缘呈小波浪状改变。

(4) 模糊：边缘与周边组织分界不清，但并非被周边正常组织遮盖所致。

(5) 星芒状：从肿块边缘发出放射状线影。

2.2.1.2 肿块形态描述

肿块形态描述包括圆形、卵圆形和不规则形。

2.2.1.3 肿块密度的描述

以肿块与其周围相同体积的乳腺组织相比分为高、等、低（不含脂肪）和含脂肪密度 4 种。大多数乳腺癌呈高密度或等密度，极少数可呈低密度。

2.2.2 钙化

对钙化的描述从类型和分布两方面进行。

2.2.2.1 类型

类型分为典型的良性钙化和可疑钙化。良性钙化可不描述，但当这些钙化可能会引起临床医生误解时，这些良性钙化需要描述。

(1) 典型的良性钙化有以下多种表现 ① 皮肤钙化（粗大、典型者呈中心透亮改变）；② 血管钙化（管状或轨道状）；③ 粗糙或爆米花样钙化（直径大于 2.0mm，多为退变的纤维腺瘤）；④ 粗棒状钙化（连续呈棒杆状，偶可呈分支状，直径通常大于 0.5mm，沿导管分布，聚向乳头，常为双侧乳腺分布，多见于分泌性病变，常见于 60 岁以上的妇女）；⑤ 圆形（直径大于等于 0.5mm）和点状钙化（直径小于 0.5mm）；⑥ 环形 695 钙化（壁厚小于 1mm，常见于脂肪坏死或囊肿；壁厚大于 1.0mm，可见于油脂性囊肿或单纯性囊肿）；⑦ 钙乳样钙化（为囊肿内钙化，在 CC 位表现不明显，为绒毛状或不定形状，在 90° 侧位上边界明确，根据囊肿形态的不同而表现为半月形、新月形、曲线形或线形，形态随体位而发生变化是这类钙化的特点）；⑧ 缝线钙化（由于钙质沉积在缝线材料上所致，尤其在放疗后常见，典型者为线形或管形，绳结样改变常可见到）；⑨ 营养不良性钙化（常出现于放疗后、外伤后乳腺、自体脂肪移植整形术后，钙化形态不规则，大多大于 0.5mm，呈中空状改变）。

(2) 可疑钙化 ① 不定形钙化：小而模糊，双侧、弥漫分布多为良性表现，段样、线样及成簇分布时需提示临床进一步活检。其恶性的 PPV 为 20%，BI-RADS 分类应为 4B。② 粗糙不均质钙化：钙化多介于 0.5 ~ 1.0mm 之间，比营养不良性钙化小些，多有融合，形态不规则可能为恶性表现，也可能出现在纤维腺瘤、外伤后及纤维化的乳腺内。大量、双侧成簇的粗糙不均质钙化，也有可能是良性的。单处集群分布有恶性的可能，其恶性的 PPV 约为 15%，BI-RADS 分类应为 4B。③ 细小多形性钙化：比无定形钙化更可疑，缺乏细的线样颗粒，大小形态不一，直径小于 0.5mm，其恶性的 PPV 约为 29%，BI-RADS 分类应为 4B。④ 细线样或细线样分支状钙化：表现为细而不规则线样钙化，直径小于 0.5mm，常不连续，有时也可见分支状，提示钙化是由于被乳腺癌侵犯在导管腔内形成，其恶性的 PPV 约为 70%，BI-RADS 分类应为 4C。

2.2.2.2 钙化分布

(1) 散在分布：钙化随意分散在整个乳腺。双侧、散在分布的点样钙化和不定形钙化多为良性钙化。

(2) 区域状分布：指较大范围内（大于 2cm³）分布的钙化，与导管走形不一致，常超过 1 个象限的范围，这种钙化分布的性质需结合钙化类型综合考虑。

（3）集群分布：指至少有 5 枚钙化占据在 1 个较小的空间内（小于 $2cm^3$），良性、可疑钙化都可以有这样的表现。

（4）线样分布：钙化排列成线形，可见分支点，提示来源于 1 个导管，多为可疑钙化。

（5）段样分布：常提示病变来源于 1 个导管及其分支，也可能发生在 1 叶或 1 个段叶上的多灶性癌。段样分布的钙化，恶性的可能性会增加，比如点状和无定形钙化。尽管良性分泌性病变也会有段样分布的钙化，但如果钙化的形态不是特征性良性时，首先考虑其为可疑钙化。

2.2.3 结构扭曲

结构扭曲是指正常结构被扭曲但无明确的肿块可见，包括从一点发出的放射状影和局灶性收缩，或者在实质的边缘扭曲。结构扭曲也可以是一种伴随征象，可为肿块、不对称致密或钙化的伴随征象。如果没有局部的手术和外伤史，结构扭曲可能是恶性或放射状瘢痕的征象，应提请临床考虑活检。

2.2.4 对称性征象

2.2.4.1 不对称

仅在一个投照位置上可见的纤维腺体组织，80% 可能是伪影或正常组织的重叠所致。

2.2.4.2 球形不对称

较大范围腺体量的不对称，至少达 1 个象限，不伴有其他征象，多为正常变异。但当与临床触及的异常相吻合时，则可能有意义。

2.2.4.3 局灶性不对称

2 个投照位置均显示且表现相仿，但缺少真性肿块特有的外凸边缘改变，常为内凹，较球形不对称范围小。它可能代表的是 1 个正常的腺体岛（尤其当其中含有脂肪时）。但在缺乏特征性的良性征象时，往往需要对其作进一步检查，由此可能会显示 1 个真性肿块或明显的结构扭曲改变。

2.2.4.4 进展性不对称

新发，增大的或比以前更明显的局灶性不对称。约 15% 的进展性不对称被证实是恶性的，其恶性的 PPV 为 12.8%。进展性不对称，除非有特征性的良性改变，都需要进一步的影像评估和活检。

2.2.5 乳腺内淋巴结

乳腺内淋巴结典型表现为肾形，肉眼可见淋巴结门脂肪所致的透亮切迹，常小于 1cm。当淋巴结较大，但其大部分为脂肪替代时，仍为良性改变。可以是多个，也可能是 1 个淋巴结由于明显的脂肪替代看上去像多个圆形结节影。对于乳腺外上部的特征性改变可以做出正确诊断。偶尔也可出现在其他区域，多与静脉伴行。

2.2.6　皮肤病变

皮肤病变投照在乳腺组织内，尤其是两个投照体位都有显示的时候，应该在评估报告中提及。摄片的技术员应该在皮肤病变处放一个不透 X 线的标志。

2.2.7　单侧导管扩张

管状或分支样结构可能代表扩张或增粗的导管。虽然少见，即使不同时伴有其他可疑的临床或影像征象，其恶性的 PPV 约为 10%［常见于不含钙化的导管原位癌（ductal carcinoma in situ，DCIS）］。

2.2.8　合并征象

合并征象包括皮肤凹陷、乳头凹陷回缩、皮肤增厚、小梁结构增粗、腋窝淋巴结肿大、结构扭曲和钙化等。

2.3　病灶的定位

1 个明确的病灶必须是三维立体的存在于乳腺内，这需要病灶在 2 个投照位上均被看到而得以证实，尤其在 2 个相互垂直的投照位均显示时则更精确。需要明确 4 点。① 哪一侧乳腺：左侧、右侧或双侧。② 部位：根据钟面和象限两者结合定位。象限定位包括外上象限、外下象限、内上象限和内下象限 4 个区域。12 点钟为正上方，6 点钟为正下方，3 点钟或 9 点钟可以是外侧或内侧（根据左、右侧乳腺的不同）。另外，还有 3 个区域不要求钟面定位，即乳晕下区、中央区和尾叶区。③ 深度：根据与胸壁的平行分成前 1/3. 中 1/3. 后 1/3. 乳晕下、中央区和尾叶区不要求深度定位。④ 距离乳头的距离。

2.4　乳腺 X 线报告的组成

应包括病史、检查目的、投照体位、乳腺分型、任何重要的影像发现及与既往检查片对比，最后是评估类别和建议。报告措辞应当简洁，使用术语词典里的标准词汇。应清楚描述任何 1 个有意义的发现，如有前片，则描写有无变化，最有意义的是新发现的病灶。如果同时有超声和乳腺 MRI 的检查，应该在报告中提及。

2.4.1　检查目的

对本次检查做一个简单的说明，如对无症状妇女的筛查、筛查后的回召检查、评估临床发现或随访等。

2.4.2 乳腺分型

乳腺分型是对整个乳腺构成的简明描述，有助于判断 X 线诊断的可靠程度，即病灶隐藏在正常乳腺组织中的可能性。对 X 线致密型乳腺，X 线片对小病灶的检出能力随着乳腺腺体致密的程度上升而下降。可分为 4 型。① a型：脂肪型，乳腺组织几乎完全被脂肪组织所替代。② b 型：乳腺组织内有散在的纤维腺体。③ c 型：乳腺组织呈密度不均匀增高，很有可能遮蔽小肿块。④ d 型：致密型，乳腺组织非常致密，会降低乳腺 X 线检查的敏感性。

2.4.3 清晰的描述任何重要的发现

(1)肿块:大小，形态（形状、边缘），密度，伴随的钙化，其他伴随征象，定位。

(2)钙化：形态（典型良性或可疑钙化），分布，伴随征象，定位。

(3)结构扭曲：伴随钙化，其他伴随征象，定位。

(4)不对称征象：伴随钙化，其他伴随征象，定位。

(5)乳内淋巴结：定位。

(6)皮肤病变：定位。

(7)单个扩张的导管：定位。

2.4.4 与前片比较

2.4.5 评估分类

应给每 1 个病变作完整的分类和评估，常用的是 BI-RADS 分类法。

2.4.5.1 评估是不完全的

BI-RADS 0：需要召回（recall）补充其他影像检查，进一步评估或与前片比较。常在普查情况下应用，作为最终诊断仅用于需要对比前片的情况。推荐的其他影像检查方法包括局部加压摄影、放大摄影、特殊投照体位和超声等。在我国，一些妇女乳腺脂肪较少，实质丰富，乳腺组织缺乏自然对比，可采用其他影像学方法（如超声、MRI）进一步检查，也可将其归为 0 类。

2.4.5.2 评估是完全的—最后分类

(1) BI-RADS 1。阴性，无异常发现。乳腺是对称的，无肿块、结构扭曲和可疑钙化可见。恶性的可能性为 0%。

(2) BI-RADS 2。也是"正常"的评价结果，但有良性发现，如钙化的纤维腺瘤，皮肤钙化，金属异物（活检或术后的金属夹）；含脂肪的病变（积乳囊肿、积油囊肿、脂肪瘤及混合密度的错构瘤）等。乳腺内淋巴结、血管钙化、植入体以及符合手术部位的结构扭曲等亦归为此类。总体而言，并无恶性的X线征象。恶性的可能性为0%。

（3）BI-RADS 3。只用于几乎可能确定的良性病变。有很高的良性可能性，放射科医生期望此病变在短期（小于1年，一般为6个月）随访中稳定或缩小来证实他的判断。这一类的恶性可能性介于0%～2%之间。包括不可触及的边缘清楚的无钙化的肿块、局灶性不对称、孤立集群分布的点状钙化。对3类的常规处理为首先X线摄片短期随访（一般为6个月），6个月后再常规随访12个月至2年以上，经过连续2～3年的稳定可将原先的3类判读（可能良性）定为2类判读（良性）。如果短期随访后病灶缩小或消失，可以直接改判为2类或1类，随后常规随访。

（4）BI-RADS 4。广泛运用于绝大部分需要介入性诊断的影像发现。其恶性的可能性介于2%～95%之间。可再继续分成4A、4B、4C。① 4A：其恶性的可能性介于2%～10%之间，包括一组介入手段干预但恶性可能性较低的病变。对活检或细胞学检查为良性的结果比较可以信赖，可以常规随访或半年后随访。此类病变包括一些可触及的、部分边缘清楚的实性肿块，如超声提示的纤维腺瘤、可扪及的复杂囊肿或可疑脓肿。② 4B：其恶性的可能性介于10%～50%之间。需要对病理结果和影像表现严格对照，良性病理结果的决策取决于影像和病理对照的一致性。如果病理结果和影像学表现符合，且病理结果为具有排他性的典型良性病变，如纤维腺瘤、脂肪坏死、肉芽肿性炎等，则可进行观察；如穿刺病理诊断结果为乳头状瘤、不典型增生等，进一步的切除活检是必须的。③ 4C：更进一步怀疑为恶性，但还未达到5类那样典型的一组病变。其恶性的可能性介于50%～95%之间。此类中包括边界不清、形态不规则的实性肿块或新出现的微细线样钙化。此类病理结果往往是恶性的。对于病理结果为良性的病例，需要与病理科协商，做进一步的分析。

（5）BI-RADS 5。高度怀疑恶性（几乎肯定的恶性），临床应采取适当措施。这一类病变的恶性可能性大于等于95%。常为形态不规则星芒状边缘的高密度肿块、段样和线样分布的细小线样和分支状钙化、不规则星芒状肿块伴多形性钙化。

（6）BI-RADS 6。已活检证实为恶性，应采取积极的治疗措施。用来描述活检已证实为恶性的影像评估。主要是评价先前活检后的影像改变，或监测手术前新辅助化疗的影像改变。根据 BI-RADS 的描述，BI-RADS 6 不适合用来对恶性病灶完全切除（肿块切除术）后的随访。手术后没有肿瘤残留不需要再切的病例，其最终的评估应该是 BI-RADS 3（可能良性）或 2（良性）；与活检不在一个区域的可疑恶性病变应单独评估。其最终的评估应该是 BI-RADS 4（可疑恶性）或 5（高度提示恶性），可建议活检或手术干预。

3. 乳腺超声检查和报告规范

3.1 超声检查的仪器

常规的检查采用彩色多普勒超声仪的实时线阵高频探头，探头频率为 7.5 ~ 10MHz，有条件可用到 10 ~ 15MHz，但对于乳腺组织过厚或有假体时，可适当降低探头频率。超声探头和频率的选择原则是在保证足够探查深度的前提下，尽量提高频率，从而保证超声图像的分辨力。

3.2 超声检查的方法

检查前一般无需特殊准备，有乳头溢液者最好不要将液体挤出。根据需要，患者取仰卧或侧卧位。如果患者自觉特殊体位有肿块的感觉，可以让患者采用特殊体位进行超声检查，如直立或坐位等。检查时患侧手臂尽量上抬外展，充分暴露乳房及腋下，探头直接放在乳房表面，对乳头、乳晕及乳房外上、外下、内上、内下 4 个象限进行全面扫查，次序可由操作者自行确定，扫查方式包括放射状、反放射状、旋转式和平行移动等，可根据检查者的习惯选择。注意检查范围全面，不要漏检，同时应检查腋下淋巴结情况。

3.3 超声检查的程序

3.3.1 基本要求

检查时应先对乳腺及周围组织进行全面的常规二维超声检查，然后对发现病灶的区域进行重点的二维超声检查，检查的内容包括：病灶的位置、大小或范围的测定，边界、边缘、形状、内部及后方回声、钙化及周围组织包括皮肤，胸肌及韧带等结构的变化等。病灶的大小或范围的测量应该选取其具最长径线的切面进行两条互相垂直的最长径线即第一及第二径线的测量，然后在与此切面垂直的具有最长径线切面上进行第三个径线的测量。测量时，病灶边界清晰时按照边界测量，肿块边界模糊时，应该根据肿块的最大边缘部分或周边的声晕测量。在二维声像图的基础上应辅助彩色及能量多普勒超声检查，观察彩色血流的走向及分布并在多普勒频谱上测量各种血流参数。仪器条件允许的话，可采用三维重建成像、弹性成像和造影增强对比成像等技术辅助诊断，并测量相应的参数，观察病灶和乳腺组织的硬度变化、空间关系和血管分布。

3.3.2　图像的存储

图像的存储内容应该包括：患者的姓名、年龄、性别和诊疗记录号码（门诊号或住院号，超声登记号），设备名称和检查条件标识。体位标记包括：乳腺的方位（左或右），病灶的位置，包括距乳头中央的距离、钟面形式的标记、显示病灶时的探头切面标识。病灶图像存储至少应记录 2 个以上有特征的不同方向切面，应尽量完整存储记录病灶各种超声特点的声像图，如：钙化、血流、能量图、多普勒频谱、弹性成像、三维重建及造影增强对比成像等，必要时可存储动态图像。对于超声检查没有异常的乳腺，可以仅存储各象限的放射状切面的声像图以表明对患者做过全面的超声检查。

3.3.3　报告书写

以上各项检查结果及所测参数均应在超声报告中加以详细描述，最后综合各种检查结果得出超声的诊断结论，包括：乳腺正常或异常的判断，如有异常的局灶性病变应明确病灶的物理性质，对应的诊断分类（参照 BI-RADS），相应的处理建议（在分类中默认），并尽可能做出合理的病理性质诊断。

3.4　超声诊断报告的规范

为了使超声报告既个体化又标准化，首先对超声报告中的描述性语言进行统一定义。

3.4.1　乳腺超声的回声模式

个体乳腺的超声在声像图的表现上存在差异，因此，通常将自身皮下脂肪组织回声定义为中等回声，没有回声定义为无回声，有回声的与脂肪组织回声对比，按照回声的强弱分别定义为弱回声、低回声、中等回声、高回声及强回声。

3.4.2　正常的乳腺组织声像图表现

正常乳腺的声像图由浅入深依次为：① 皮肤：呈带状高回声，厚 2 ~ 3mm，边缘光滑整齐。② 浅筋膜和皮下脂肪：浅筋膜
呈线状高回声，脂肪组织呈低回声，由条索状高回声分隔，边界欠清。③ 乳腺腺体：因人而异，厚薄不一，老年人可萎缩仅 3mm，腺体呈等回声带

夹杂有低回声，排列较整齐。腺体与皮肤间有三角形的中强回声韧带，称为库柏（Copper）韧带，其后方回声可衰减。④ 深筋膜：筋膜呈线状高回声，光滑整齐，筋膜间脂肪呈低回声。⑤ 胸肌及肋骨：胸肌为梭形的均质低回声区，肋骨为弧形强回声，其后方衰减为声影。整体的乳腺超声表现有均匀和不均匀2种：均匀的乳腺在声像图上表现为连续一致的脂肪、韧带、纤维及腺体组织回声，从乳头、乳晕至周边组织腺体逐渐变薄；不均匀的乳腺可以表现为局部性或者弥漫性，声像图表现为腺体不规律的增厚、回声的增强或减弱等。

3.4.3　异常的乳腺组织声像图表现

乳腺的异常应从不同的切面上全面观察以排除正常的组织及结构，如脂肪组织和肋骨等，局灶性的病变声像图表现需按照以下征象描述。

3.4.3.1　肿块

3.4.3.1.1　形状

声像图上病灶的外形，分为规则和不规则。

(1)规则：包括圆形、椭圆形或分叶状等有规律可循的外形。

(2)不规则：所有没有规律可循的外形。

3.4.3.1.2　纵横比

病灶最长轴和与之垂直的最长短轴的比值关系。

(1)饱满：所谓病灶外形饱满或长短轴比例小于2：1，甚至接近于1。

(2)不饱满：所谓病灶外形不饱满或长短轴比例大于2：1。

3.4.3.1.3　边界

病灶与周围组织交界的部分在声像图上的表现。

(1)清晰：病灶与周围组织间有明确的界限，包括包膜、声晕，定义为边界清晰。

(2)不清晰：病灶与周围组织间没有明确的界限定义为不清晰。同一病灶可部分边界清晰，部分边界不清晰。

3.4.3.1.4　边缘

病灶明确的边缘部分在声像图上的表现。

(1)光整。病灶的边缘光滑整齐，可以有2～3个大的光滑波折。

(2)不光整。病灶的边缘不光滑不整齐，分为3种模式。① 小叶：病灶的边缘有较多短小的弧形波纹，呈扇贝状。② 成角：病灶的边缘部分有尖锐的转角，通常形成锐角，类似蟹足，故亦可称蟹足状。③ 毛刺：病灶的边缘有锐利的放射状线条样表现。

同一病灶的边缘可并存上述多种表现。

3.4.3.1.5　回声模式

病灶的内部回声，按照前述乳腺超声回声模式定义，内部回声可以是单一的，也可以是多种回声复合的，其分布的表现可以分为 2 种。

(1) 均匀：病灶内部回声为分布均匀的单一回声，分为无回声、弱回声、低回声、中等回声、高回声及强回声。

(2) 不均匀：病灶内部回声为分布不均匀单一回声或几种混合的回声。

3.4.3.1.6　后方回声

病灶后方回声是对比周围同等深度的正常组织出现的声像图特征，其代表了病灶在声学传导方面的特性。

(1) 增强：病灶后方回声高于周围同等深度的正常组织，表现为病灶后方回声增强。

(2) 不变：病灶后方回声与周围同等深度的正常组织相同，表现为病灶后方回声无增强或无衰减。

(3) 衰减：病灶后方的回声弱于周围同等深度的正常组织，表现为病灶后方为低回声或无回声，后者即声影。

(4) 混合：部分病灶后方回声有不止一种的表现，说明肿块内部成分的不均匀性。

3.4.3.2　周围组织

部分病灶对周围组织的影响在声像图上的表现。

(1) 皮肤及皮下脂肪组织层水肿增厚：局部或者弥漫的皮肤及皮下脂肪组织的增厚，回声增强，皮下脂肪组织层内可见条带状的扩张淋巴管回声。

(2) 皮肤凹陷、高低不平：皮肤表面高低不平，出现局限性的或多处皮肤表面凹陷。

(3) 病灶周围组织水肿：病灶周围组织增厚，回声增强。

(4) 结构扭曲：病灶引起周围正常解剖层次结构的扭曲或连续性中断，包括病灶处皮肤、浅筋膜层、腺体层、深筋膜层及胸肌层的改变。

(5) Cooper 韧带改变：韧带牵拉或者增厚。

(6) 导管：腺体内导管内径的异常扩张或导管走向的扭曲。

3.4.3.3　钙化

乳腺腺体或病灶内显示的强回声称为钙化，一般认为大于 0.5mm 的钙化属于粗大钙化，大钙化可能会伴有声影，小于 0.5mm 的钙化属于小钙化。乳腺组织中的孤立或散在的钙化因为腺体内纤维结缔组织的关系有时难以鉴别。钙化的形态可呈泥沙状、颗粒状、短段状或弧形等，钙化的分布可为单一、成堆、成簇、散在或弥漫等。

3.4.3.4 血管评估

(1) 病变区域没有明显的血流信号。

(2) 病变区域与周围腺体内血流信号相似。

(3) 病变区域有明显增加的血流信号。

3.4.4 彩色超声检查

彩色超声用于检测腺体组织及病灶内血管的检查。病灶的血管分布是一项特征性的分析指标，通常对比对侧的相同区域或者同侧乳房的正常区域。彩色及能量多普勒超声检查会受到各种因素的影响：如血流速度较低、彩色多普勒的灵敏度设定等，探头施压可以使小血管特别是静脉闭塞，因此检查时应避免用力，囊肿内无血流（加压会出现血流伪像）。良性病灶内血流一般较少，恶性病灶内部及周边的血流可以明显增多，且走向杂乱无序，部分病灶有由周边穿入的特征性血流。除对血流形态学的观察，还应对血流的各项多普勒参数进行测定。诊断意义除阻力指数（resistanc index，RI）外其他的参数多存在争议，一般恶性病变的 RI>0.70。

3.4.5 其他相关技术

可以根据检查的需要进行相关技术选择。

3.4.5.1 三维成像

乳腺病灶的三维超声最大的作用不是对病灶的三维重建，而是对病灶冠状面的观察，此切面二维超声无法观测得到。恶性病灶在冠状面上的最大发现是类似于二维图像上病灶边缘出现"结构断裂"现象，表现类似于星星或太阳及周边的光芒，国内外不同学者称为汇聚征或者太阳征。

3.4.5.2 弹性成像

弹性成像是针对不同组织的弹性差别进行的，一般认为恶性肿瘤中的组织大部分硬度较高。由于目前各厂家仪器的不同设定，弹性成像未能形成统一的诊断标准。

3.4.5.3 造影增强对比成像

造影增强对比成像在乳腺中的应用受到探头频率、造影剂谐振及病灶血管生长等因素的影响，目前没有很成熟的标准。

3.5 乳腺超声评估分类

超声对病灶特征描述的专业术语要有统一的规范标准。超声描述的专业术语需要体现对病灶良恶性的判断和分类的影响，且对多个特征指标进行综合分析优于单个指标的判断。随着超声技术的发展，相应的专业术语内涵也将会有所改变。本指南分类标准参照2013年美国放射学会的BI-RADS，并结合我国的实际情况制定了以下分类标准。

(1) 评估是不完全的。

BI-RADS 0：需要其他影像学检查（如乳腺X线检查或MRI等）进一步评估。

在多数情况下，超声检查可对乳腺进行全面评估。当超声作为初次检查时，下列情况则需要进一步做其他检查：① 超声检查乳腺内有明显的病灶而其超声特征又不足以做出评价，此时必须借助乳腺X线检查或MRI；② 临床有阳性体征，如触及肿块、浆液性溢液或乳头溢血、乳腺癌术后以及放疗后瘢痕需要明确是否复发等，超声检查无异常发现，也必须借助乳腺X线检查或MRI对乳腺进行评估。

(2) 评估是完全的——最后分类。

BI-RADS 1：阴性。

临床上无阳性体征，超声影像未见异常，如：无肿块、无结构扭曲、无皮肤增厚及无微钙化等。

BI-RADS 2：良性病灶。

基本上可以排除恶性病变。根据年龄及临床表现可行6～12个月随诊。如单纯囊肿、乳腺假体、脂肪瘤、乳腺内淋巴结（也可以归类1类）、多次复查图像无变化的良性病灶术后改变、有记录的经过多次检查影像变化不大的结节可能为纤维腺瘤等。

BI-RADS 3：可能良性病灶。

建议短期（3～6个月）复查及其他进一步检查。

根据乳腺X线检查积累的临床经验，超声发现明确的典型良性超声特征（实性椭圆形、边界清、平行于皮肤生长的肿块）病灶，很大可能是乳腺纤维腺瘤，它的恶性危险性应该小于2%，如同时得到临床、乳腺X线检查或MRI

的印证更佳。新发现的纤维腺瘤、囊性腺病、瘤样增生结节（属不确定类）、未扪及的多发复杂囊肿、病理明确的乳腺炎症及恶性病变的术后早期随访都可归于该类。

BI-RADS 4：可疑的恶性病灶。

此级病灶的恶性可能性 2% ~ 95%。评估 4 类即建议组织病理学检查：细针抽吸细胞学检查、空芯针穿刺活检、手术活检提供细胞学或组织病理学诊断。超声声像图上表现不完全符合良性病变或有恶性特征均归于该类。目前可将其划分为 4A、4B 及 4C。4A 类更倾向于良性可能，不能肯定的纤维腺瘤、有乳头溢液或溢血的导管内病灶及不能明确的乳腺炎症都可归于该类，此类恶性符合率为 2% ~ 10%；4B 类难以根据声像图来明确良恶性，此类恶性符合率为 10% ~ 50%；4C 类提示恶性可能性较高，此类恶性符合率为 50% ~ 95%。

BI-RADS 5：高度可能恶性，应积极采取适当的诊断及处理措施。

超声声像图恶性特征明显的病灶归于此类，其恶性可能性大于等于 95%，应开始进行积极的治疗，经皮穿刺活检（通常是影像引导下的空芯针穿刺活检）或手术治疗。

BI-RADS 6：已经活检证实为恶性。此类用于活检已证实为恶性，但还未进行治疗的影像评估。主要是评价先前活检后的影像改变，或监测手术前新辅助化疗的影像改变。

3.6 乳腺超声报告的组成

报告用词应当具体而简洁，使用不加修饰的术语；各项术语的定义、阐释性用语不需出现在报告中；报告内容应当尽量详细，包含全部标准的描述；数据测量应该遵守前述规范，其包括下列内容。

3.6.1 患者信息的记录

患者信息的记录包括姓名、年龄和医疗号码等。

3.6.2 双侧乳腺组织总体声像图描述

按乳腺回声组成情况，分为三种类型：均质的脂肪组织回声、均质的纤维腺体回声和混杂回声。

3.6.3 有意义的异常及病灶的声像图描述

3.6.3.1 记录病灶一般信息

记录病灶所在侧、位置（需要一致的和可以重复的系统定位，诸如钟表定位、距乳头的皮肤距离）和大小（至少两个径线，大者最好3个径线），同性质的病灶较多时可选取较大及有特征的病灶测量，没有必要测量所有病灶。

3.6.3.2 病灶声像图的描述

应按照 BI-RADS 分类内容标准逐一进行，包括病灶的外形、边界、边缘、内部及后方回声、周围组织、病灶及周围的钙化、血流以及各种特殊技术所见的各项特征，尽量用术语描述，并尽量注意保持与后面的病灶诊断和分类的一致性。

3.6.3.3 结论

结论部分包括乳腺正常或异常，发现病灶的物理性质，对应的诊断分类，相应的处理建议（在分类中默认），如可能尽量做出适当的临床病理诊断。

3.6.3.4 病灶存储

病灶应当储存两个垂直切面以上的声像图，声像图上有完整的各种条件及位置标识。

3.7 报告范例

超声描述：左乳头上方（2点，距乳头10mm处）腺体表面探及弱回声，大小为 8mm×6mm，边界清楚，边缘光整，形态规则，内部见散在强回声，后方声影不明显，彩色超声未见明显异常血流信号。

超声提示：双乳增生伴左乳实质占位（BI-RADS 3），可能为良性病变，建议短期随防或复查。

4. 常规乳腺 MRI 检查和报告规范

4.1 乳腺 MRI 检查适应证

4.1.1 乳腺癌的诊断

当乳腺 X 线摄影或超声影像检查不能确定病变性质时，可以考虑采用 MRI 进一步检查。

4.1.2 乳腺癌的分期

由于 MRI 对浸润性乳腺癌的高敏感性，有助于发现其他影像学检查所不能发现的多灶病变和多中心病变，有助于显示和评价癌肿对胸肌筋膜、胸大肌、前锯肌以及肋间肌的浸润等。在制定外科手术计划之前，考虑保乳治疗时可进行乳腺增强 MRI 检查。

4.1.3 新辅助化疗疗效的评估

对于确诊乳腺癌进行新辅助化疗的患者，在化疗前、化疗中及化疗结束时 MRI 检查有助于对病变化疗反应性的评估，对化疗后残余病变范围的判断。

4.1.4　腋窝淋巴结转移，原发灶不明者

对于腋窝转移性淋巴结，而临床检查、X 线摄影及超声都未能明确原发灶时，MRI 有助于发现乳房内隐匿的癌灶，确定位置和范围，以便进一步治疗，MRI 阴性检查结果可以帮助排除乳房内原发灶，避免不必要的全乳切除。

4.1.5　保乳术后复发的监测

对于乳腺癌保乳手术（包括成形术）后，临床检查、乳腺 X 线摄影或超声检查不能确定是否有复发的患者，MRI 有助于鉴别肿瘤复发和术后瘢痕。

4.1.6　乳房成形术后随访

对于乳房假体植入术后乳腺 X 线摄影评估困难者，MRI 有助于乳腺癌的诊断和植入假体完整性的评价。

4.1.7　高危人群筛查

MRI 在易发生乳腺癌的高危人群中能发现临床、乳腺 X 线摄影、超声检查阴性的乳腺癌。

4.1.8　MRI 引导下的穿刺活检

MRI 引导下的穿刺活检适用于仅在 MRI 上发现的病灶，并对此靶病灶行超声和 X 线片的再次确认，如仍不能发现异常，则需在 MRI 引导下对病灶行定位或活检。

4.2　乳腺 MRI 检查的禁忌证

(1) 妊娠期妇女。

(2) 体内装置有起搏器、外科金属夹子等铁磁性物质及其他不得接近强磁场者。

(3) 幽闭恐惧症者。

(4) 具有对任何钆螯合物过敏史的患者。

4.3　乳腺 MRI 检查技术规范

4.3.1　检查前准备

4.3.1.1　临床病史

了解患者发病情况、症状和体征、家族史、高危因素、乳腺手术史、病理结果及手术日期，注明绝经前或后及月经周期，有无激素替代治疗或抗激素治疗史，有无胸部放疗史，询问患者有无前片及其他相关检查（包括乳腺 X

线摄影和乳腺超声检查）。

4.3.1.2　检查前做好乳腺 MRI 检查注意事项的解释和安抚患者的工作

最佳检查时间：由于正常乳腺组织强化在月经周期的分泌期最为显著，因而推荐 MRI 检查尽量安排在月经周期第 2 周（第 7 ～ 14 天）进行。

4.3.2　MRI 检查

4.3.2.1　设备要求

推荐采用高场 1.5 T 及以上的扫描机进行乳腺 MRI 检查，以获得较好的信噪比和脂肪抑制效果。必须采用专用的乳腺线圈，在设备条件

许可的情况下，推荐采用相控阵线圈及并行采集技术，有利于双乳同时成像获得较好的时间和空间分辨率；同时推荐采用开放式线圈，有利于在侧方进行 MRI 引导的介入操作。

4.3.2.2　扫描体位

俯卧位，双侧乳房自然悬垂于乳腺线圈中央。

4.3.2.3　成像序列

一般包括横断位、矢状位、冠状位定位扫描，T1WI 序列（包括不抑脂序列，以及与增强序列相同的抑脂序列）、T2WI（加抑脂序列）、增强扫描序列［包括横断位扫描（至少连续扫描 3 次）和矢状位的扫描］。成像参数：扫描层厚应小于等于 3mm，层面内的分辨率应小于 1.5mm，单次扫描时间不应当超过 2min。增强扫描要求 Gd–DTPA 团注，标准剂量为 0.1 ～ 0.2mmol/kg，于 10s 内快速团注，继而快速推注 0.9% 氯化钠注射液 10mL 冲洗。

4.3.2.4　绘制时间 – 信号强度增强曲线

将采集图像传送至工作站对病灶进行分析，将病灶最可疑的区域选为感兴趣区（ROI）（应避开肉眼可见的出血、液化、坏死及囊变区），并在对侧正常乳腺组织内选取相同大小的 ROI 作为对照，绘制病灶的时间 – 信号强度增强曲线。曲线判读分两部分：早期强化和延迟强化。早期强化指注入对比剂后前 2min 或曲线开始变化时的强化率，分成缓慢强化（强化率小于 50%）、中等强化（50% ～ 100%）和快速强化（大于 100%）。曲线后面部分称为延迟强化，也分成 3 种状况：持续上升型（随时间的延长而继续强化，且大于早期强化最高点的 10%）、平台型（随时间延长呈平台改变，如有轻度升高或廓清，则变化在早期强化最高点上下 10% 范围之内）和廓清型（强化达峰值后信号强度迅速下降范围大于峰值时的 10%）。

4.4　诊断报告规范

参照 BI-RADS 标准，描述病灶形态特征和动态增强曲线特征。对强化病灶性质的分析以形态分析为首要的判断依据，对于形态特征判断困难者，需要结合时间 - 信号强度增强曲线进行判断。形态特征包括增强前 T1WI 和 T2WI 上的信号表现以及增强后的表现。有条件者尚需结合弥散加权图像，以及增强扫描后的最大信号摄影图像综合分析。所有图像征象的描述和分析更多依赖对增强图像的分析，根据增强后形态不同将病灶定义为点状强化、肿块和非肿块强化 3 类。

4.4.1　点状强化

一般来说，点状强化病灶小于 5mm，不具有明显的占位效应，难以对其形状及边缘加以描述，并且在平扫时多不显示。可以多发，但不聚集成簇。点状强化可能由腺体局限性增生所引起，也可以是乳头状瘤、纤维腺瘤、乳内淋巴结，也可能是浸润癌、DCIS 等恶性病变。形态可疑、或新发、或较前增大者多建议活检，否则予以随访。恶性概率小于 3%。

4.4.2　肿块

具有三维空间的占位性病变，伴或不伴周围正常组织移位或浸润。从形态（圆形、卵圆形、不规则形）、边缘（光整、不规则和星芒状）、内部强化情况（均匀、不均匀、环形强化、低信号分隔）三方面来描述。不规则的形态，不规则和星芒状的边缘，以及内部强化不均匀以及不规则的环形强化是偏恶性的征象。

4.4.3　非肿块强化

当乳腺内出现既非点状亦非肿块的强化时，即为非肿块强化，一般占位效应不明显，并与周围正常的乳腺实质强化不同。对其分类主要依据其形态特征（线状、局灶性、段样、区域性、多区域、弥漫性），内部强化特征（均匀、不均匀、集群卵石样和簇状小环样强化）以及病灶是否双侧对称，双侧对称的非肿块强化可能是一种良性改变。形态中的线样强化如沿着导管走行，并且出现分支，则为偏恶性的征象，段样强化也是偏恶性的征象。内部增强特征中的集群卵石样强化和簇状小环样强化为偏恶性的征象。

4.4.4　其他和伴随征象

其他征象有乳内淋巴结，皮肤上的病变，含脂肪的病变，一些不强化的病灶如 T1WI 增强前高信号的导管、囊肿、血肿及不强化的肿块等。

伴随征象有乳头内陷及侵犯，皮肤增厚、内陷和侵犯，胸肌侵犯，淋巴结异常等。伴随征象可与其他异常征象一同出现，亦可单独出现。发现伴随征象的意义在于：当与其他异常征象同时出现时，可提高乳腺癌的诊断权重。当确诊为乳腺癌时，某些伴随征象的出现将有助于术前分期以及手术方式选择的判断。

4.4.5 病灶定位

(1) 病变位于哪一侧乳房。

(2) 定位：外上、外下、内上和内下 4 个象限，以及乳晕后方，中央区及腋尾区共七个区域。结合面向观察者的钟面定位有利于降低左、右两乳相同象限内病灶位置的误判。

(3) 病变的深度：在横断位或矢状位上，与胸壁平行分浅、中、后三个区域，给病灶进行深度定位；同时测量病变与乳头的距离。

4.5 乳腺 MRI 报告的组成

乳腺的 MRI 报告应包括病史、与既往检查片对比、扫描技术、乳房的纤维腺体构成和实质背景强化和任何相关的影像发现，最后是评估类别和处理建议。报告措辞应当简洁，使用术语词典里的标准词汇。分类评估和处理建议应当结合乳腺 X 线检查和超声检查所见综合评估。对 MRI 阳性发现与触诊、X 线和超声检查的阳性发现在空间位置的对应关系上不一致的病灶尤其需要强调，以引起临床医生的关注。实质背景强化分成四等：轻微、实质轻度、中度、明显。随着注入对比剂后时间的延长实质背景强化的程度和范围会逐渐增大，总体上明显的背景强化会增加"回叫率"，但是恶性病灶的检出并不会受太大的影响。与乳腺 X 线检查一样，BI-RADS 分类在 MRI 对病变的评估以及处理建议也分为 0 ~ 6 共 7 个类别。

(1) 评估是不完全的。

BI-RADS 0：需要进一步影像评估。一般采用 MRI 检查后较少用这个类别；但在一些特殊的情况下，如使用合适的扫描技术再做 1 次 MRI 检查，结合外院的乳腺 X 线和超声征象，或与乳腺既往病史相结合等情况下可以用这个评估。

(2) 评估是完全的。

BI-RADS 1：阴性。

BI-RADS 2：良性病变。例如：无强化的纤维腺瘤，囊肿，无强化的陈旧性瘢痕,乳腺假体,含脂肪的病变如油性囊肿、脂肪瘤、积液囊肿以及错构瘤等,无恶性征象。

BI-RADS 3:可能是良性病变,建议短期随访,恶性的可能性非常小。良性可能性非常大,但需要通过随访确认其稳定性。较可疑者可 3 个月后随访,一般是半年后复查。

BI-RADS 4:可疑恶性,要考虑活检。不具有乳腺癌的典型表现,但不能排除乳腺癌的可能性,需建议做活检,此类病灶的恶性可能性介于 2% ~ 95% 之间。

BI-RADS 5:高度怀疑恶性,应进行临床干预(恶性可能性大于等于 95%)。

BI-RADS 6:已活检证实为恶性,MRI 检查作进一步评估。用于组织学已经明确为恶性,但是还是需要再做扩大手术的患者。

注:本规范的制定,源于美国放射学会的乳腺影像报告和数据系统(Breast Imaging Reporting And Data System,BI-RADS)第 5 版的内容。

5. 影像引导下的乳腺组织学活检指南

影像学引导下乳腺组织学活检指在乳腺 X 线、超声和 MRI 影像引导下进行乳腺组织病理学检查(简称活检),特别适合未扪及的乳腺病灶(如小肿块、钙化灶及结构扭曲等)。具体包括影像引导下空芯针穿刺活检(CNB)、真空辅助活检(VAB)和钢丝定位手术活检等。

5.1 适应证

5.1.1 乳腺超声影像引导下乳腺活检

(1)乳腺超声发现未扪及的可疑乳腺占位性病变,BI-RADS ≥ 4 类或部分 3 类病灶,若有必要时也可考虑活检。

(2)可扪及乳腺肿块,且超声提示相应部位有乳腺内占位性病变,需要行微创活检或微创切除以明确诊断。

5.1.2 乳腺 X 线影像引导下乳腺活检

(1)乳腺未扪及肿块,而乳腺 X 线检查发现可疑微小钙化病灶,BI-RADS ≥ 4 类。

(2)乳腺未扪及肿块,而乳腺 X 线发现其他类型的 BI-RADS ≥ 4 类的病灶(如肿块、结构扭曲等),并且超声下无法准确定位。

(3) 部分 3 类病灶，如果患者要求或临床其他考虑，也可考虑活检。

(4) 乳房体检扪及肿块，而乳腺 X 线提示相应位置有占位性病变，需要行微创活检或微创切除以明确诊断。

5.1.3 其他

对有条件的单位积极提倡在手术前进行影像引导下的微创活检（CNB 或 VAB），如不具备条件可考虑直接行影像引导下钢丝定位手术活检。

5.2 对影像引导乳腺活检设备的需求

5.2.1 乳腺 X 线影像引导

乳腺 X 线立体定位床，或配备定位活检装置的乳腺 X 线机。

5.2.2 乳腺超声影像引导

高频乳腺超声探头：频率 7 ~ 15Hz。

5.2.3 用于手术活检的定位导丝

单钩或双钩钢质导丝（推荐规格 20 ~ 22G）。

5.2.4 微创活检设备

空芯针弹射式活检枪（推荐规格 14G），真空辅助乳腺定向活检系统（推荐规格 8 ~ 11G）。

5.3 影像引导下钢丝定位手术活检

5.3.1 禁忌证

禁忌证为有重度全身性疾病及严重出血性疾病者。

5.3.2 术前准备

(1) 签署知情同意书。

(2) 核对和确认影像资料，建议临床医生用记号笔在乳腺 X 线片或者乳房上勾画出病灶大致的部位，在保乳手术和保留皮肤全乳切除患者中，可标记手术切口。

(3) 检查影像定位设备，确保精度和准度。

(4) 术前血常规和凝血功能化验指标。

5.3.3 术中注意事项

(1) 手术操作在影像引导下放置定位钢丝至病灶部位。

(2) 摄片或录像记录影像定位下病灶和穿刺针的位置，留档。

(3) 组织活检穿刺针道和定位钢丝插入点尽量位于外科医生标记的手术切口内。

（4）术中切除以定位钢丝顶端为中心至少 2cm 半径范围内的乳腺组织（2cm 并非绝对，具体切除活检范围应该根据病灶大小、临床医生判断恶性风险决定）。标本离体时，亦可考虑使用金属标记物标记标本切缘的 4 个方向再进行摄片，以利于在 X 线片上评估钙化灶在标本上的确切位置并用以确定补充切除的方向。

（5）微小钙化灶的活检标本应当立即摄片，待手术者确认取到病灶后，并将标本片和标本一起送病理检查。

5.4 影像引导下的乳腺微创活检

5.4.1 禁忌证

禁忌证为有重度全身性疾病，有严重出血性疾病者。

5.4.2 术前准备

（1）签署知情同意书。

（2）核对和确认影像资料，乳腺 X 线和乳腺超声再次定位，并做相应标记。

（3）检查影像引导设备和微创活检设备（活检枪、真空辅助乳腺定向活检系统等），确保精度和准度。

（4）术前血化验指标：血常规和凝血功能。

5.4.3 术中注意事项

（1）选择切口，采用就近原则。

（2）摄片或录像记录影像定位下病灶和穿刺针的位置，留档。

（3）取材足量，保证病理诊断。有条件的中心，应该在活检部位放置金属标记。

（4）活检结束后压迫手术部位 5 ～ 15min。

5.4.4 术后乳房和标本的处理

（1）术后应加压包扎至少 24h。若出现瘀血斑或血肿可延长包扎 1 ～ 2d，一般 2 ～ 4 周后瘀血斑或血肿可消退。

（2）微小钙化灶的活检标本应当立即行乳腺 X 线摄片以确认是否取到病灶。

（3）将含有钙化的标本条与不含钙化的标本条分装不同的容器内，用 4% 甲醛固定，送检。

6. 乳腺癌术后病理诊断报告规范

6.1 乳腺癌术后病理诊断报告的基本原则

（1）病理组织学诊断报告应尽可能包括与患者治疗和预后相关的所有内容，如肿瘤大小（包括巨检及镜下的肿瘤大小）、组织学类型、组织学分级、肿瘤累及情况及切缘和淋巴结情况等。所以对肿瘤组织要尽量做到所取之材全部制片观察，并对瘤周及其他象限、手术切缘等取材制片观察。

（2）分子病理学诊断报告包括 ER、PR、HER-2 和 Ki-67 等免疫组织化学检测的情况。

（3）应准确报告组织病理学类型，如黏液癌、小管癌和浸润性微乳头状癌等。

（4）原位癌的病理诊断报告应报告级别（低、中或高级别）和有无坏死（粉刺样坏死或点状坏死）以及手术切缘情况，是否发现微浸润等。

（5）保乳标本的取材和报告参照保留乳房治疗临床指南部分。

（6）必要时应报告癌旁良性病变的名称或类型。

6.2 病理诊断报告书的内容和规范

6.2.1 一般项目

（1）病理号（检索号）。

（2）患者姓名、出生年月（年龄）、性别、床位号、住院号。

（3）手术日期、病理取材日期。

6.2.2 手术标本情况

（1）左、右侧。

（2）标本类型（例如：保乳手术标本、改良根治术标本、乳腺局部扩切加腋窝淋巴结清扫术标本、新辅助化疗后改良根治术标本等），对新辅助化疗后的患者，为确保病理取材准确，建议在新辅助化疗前，先对患者病灶部位的皮肤做纹身标记，病理评估参考我国《乳腺癌新辅助化疗后的病理诊断专家共识》。

（3）巨检（包括肿瘤大小或范围、质地、边界、颜色等）。

6.3 组织病理学诊断内容

6.3.1 原发灶

6.3.1.1 组织学类型

包括肿瘤的组织学类型以及瘤周乳腺组织存在的其他病变。

6.3.1.2 组织学分级

根据是否有腺管形成、细胞核的形态及核分裂象 3 项指标进行分级，建议采用改良的 Scarff-Bloom-Richardson 分级系统。

6.3.1.3 肿瘤大小

乳腺癌分期中涉及到的肿瘤大小是指浸润癌的大小。测量时需注意以下几点。(1) 如果肿瘤组织中有浸润性癌和原位癌两种成分，肿瘤的大小应该以浸润性成分的测量值为准。(2) 原位癌伴微浸润：出现微浸润时，应在报告中注明，并测量微浸润灶最大径；如为多灶微浸润，浸润灶大小不能累加，但需在报告中注明多灶微浸润，并测量最大浸润灶的最大径。(3) 对于肉眼能确定的发生于同一象限的两个以上多个肿瘤病灶，应在病理报告中注明为多灶性肿瘤，并分别测量大小。(4) 对于肉眼能确定的发生于不同象限的两个以上多个肿瘤病灶，应在病理报告中注明为多中心性肿瘤，并分别测量大小。(5) 如果肿瘤组织完全由 DCIS 组成，也应尽量准确地测量其范围。

6.3.1.4 肿瘤累及范围及手术切缘

肿瘤累及范围包括乳头、乳晕、皮肤、脂肪、脉管（淋巴管、静脉、动脉）、神经和胸肌等。切缘包括周围切缘、皮肤侧切缘和基底侧切缘。

6.3.2 淋巴结状态

6.3.2.1 区域淋巴结

报告送检各组淋巴结的总数和转移数。

6.3.2.2 前哨淋巴结活检

如淋巴结内有转移癌，应尽可能报告转移癌灶的大小，确定孤立肿瘤细胞（ITC）、微转移、宏转移，需注意仅含有 ITC 的淋巴结不计入阳性淋巴结数目中，而应计为 pN0（i+）。

6.4 免疫组织化学检测内容

(1) 应对所有浸润性乳腺癌及非浸润性癌进行 ER、PR、HER-2.Ki-67 免疫组织化学染色，HER-2 为 ++ 的病例应进一步行原位杂交检测。ER、PR 检测参考我国《乳腺癌雌、孕激素受体免疫组织化学检测指南》（2015 版）。HER-2 检测参考我国《乳腺癌 HER-2 检测指南》（2014 版）。

(2) 应对所有乳腺浸润性癌进行 Ki-67 检测，并对癌细胞中阳性染色细胞所占的百分比进行报告。

(3) 开展乳腺癌免疫组织化学和分子病理检测的实验室应建立完整有效的内部质量控制和认证体系，不具备检测条件的单位应妥善地准备好标本，提供给具有相关资质的病理实验室进行检测。

6.5 病理科医师签名、报告日期

7. 浸润性乳腺癌保乳治疗临床指南

7.1 浸润性乳腺癌保乳治疗的外科技术

7.1.1 开展保乳治疗的必要条件

(1) 开展保乳治疗的医疗单位应该具备相关的技术和设备条件以及外科、病理科、影像诊断科、放疗科和内科的密切合作（上述各科也可以分布在不同的医疗单位）。

(2) 患者在充分了解乳腺切除治疗与保乳治疗的特点和区别之后，了解保乳后可能的局部复发风险，具有明确的保乳意愿。

(3) 患者客观上有条件接受保乳手术后的放疗以及相关的影像学随访，如乳腺 X 线、B 超或 MRI 检查等（必须充分考虑患者的经济条件、居住地的就医条件及全身健康状况等）。

7.1.2 保乳治疗的适应证和禁忌证

主要针对具有保乳意愿且无保乳禁忌证的患者。

7.1.2.1 临床 I 期、II 期的早期乳腺癌

肿瘤大小属于 T1 和 T2 分期，尤其适合肿瘤最大直径不超过 3cm，且乳房有适当体积，肿瘤与乳房体积比例适当，术后能够保持良好的乳房外形的早期乳腺癌患者。

7.1.2.2 III期患者（炎性乳腺癌除外）

经术前化疗或术前内分泌治疗降期后达到保乳手术标准时也可以慎重考虑。

7.1.3 保乳治疗的绝对禁忌证

(1) 妊娠期间放疗者。

(2) 病变广泛或确认为多中心病灶，广泛或弥漫分布的可疑恶性微钙化灶，且难以达到切缘阴性或理想外形。

(3) 肿瘤经局部广泛切除后切缘阳性，再次切除后仍不能保证病理切缘阴性者。

(4) 患者拒绝行保留乳房手术。

(5) 炎性乳腺癌。

7.1.4 保乳治疗的相对禁忌证

(1) 活动性结缔组织病，尤其硬皮病和系统性红斑狼疮或胶原血管疾病者，

对放疗耐受性差。

(2) 同侧乳房既往接受过乳腺或胸壁放疗者，需获知放疗剂量及放疗野范围。

(3) 肿瘤直径大于 5cm 者。

(4) 靠近或侵犯乳头（如乳头 Paget 病）。

(5) 影像学提示多中心病灶。

(6) 已知乳腺癌遗传易感性强（如 BRCA1 突变），保乳后同侧乳房复发风险增加的患者。

7.1.5　保乳治疗前的谈话

(1) 经大样本临床试验证实（超过 1 万名患者），早期乳腺癌患者接受保留乳房治疗和全乳切除治疗后生存率以及发生远处转移的概率相似。

(2) 保留乳房治疗包括保留乳房手术和术后的全乳放疗，其中保留乳房手术包括肿瘤的局部广泛切除及腋窝淋巴结清扫或前哨淋巴结活检。

(3) 术后全身性辅助治疗基本上与乳房切除术相同，但因需配合全乳放疗，可能需要增加相关治疗的费用和时间。

(4) 同样病期的乳腺癌，保留乳房治疗和乳房切除治疗后均有一定的局部复发率，前者 5 年局部复发率为 2% ~ 3%（含第二原发乳腺癌），后者约 1%，不同亚型和年龄的患者有不同的复发和再发乳腺癌的风险。保乳治疗患者一旦出现患侧乳房复发仍可接受补充全乳切除术，并仍可获得较好疗效。

(5) 保留乳房治疗可能会影响原乳房的外形，影响程度因肿块的大小和位置而异。

(6) 虽然术前已选择保乳手术，但医生手术时有可能根据具体情况更改为全乳切除术（例如术中或术后病理报告切缘阳性，当再次扩大切除已经达不到美容效果的要求，或再次切除切缘仍为阳性时）。术后石蜡病理如切缘为阳性则可能需要二次手术。

(7) 有乳腺癌家族史或乳腺癌遗传易感（如 BRCA1.BRCA2 或其他基因突变）者，有相对高的同侧乳腺复发或对侧乳腺癌风险。

7.1.6　保乳手术

7.1.6.1　术前准备

(1) 乳房的影像学评估，包括双侧乳腺 X 线和乳房超声检查（对绝经前、致密型乳腺者，在有条件的中心，可考虑行双侧乳房 MRI 检查）。

(2) 签署知情同意书。

(3) 推荐在术前行病灶的组织穿刺活检，有利于与患者讨论术式的选择及手术切除的范围。空芯针活检前应与活检医生密切协商沟通，选取合适的穿刺点，以确保术中肿瘤和穿刺针道的完整切除。没有确诊时，患者可能心存侥幸，不能正确、严肃的考虑保乳和前哨的优缺点，容易在术后表现出对手术方式和复发风险的不信任。

(4) 体检不能触及病灶者应在手术前行 X 线、MRI 或超声下病灶定位，也可采用活检放置定位标记。

(5) 麻醉宜采用全麻或硬膜外麻醉。

(6) 其余术前准备同乳腺肿瘤常规手术。

7.1.6.2 手术过程

(1) 一般建议乳房和腋窝各取一切口，若肿瘤位于乳腺尾部，可采用一个切口。切口方向与大小可根据肿瘤部位及保证术后美容效果来选择弧形或放射状切口。肿瘤表面表皮可不切除或仅切除小片。如果肿瘤侵犯库珀韧带（Cooper's ligament），需考虑切除凹陷皮肤。

(2) 乳房原发灶切除范围应包括肿瘤、肿瘤周围一定范围（如 1 ~ 2cm）的乳腺组织以及肿瘤深部的胸大肌筋膜。活检穿刺针道、活检残腔以及活检切口皮肤瘢痕应包括在切除范围内。切除乳腺组织体积达到乳房 20% ~ 50% 时，可联合采用肿瘤整形技术，改善术后乳房外观。

(3) 对乳房原发灶手术切除的标本进行上、下、内、外、表面及基底等方向的标记。钙化灶活检时，应对术中切除标本行钼靶摄片，以明确病灶是否被完全切除及病灶和各切缘的位置关系。

(4) 对标本各切缘进行评估（如切缘染色，或术中快速冰冻切片及印片细胞学检查），术后需要石蜡病理切片检验。

(5) 乳房手术残腔止血、清洗，推荐放置 4 ~ 6 枚惰性金属夹（例如钛夹）作为放疗瘤床加量照射的定位标记(术前告知患者)。逐层缝合皮下组织和皮肤。

(6) 腋窝淋巴结清扫（或前哨淋巴结活检，根据活检结果决定是否进行腋窝淋巴结清扫术）。

(7) 若术中或术后病理报告切缘阳性，则需扩大局部切除范围以达到切缘阴性。虽然对再切除的次数没有严格限制，但当再次扩大切除已经达不到美容效果的要求或再次切除切缘仍为阳性时建议改行全乳切除。

7.1.6.3 术后病理检查

(1) 病灶切缘的大体检查和镜下切缘距离测量，推荐同时报告最近切缘的方向、距离和肿瘤的类型。

(2) 其他同常规病理检查。

7.2 保乳标本的病理取材规范

保乳标本切缘取材主要包括两种方法：垂直于切缘放射状取材（radial sections perpendicular to the margin）和切缘离断取材（shave sections of the margin）。两种切缘取材方法各有优缺点。无论采取何种取材方法，建议在取材前将标本切缘涂上染料，以便在镜下观察时能对切缘作出准确定位，并正确测量肿瘤和切缘的距离。

保乳标本病理报告中需明确切缘状态（阳性或阴性）。多数指南和共识中将"墨染切缘处无肿瘤"定义为"阴性切缘"，而"阳性切缘"是指墨染切缘处有 DCIS 或浸润性癌侵犯。对于切缘阴性者，建议报告切缘与肿瘤的距离，应尽量用客观定量描述，而不建议用主观描述（如距切缘近等）。

(1) 垂直切缘放射状取材（图 1）：根据手术医生对保乳标本做出的方位标记，垂直于基底将标本平行切成多个薄片，观察每个切面的情况。描述肿瘤大小、所在位置及肿瘤距各切缘的距离，取材时将大体离肿瘤较近处的切缘与肿瘤一起全部取材，离肿瘤较远处的切缘则采取抽样取材。镜下观察时准确测量切缘与肿瘤的距离。"垂直切缘放射状取材"的优点是能正确测量病变与切缘的距离，缺点是工作量较大。

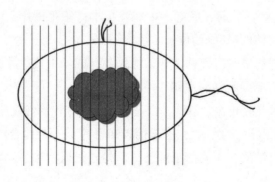

图 1 垂直切缘放射状取材

(2) 切缘离断取材：将 6 处切缘组织离断，离断的切缘组织充分取材，镜下观察切缘的累犯情况（图2）。"切缘离断取材"的优点是取材量相对较少，能通过较少的切片对所有的切缘情况进行镜下观察，缺点是不能准确测量病变与切缘的距离。

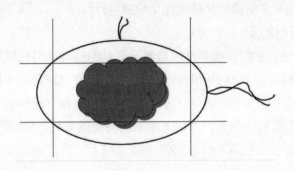

图 2　切缘离断取材

7.3　乳腺癌保乳术后的放疗

7.3.1　全乳放疗

7.3.1.1　适应证

所有浸润性乳腺癌保乳手术后的患者通过全乳放疗都可以降低 2/3 的局部复发率，同时瘤床加量可以在全乳 45 ~ 50Gy 剂量的基础上进一步提高局部控制率，瘤床加量对于 60 岁以下的患者获益更显著。根据 CALGB9343 的研究结果，70 岁及以上、病理Ⅰ期、激素受体阳性、切缘阴性的患者鉴于绝对复发率低，全乳放疗后乳房水肿、疼痛等不良反应消退缓慢，可以考虑单纯内分泌治疗而不行放疗。根据 PRIME Ⅱ的研究结果，65 岁及以上，肿块最大径不超过 3cm 的激素受体阳性，且可以接受规范的内分泌治疗的患者也可以考虑减免术后放疗。

7.3.1.2　与全身治疗的时序配合

无辅助化疗指征的患者术后放疗建议在术后 8 周内进行。由于术后早期术腔体积存在动态变化，尤其是含有术腔血肿的患者，所以不推荐术后 4 周内开始放疗。接受辅助化疗的患者应在末次化疗后 2 ~ 4 周内开始。内分泌治疗与放疗的时序配合目前没有一致意见，可以同期或放疗后开展。曲妥珠单抗治疗患者只要放疗前心功能正常可以与放疗同时使用，但一方面这些患者需要谨慎考虑内乳照射适应证，另一方面，左侧患者尽可能采用三维治疗技术，尽可能降低减少心脏照射体积。虽然对心脏的具体体积剂量限制目前国际上缺乏共识，有资料提示在常规分割前提下，V25<10% 可以有效预防长期的放射性心脏损伤。应该认为在现有技术下，不增加其他正常组织剂量的基础上追求心脏剂量的最低是剂量优化的重要目标。

7.3.1.3　照射靶区

① 腋窝淋巴结清扫或前哨淋巴结活检阴性的患者照射靶区只需包括患侧乳腺；② 腋窝淋巴结清扫术后有转移的患者，照射靶区需除外患侧乳腺，原则上还需要锁骨上、下淋巴引流区；③ 前哨淋巴结仅有微转移或 1～2 枚宏转移而腋窝未作清扫的患者，可以考虑采用高位或常规乳房切线野；④ 前哨淋巴结宏转移大于 2 枚而未做腋窝淋巴结清扫者，应在全乳照射基础上进行腋窝和锁骨上、下区域的照射。

7.3.1.4　照射技术

① 常规放疗技术：X 线模拟机下直接设野，基本射野为乳房内切野和外切野。内界和外界需要各超过腺体 1cm，上界一般在锁骨头下缘，或者与锁骨上野衔接，下界在乳房皱褶下 1～2cm。一般后界包括不超过 2.5 cm 的肺组织，前界皮肤开放，留出 1.5～2cm 的空隙防止在照射过程中乳腺肿胀超过射野边界；同时各个边界需要根据病灶具体部位进行调整，以保证瘤床处剂量充分。② 射线和剂量分割：原则上采用直线加速器 6 MV X 线，个别身材较大的患者可以考虑选用 8～10MV X 线以避免在内外切线野入射处形成高剂量，但不宜使用更高能量的 X 线，因为皮肤剂量随着 X 线能量增高而降低。全乳照射剂量 45～50Gy，1.8～2Gy/ 次，5 次 / 周。在无淋巴引流区照射的情况下也可考虑"大分割"方案治疗，即 2.66Gy×16 次，总剂量 42.5Gy，或其他等效生物剂量的分割方式。对于正常组织包括心脏和肺照射体积大或靶区内剂量分布梯度偏大的患者，不推荐采用大分割治疗。③ 瘤床加量：大部分保乳术后患者在全乳照射基础上均可通过瘤床加量进一步提高局部控制率。在模拟机下包括术腔金属夹或手术瘢痕周围外放 2～3cm，选用合适能量的电子线，在瘤床基底深度超过 4 cm 时建议选择 X 线小切线野以保证充分的剂量覆盖瘤床并避免高能电子线造成皮肤剂量过高。剂量为（10～16）Gy/（1～1.5）周，共 5～8 次。④ 三维适形和调强照射技术：CT 定位和三维治疗计划设计适形照射可以显著提高靶区剂量均匀性和减少正常组织不必要的照射，尤其当治疗涉及左侧患者需要尽可能降低心脏的照射剂量，存在射野

的衔接，以及胸部解剖特殊的患者常规设野无法达到满意的正常组织安全剂量时，三维治疗计划上优化尤其体现出优势，是目前推荐的治疗技术。其中全乳靶区勾画要求如下：上界为触诊乳腺组织上界上5mm，下界为乳腺下皱褶下1mm，内界一般位于同侧胸骨旁，参照临床标记点，外界位于触诊乳腺组织外界外5mm。前界为皮肤下方5mm，包括脂肪组织，后界为肋骨前方。可以采用楔形滤片技术，正向或逆向调强技术进行剂量优化，其中逆向调强技术对各方面技术要求均较高，需要在条件成熟的单位内开展。⑤ 区域淋巴结放疗技术见第九章全乳切除术后区域淋巴结放疗。⑥ 除外50Gy/25次/5周序贯瘤床加量至60 ~ 66Gy的传统方案，腋窝淋巴结阴性患者可以考虑缩短疗程的全乳大分割治疗，如2.66Gy×16次的方案。

7.3.2　部分乳腺短程照射（accelerated partial breast irradiation，APBI）

7.3.2.1　适应证

关于APBI的初步研究显示，对于某些早期乳腺癌患者，保乳术后APBI可能获得与标准的全乳放疗相当的局部控制率，同时具有大幅度缩短疗程，减少正常组织照射体积 – 剂量的优势，但也有报道提示APBI后局部纤维化的影响，美观效果可能略差，随访和大样本前瞻性研究尚在进行中。可能通过APBI治疗获得和全乳照射相似的局部控制率的患者应该是属于低复发风险的亚群，如根据美国肿瘤放射治疗学会（American Society of Radiation Oncology，ASTRO）的共识，严格符合"低危"标准的患者必须同时具备下列条件：年龄大于等于60岁，无BRCA1/2基因突变，T1N0的单灶肿块，未接受新辅助治疗，切缘阴性，无脉管受侵，无广泛导管内癌成分，激素受体阳性的浸润性导管癌或其他预后良好的浸润性癌。虽然不同的共识对真正"低危"的定义不完全一致，但目前尚不推荐在临床试验以外将APBI作为常规治疗。

7.3.2.2　技术选择

无论何种技术，APBI的核心都包括原发肿瘤床及周围一定范围的正常乳腺作为临床肿瘤靶区（clinical target volume，CTV），而不是传统的全乳。技术上可行性最高的是三维适形外照射，可以参照RTOG0413的剂量进行分割：38.5Gy/10次，每天2次，间隔大于6h；也可以采用其他生物等效剂量相似的分割方案。其他技术选择包括34.5Gy/10次，每天2次的近距离照射。术中放疗，无论采用电子线还是千伏X线的技术，由于随访结果都提示5年的局部复发率明显高于全乳放疗，需要谨慎应用。

8.乳腺癌前哨淋巴结活检临床指南

循证医学 I 级证据证实，乳腺癌前哨淋巴结活检（sentinel lymph node biopsy，SLNB）是一项腋窝准确分期的活检技术。SLNB 可准确评估腋窝淋巴结病理学状态，对于腋窝淋巴结阴性的患者，可安全有效地替代腋窝淋巴结清扫术（axillary lymph node dissection，ALND），从而显著降低手术的并发症，改善患者的生活质量。

乳腺癌 SLNB 的流程包括适应证的选择，示踪剂的注射和术前淋巴显像，术中 SLN 的检出，SLN 的术中和术后组织学、细胞学和分子病理学诊断，SLN 阳性患者的腋窝处理及 SLN 阴性替代 ALND 患者的术后随访等。

8.1　开展 SLNB 的必要条件

8.1.1　多学科协作

SLNB 需要外科、影像科、核医学科和病理科等多学科的团队协作。开展 SLNB 的医疗单位应该尽量具备相关的技术和设备条件。上述科室应密切协作。

8.1.2　学习曲线

完整的学习曲线对于提高 SLNB 的成功率、降低 SLNB 的假阴性率非常重要。开展 SLNB 替代 ALND 的医疗单位必须通过资料收集和结果分析，以确保整个团队熟练掌握 SLNB 技术。目前，建议在采用 SLNB 替代 ALND 前，应完成一定数量（如 40 例以上）的 SLNB 和 ALND 一致性的研究病例，使 SLNB 的成功率达到 90%，假阴性率低于 10%。

8.1.3　知情同意

患者在充分了解 SLNB 较高的成功率和较低的假阴性率及相关的复发风险之后，自愿接受 SLNB 替代 ALND，并且理解在 SLN 检出失败时将进行常规腋窝淋巴结清扫术的必要性。

8.2　SLNB 指征

SLNB 是早期浸润性乳腺癌的标准腋窝分期手段，具体适应证见表 1。随着乳腺癌 SLNB 研究的不断深入，越来越多的相对禁忌证已逐渐转化为适应证。目前认为，可手术乳腺癌患者 SLNB 唯一的禁忌证为腋窝淋巴结细针穿刺证实为淋巴结转移的患者。

表 1　SLNB 指征

适应证	有争议的适应证	禁忌证
早期浸润性乳腺癌	预防性乳腺切除[b]	炎性乳腺癌
临床腋窝淋巴结阴性	同侧腋窝手术史[c]	临床 N2 期腋窝淋巴结
单灶或多中心性病变[a]	导管内癌[d]	
性别不限	临床可疑腋窝淋巴结肿大[e]	
年龄不限	新辅助化疗前[f]	
肥胖		
此前细针穿刺、空芯针活检或切除活检阴性		

a：乳腺淋巴系统的解剖学研究和多中心临床研究结果支持多中心乳腺癌患者接受 SLNB；b：高危患者在行预防性乳腺切除时，可以考虑接受 SLNB；c：部分研究在先前进行过保乳和腋窝手术后同侧乳房复发的患者中进行 SLNB 取得了成功，但在其作为常规应用前还需要更多循证医学证据的支持；d：导管内癌患者接受乳房切除术或保乳手术范围可能影响到随后的 SLNB 时推荐进行 SLNB；e：临床查体和影像学检查可疑的腋窝淋巴结可以通过超声引导下的细针穿刺或空芯针活检进行评估，细胞学或病理组织学阴性患者仍可进入 SLNB 流程；f：2012 年美国圣安东尼奥乳腺癌会议推荐，有 SLNB 和新辅助化疗适应证的患者新辅助化疗前行 SLNB

8.3 SLNB 操作规范

8.3.1 示踪剂

乳腺癌 SLNB 的示踪剂包括蓝染料和核素标记物。首先推荐联合使用蓝染料和核素示踪剂，可以使 SLNB 的成功率提高、假阴性率降低。荧光染料和纳米碳作为示踪剂的价值有待进一步证实，目前中国专家团不建议其作为临床常规应用。经过严格的学习曲线和熟练操作后，也可以单用蓝染料或核素示踪剂。

（1）蓝染料：国外较多使用专利蓝和异硫蓝，国内较多使用亚甲蓝，上述蓝染料示踪剂具有相似的成功率和假阴性率。

（2）核素示踪剂：推荐使用的是 ^{99m}Tc 标记的硫胶体，要求煮沸 5 ~ 10 min，标记率大于 90%，标记核素强度 0.5 ~ 1.0mCi/0.5 ~ 2.0mL。是否采用 220nm 滤网过滤标记的硫胶体并不影响 SLNB

的成功率和假阴性率。核素示踪剂对患者及医务人员均是安全的，不需要特别防护。

(3) 注射部位：蓝染料和核素示踪剂注射于肿瘤表面的皮内或皮下、乳晕区皮内或皮下及原发肿瘤周围的乳腺实质内均有相似的成功率和假阴性率。

(4) 注射时间：核素示踪剂的注射时间一般要求术前 3 ～ 18h，采用皮内注射可以缩短到术前 30min。蓝染料示踪剂术前 10 ～ 15min 注射。

(5) 术前淋巴显像：乳腺癌 SLNB 术前可行淋巴显像，有助于确定腋窝以外的 SLN。但术前淋巴显像对于腋窝 SLN 的完全检出并非必须。

8.3.2 SLN 术中确认与检出

无论是乳房切除手术，还是保乳手术，一般情况下，SLNB 应先于乳房手术。术中 SLN 的确定，依示踪剂而异。染料法要求检出所有蓝染淋巴管进入的第一个蓝染淋巴结。仔细检出所有蓝染的淋巴管是避免遗漏 SLN、降低假阴性率的关键。核素法 SLN 的阈值是超过淋巴结最高计数 10% 以上的所有淋巴结。术中 γ 探测仪探头要缓慢移动，有序检测，贴近计数。应用染料法和（或）核素法检出 SLN 后，应对腋窝区进行触诊，触诊发现的肿大质硬淋巴结也应作为 SLN 单独送检。

8.4 SLN 的病理组织学、细胞学和分子生物学诊断

8.4.1 SLN 的术中诊断

准确、快速的 SLN 术中诊断可以使 SLN 阳性患者通过一次手术完成 ALND，避免二次手术的费用负担和手术风险。推荐使用冰冻快速病理组织学和（或）印片细胞学作为 SLN 术中诊断的检测方法。术中冰冻病理和印片细胞学两者或任一诊断阳性，均作为 SLN 阳性而进行 ALND。

术中分子诊断技术由于检测的 SLN 组织量更多，较冰冻快速病理组织学和印片细胞学有更高的准确性和敏感性。术中分子诊断技术经简单培训即可掌握，可以节省有经验病理医生的宝贵时间，检测结果客观、标准化、重复性好。有条件的单位可以采用经过 SFDA 批准的术中分子诊断技术。

8.4.2 SLN 的术后诊断

SLN 术后病理组织学诊断的金标准是逐层切片病理检测。推荐将 SLN 沿长轴切分成 2mm 厚的组织块，对每个组织块进行逐层或连续切片，HE 染色病理检测，联合或不联合免疫组化染色，6 层切片间距为 150μm。不具备开展连续切片病理检测条件的医疗单位仍可采用传统的 SLN 评估方法，至少将

SLN 沿长轴分为两个组织块，每个组织块切一个层面进行 HE 染色病理检测。不推荐常规应用免疫组织化学技术以提高 SLN 微小转移灶的检出。

8.5 SLN 转移灶类型判定标准、预后意义及临床处理

8.5.1 SLN 转移灶类型判定标准（AJCC 7th 乳腺癌 TNM 分期）

转移灶的位置不影响微转移、孤立肿瘤细胞（isolated tumor cells，ITC）或宏转移的诊断：转移灶可以位于淋巴结内、突破被膜或淋巴结外脂肪侵犯；转移灶伴纤维间质反应时，转移灶大小应为肿瘤细胞和相连纤维化的长径。

(1) 宏转移：淋巴结内存在 1 个以上大于 2 mm 肿瘤病灶；仅有 ITC 的淋巴结不作为 pN 分期阳性淋巴结，但应另外记录为 ITC。

仅依据 SLNB 分期或 SLN+nSLN<6 个，加标记（sn），如 pN1（sn）；SLN ≥ 6，不再另加标记（sn）。

不推荐可能含有宏转移的淋巴结接受分子诊断等其他的试验或替代检测，其可能使常规病理诊断漏诊宏转移；如果使用，应予登记。

(2) 微转移：肿瘤病灶最大径大于 0.2mm，但小于等于 2.0mm，或单张组织切片不连续，或接近连续的细胞簇大于 200 个细胞。

记录只发现微转移（无宏转移）的淋巴结数目，标记为 pN1mi 或 pN1mi（sn）；多个转移灶时，测量最大转移灶的最大径，不能累计。

(3) ITC：单个细胞或最大径小于等于 0.2mm 的小细胞簇；单张组织切片不连续或接近连续的细胞簇小于等于 200 个细胞，淋巴结不 712 713 同纵 / 横切片或不同组织块不能累计计数；通常没有或很少组织学间质反应；可通过常规组织学或免疫组织化学检出。

记录 ITC 受累淋巴结数目，标记为 pN0（i+）或 pN0（i+）（sn）；使用分子技术（RT-PCR）检出组织学阴性淋巴结的微小转移灶，标记为 pN0（mol+）或 pN0（mol+）（sn）。

8.5.2 SLN 不同转移类型的预后意义及腋窝处理

(1) 宏转移：约 50% 的患者腋窝非前哨淋巴结（nSLN）阳性。ALND 是标准治疗，特别是通过 ALND 进一步获得的预后资料将改变治疗决策。如果预后资料不改变治疗决策，且患者拒绝进一步腋窝手术，则腋窝放疗可以作为替代治疗。虽然 St. Gallen 共识建议，对于未接受过新辅助治疗的临床 T1-2 期、临床腋窝淋巴结为阴性、但病理 1 ~ 2 枚 SLN 宏转移且会接受后续进一步辅助全乳放疗及全身系统治疗的保乳患者，可免除 ALND，中国专家团对此持审

慎态度。仅不足半数专家同意将 Z0011 和 AMAROS 临床试验研究结果用于中国临床实践。

(2) 微转移：约 20% 的患者腋窝 nSLN 是阳性（大于 5mm 的浸润性导管癌），且大多数为宏转移（80%），ALND 可导致 15% 的患者分期提高，7% 的患者辅助治疗改变。SLN 微转移患者接受保乳治疗（联合放疗）时，可不施行 ALND;SLN 微转移且后续仅行全乳切除无放疗时，腋窝处理同宏转移患者。

(3) ITC：腋窝 nSLN 转移的概率小于 8%（大于 5mm 的浸润性导管癌），ALND 可导致 4% 的患者分期提高。目前认为 ITC 对患者预后有不良影响，与微转移患者一样可以自辅助全身治疗获益，但 ITC 患者不接受腋窝治疗其腋窝复发率并无显著升高，不推荐常规施行 ALND。

(4) SLN 阴性：不需进行腋窝处理。

8.6　SLNB 替代 ALND 患者的随访

除常规复查项目外，常规行双侧腋窝、锁骨区超声检查，有条件的可考虑 MRI 检查。临床或超声检查异常腋窝淋巴结应在超声引导下行细针穿刺或空芯针活检，必要时行切开活检手术。

9. 乳腺癌全乳切除术后放射治疗临床指南

9.1　适应证

全乳切除术后放疗可以使腋窝淋巴结阳性的患者 5 年局部 - 区域复发率降低到原来的 1/3 ~ 1/4。全乳切除术后，具有下列预后因素之一，则符合高危复发，具有术后放疗指征，该放疗指征与全乳切除的具体手术方式无关：

(1) 原发肿瘤最大直径大于等于 5cm，或肿瘤侵及乳腺皮肤、胸壁。

(2) 腋窝淋巴结转移大于等于 4 枚。

(3) 淋巴结转移 1 ~ 3 枚的 T1/T2，目前的资料也支持术后放疗的价值。其中包含至少下列一项因素的患者可能复发风险更高，术后放疗更有意义：年龄小于等于 40 岁，腋窝淋巴结清扫数目小于 10 枚时转移比例大于 20%，激素受体阴性，HER-2/neu 过表达等。

9.2　与全身治疗的时序配合

具有全乳切除术后放疗指征的患者一般都具有辅助化疗适应证，所以术后放疗应在完成末次化疗后 2 ~ 4 周内开始。个别有辅助化疗禁忌证的患者可以在术后切口愈合，上肢功能恢复后开始术后放疗。内分泌治疗与放疗的时序配合目前没有一致意见，可以同期或放疗后开展。曲妥珠单抗治疗患者只要开始放疗前心功能正常可以与放疗同时使用；其次，左侧患者内乳区放疗适应证需严格掌握，尽可能采用三维治疗技术，降低心脏照射体积，评估心脏照射平均剂量至少低于 8 Gy。

9.3　照射靶区

(1) 由于胸壁和锁骨上是最常见的复发部位，占所有复发部位的约 80%，所以这两个区域是术后放疗的主要靶区；但 T3N0 患者可以考虑单纯胸壁照射。

(2) 内乳淋巴结复发的绝对值低，内乳放疗适应证仍有争议，对于治疗前影像学诊断内乳淋巴结转移可能较大或者经术中活检证实为内

乳淋巴结转移的患者，推荐内乳野照射。原发肿瘤位于内侧象限同时腋窝淋巴结有转移的患者或其他内乳淋巴结转移概率较高的患者，在三维治疗计划系统上评估心脏剂量的安全性后可谨慎考虑内乳野照射。原则上 HER-2 过表达的患者为避免抗 HER-2 治疗和内乳照射心脏毒性的叠加，决定内乳野照射时宜慎重。

9.4　照射技术和照射剂量

所有术后放疗靶区原则上给予共 50Gy（5 周，25 次）的剂量，对于影像学（包括功能性影像）上高度怀疑有残留或复发病灶的区域可局部加量至 60 ~ 66Gy。

9.4.1　常规照射技术

(1) 锁骨上 / 下野：上界为环甲膜水平，下界位于锁骨头下 1cm 与胸壁野上界相接，内界为胸骨切迹中点沿胸锁乳突肌内缘向上，外界与肱骨头相接，照射野需包括完整的锁骨。可采用 X 线和电子线混合照射以减少肺尖的照射剂量。治疗时为头部偏向健侧以减少喉照射，机架角向健侧偏斜 10 ~ 15° 以保护气管、食管和脊髓。射野内上边界必要时沿胸锁乳突肌走向作铅挡保护喉和脊髓。

(2) 胸壁切线野：上界与锁骨上野衔接，如单纯胸壁照射上界可达锁骨头下缘，下界为对侧乳腺皮肤皱折下 1cm。内界一般过体中线，外界：腋中线或腋后线，参照对侧腺体附着位置。同保乳术后的全乳照射，各边界也需要参考原发肿瘤的部位进行调整，保证原肿瘤部位处于剂量充分的区域，同时需要包括手术瘢痕。

胸壁照射如果采用电子线照射，各设野边界可参照高能 X 线切线野边界。

无论采用 X 线或电子线照射，都需要给予胸壁组织等效填充物以提高皮肤剂量至足量。

(3) 腋窝照射：① 锁骨上和腋窝联合野，照射范围包括锁骨上 / 下和腋窝，与胸壁野衔接。腋锁联合野的上界和内界都同锁骨上野，下界在第二肋间，外界包括肱骨颈，需保证射野的外下角开放。采用 6 MV X 线，锁骨上 / 下区深度以皮下 3 ~ 4 cm 计算，达到锁骨上区肿瘤量 50 Gy（5 周，25 次）的剂量后，腋窝深度根据实际测量结果计算，欠缺的剂量采用腋后野补量至 DT 50 Gy，同时锁骨上区缩野至常规锁骨上野范围，采用电子线追加剂量至 50 Gy。② 腋后野作为腋锁联合野的补充，采用 6 MV X 线，上界平锁骨下缘，内界位于肋缘内 1.5 cm，下界同腋 - 锁骨联合野的下界，外界与前野肱骨头铅挡相接，一般包括约 1 cm 肱骨头。光栏转动以使射野各界符合条件。

(4) 内乳野：常规定位的内乳野需包括第一至第三肋间，上界与锁骨上野衔接，内界过体中线 0.5 ~ 1 cm，宽度一般为 5cm，原则上 2/3 及以上剂量需采用电子线以减少心脏的照射剂量。

9.4.2　三维适形照射技术

和二维治疗相比，基于 CT 定位的三维治疗计划可以显著提高靶区剂量均匀性和减少正常组织不必要的照射，提高射野衔接处剂量的合理性，所以即使采用常规定位，也建议在三维治疗计划系统上进行剂量参考点的优化，楔形滤片角度的选择和正常组织体积剂量的评估等，以更好地达到靶区剂量的完整覆盖和放射损伤的降低。胸壁和区域淋巴结靶区勾画可以参照 RTOG 标准或其他勾画指南。如果采用逆向优化计划，一定要严格控制照射野的角度，避免对侧乳腺和其他不必要的正常组织照射。

9.5　乳腺癌新辅助化疗、改良根治术后放射治疗

放疗指征暂同未做新辅助化疗者，原则上主要参考新辅助化疗前的初始分期，其中初始分期 Ⅲ 期患者即使达到病理完全缓解（pathological complete response，pCR）也仍然有术后放疗适应证。放疗技术和剂量同未接受新辅助化疗的改良根治术后放疗。

对于有辅助化疗指征的患者，术后放疗应该在完成辅助化疗后开展；如果无辅助化疗指征，在切口愈合良好，上肢功能恢复的前提下，术后放疗建议在术后 8 周内开始。与靶向治疗和内分泌治疗的时间配合同保乳治疗或无新辅助化疗的改良根治术后放疗。

9.6 乳房重建术与术后放疗

原则上不论手术方式，乳房重建患者的术后放疗指征都需遵循同期别的乳房切除术后患者。无论是自体组织或假体重建术，都不是放射治疗的禁忌证。当采用假体重建时，由于放疗以后组织的血供和顺应性下降，Ⅱ期进行假体植入会带来更多的并发症，包括假体移位、挛缩等，所以考虑有术后放疗指征，又需采用假体的患者建议采用Ⅰ期重建。采用扩张器－永久性假体二步法重建的患者，扩张器替换成永久性假体可以在术后放疗之前或之后，该时序目前没有绝对定论，取决于整个团队对技术的熟悉程度和经验。

乳房重建以后放疗的技术可以参照保乳术后的全乳放疗。由于重建的乳房后期美容效果在很大程度上取决于照射剂量，而重建后放疗的患者一般都有淋巴引流区的照射指征，所以尽可能提高靶区剂量均匀性，避免照射野衔接处的热点，是减少后期并发症的关键。在这个前提下，建议采用三维治疗技术，尽可能将淋巴引流区的照射整合到三维治疗计划中。

10. 乳腺癌全身治疗指南

10.1 乳腺癌术后辅助全身治疗临床指南

10.1.1 乳腺癌术后辅助全身治疗的选择

乳腺癌术后辅助全身治疗的选择应基于复发风险个体化评估与肿瘤病理分子分型及对不同治疗方案的反应性。

乳腺癌术后复发风险的分组见表2。该表可供全面评估患者手术以后的复发风险的高低，是制定全身辅助治疗方案的重要依据。乳腺癌病理分子分型的判定见表3。乳腺癌术后辅助全身治疗的选择见表4。医生根据治疗的反应性并同时参考患者的术后复发风险选择相应治疗。

10.1.2 乳腺癌术后辅助化疗的临床指南

10.1.2.1 适应证

(1)浸润性肿瘤大于2 cm。

(2)淋巴结阳性。

(3)激素受体阴性。

(4)HER-2阳性（对T1a以下患者目前无明确证据推荐使用辅助化疗）。

(5)组织学分级为3级。

以上单个指标并非化疗的强制适应证，辅助化疗方案的制定应综合考虑上述肿瘤的临床病理学特征、患者生理条件和基础疾患、患者的意愿，以及化疗可能获益与由之带来的不良反应等。免疫组织化学检测应该常规包括 ER、PR、HER-2 和 Ki-67。

10.1.2.2 禁忌证

(1) 妊娠期：妊娠早、中期患者，应慎重选择化疗。

(2) 年老体弱且伴有严重内脏器质性病变患者。

10.1.2.3 治疗前谈话

(1) 辅助化疗的目的是降低肿瘤复发率，提高总生存率。

(2) 化疗的不良反应。

(3) 年龄大于 70 岁的患者接受化疗可能会有获益，但应慎重权衡化疗带来的利弊。

表 2　乳腺癌术后复发风险的分组

危险度	判别要点	
	转移淋巴结	其他
低度	阴性	同时具备以下 6 条：标本中病灶大小 (pT) ≤ 2 cm；分级 1 级 [a]；瘤周脉管未见肿瘤侵犯 [b]；ER 和 (或)PR 表达；HER-2/neu 基因没有过度表达或扩增 [c]；年龄 ≥ 35 岁
中度		以下 6 条至少具备 1 条：标本中病灶大小 (pT)>2 cm；分级 2～3 级；有瘤周脉管肿瘤侵犯；ER 和 PR 缺失；HER-2 基因过度表达；扩增或年龄 <35 岁
	1～4 枚阳性	未见 HER-2 基因过度表达和扩增且 ER 和 (或)PR 表达
高度		HER-2 基因过度表达或扩增或 ER 和 PR 缺失
	≥ 4 枚阳性	

a：组织学分级 / 核分级；b：瘤周脉管侵犯存在争议，它只影响腋淋巴结阴性的患者的危险度分级，但并不影响淋巴结阳性者的分级；c：HER-2 的测定必须采用有严格质量把关的免疫组织化学或 FISH 法、CISH 法

表3 乳腺癌分子分型的标志物检测和判定

分子分型	标志物	备注
Luminal A 型	'Luminal A 样' ER/PR 阳性且 PR 高表达 HER-2 阴性 Ki-67 低表达	ER、PR、Ki-67 表达的判定值建议采用报告阳性细胞的百分比。Ki-67 高低表达的判定值在不同病理实验中心可能不同，可统一采用 14% 作为判断 Ki-67 高低的界值；同时，以 20% 作为 PR 表达高低的判定界值[*]，可进一步区分 Luminal-A 样和 Luminal-B 样 (HER-2 阴性)
Luminal B 型	'Luminal B 样 (HER-2 阴性)' ER/PR 阳性 HER-2 阴性 且 Ki-67 高表达或 PR 低表达	上述不满足 'Luminal A 样' 条件的 Luminal 样肿瘤均可作为 'Luminal B 样' 亚型
	'Luminal B 样 (HER-2 阳性)' ER/PR 阳性 HER-2 阳性 (蛋白过表达或基因扩增) 任何状态的 Ki-67	
ERBB2+ 型	'HER-2 阳性' HER-2 阳性 (蛋白过表达或基因扩增) ER 阴性和 PR 阴性	
Basal-like 型	'三阴性 (非特殊型浸润性导管癌)' ER 阴性 PR 阴性 HER-2 阴性	三阴性乳腺癌和 Basal-like 型乳腺癌之间的吻合度约 80%；但是三阴性乳腺癌也包含一些特殊类型乳腺癌如髓样癌 (典型性) 和腺样囊性癌。这类癌的复发转移风险较低

*：以 20% 作为 PR 表达高低的判定界值，目前仅有一篇回顾性文献支持（参考文献，J Clin Oncol，2013，31：203-209）

表 4　不同分子分型的推荐治疗

亚型	治疗类型	备注
'Luminal A 样'	大多数患者仅需内分泌治疗	一些高危患者需加用化疗
'Luminal B 样 (HER-2 阴性)'	全部患者均需内分泌治疗，大多数患者要加用化疗	是否加用化疗需要综合考虑激素受体表达高低，复发转移风险，以及患者状态等
'Luminal B 样 (HER-2 阳性)'	化疗 + 抗 HER-2 治疗 + 内分泌治疗	本亚型患者常规予以化疗
'HER-2 阳性 (非 Luminal)'	化疗 + 抗 HER-2 治疗	抗 HER-2 治疗对象：pT_{1b} 及更大肿瘤，或淋巴结阳性
'三阴性 (导管癌)'	化疗	
'特殊类型' *		
A. 内分泌反应型	内分泌治疗	
B. 内分泌无反应型	化疗	髓样癌 (典型性) 和腺样囊性癌可能不需要化疗 (若淋巴结阴性)

　　* ：特殊类型。内分泌反应型（筛状癌、小管癌和黏液腺癌）；内分泌无反应型（顶浆分泌、髓样癌、腺样囊性癌和化生性癌）

10.1.2.4　治疗前准备

　　(1) 首次化疗前应充分评估患者的脏器功能，检测方法包括血常规、肝肾功能、心电图等。以后每次化疗前应常规检测血常规和肝肾功能，使用心脏毒性药物前应常规做心电图和（或）左室射血分数（left ventricular ejection fraction，LVEF）测定，其他检查应根据患者的具体情况和所使用的化疗方案等决定。

　　(2) 育龄妇女应妊娠试验阴性并嘱避孕。

　　(3) 签署化疗知情同意书。

10.1.2.5　辅助化疗方案与注意事项

　　(1) 选择联合化疗方案，常用的有：① 以蒽环类为主的方案，如 CAF、A（E）C、FE100C 方案（C：环磷酰胺，A：多柔比星，E：表柔比星，F：氟尿嘧啶）。

虽然吡柔比星（THP）在欧美少有大组的循证医学资料，但在我国日常临床实践中，用吡柔比星代替多柔比星也是可行的。THP 推荐剂量为 40 ~ 50 mg/m^2。② 蒽环类与紫杉类联合方案，例如 TAC（T：多西他赛）。③ 蒽环类与紫杉类序贯方案，例如 AC → T/P（P：紫杉醇）或 FEC → T。④ 不含蒽环类的联合化疗方案，适用于老年、低风险、蒽环类禁忌或不能耐受的患者，常用的有 TC 方案及 CMF 方案（C：环磷酰胺，M：甲氨蝶呤，F：氟尿嘧啶）。

(2) 若无特殊情况，一般不建议减少化疗的周期数。

(3) 在门诊病历和住院病史中应当记录患者当时的身高、体重及体表面积，并给出药物的每平方米体表面积的剂量强度。

一般推荐首次给药剂量应按推荐剂量使用，若有特殊情况需调整时不得低于推荐剂量的 85%，后续给药剂量应根据患者的具体情况和初始治疗后的不良反应，可以 1 次下调 20% ~ 25%。每个辅助化疗方案仅允许剂量下调 2 次。

(4) 辅助化疗一般不与内分泌治疗或放疗同时进行，化疗结束后再开始内分泌治疗，放疗与内分泌治疗可先后或同时进行。

(5) 化疗时应注意化疗药物的给药顺序、输注时间和剂量强度，严格按照药品说明和配伍禁忌使用。

(6) 激素受体阴性的绝经前患者，在辅助化疗期间可考虑使用卵巢功能抑制药物保护患者的卵巢功能。推荐化疗前 1 ~ 2 周给药，化疗结束后 2 周给予最后一剂药物。

(7) 蒽环类药物有心脏毒性，使用时须评估 LVEF，至少每 3 个月 1 次。如果患者使用蒽环类药物期间发生有临床症状的心脏毒性，或无症状但 LVEF<45% 亦或较基线下降幅度超过 15%，可考虑检测肌钙蛋白 cTnT，必要时应先停药并充分评估患者的心脏功能，后续治疗应慎重。

(8) 中国专家团认为三阴性乳腺癌的优选化疗方案是含紫杉和蒽环的剂量密度方案。大多数 Luminal-B（HER-2 阴性）乳腺癌患者需要接受术后辅助化疗，方案应包含蒽环和（或）紫杉类。

10.1.3 乳腺癌术后辅助内分泌治疗临床指南

10.1.3.1 适应证

激素受体 ER 和（或）PR 阳性的乳腺癌患者。

10.1.3.2 治疗前谈话

(1) 辅助内分泌治疗的目的是降低肿瘤复发率，提高总生存率。

(2) 内分泌治疗的不良反应。

10.1.3.3 内分泌治疗与其他辅助治疗的次序

辅助内分泌治疗与化疗同时应用可能会降低疗效。一般在化疗之后使用，但可以和放射治疗以及曲妥珠单抗治疗同时应用。

10.1.3.4 绝经前患者辅助内分泌治疗方案与注意事项（附录Ⅷ）

(1) 辅助内分泌治疗有 3 种选择：他莫昔芬，卵巢功能抑制加他莫昔芬，卵巢功能抑制加第三代芳香化酶抑制剂。选择需要考虑两方面的因素：肿瘤方面，复发风险高或需要使用辅助化疗；患者方面，相对年轻（如小于 35 岁）、在完成辅助化疗后仍未绝经的病例。

(2) 使用他莫昔芬的患者，治疗期间注意避孕，并每半年至 1 年行 1 次妇科检查，通过 B 超检查了解子宫内膜厚度。服用他莫昔芬 5 年后，患者仍处于绝经前状态，部分患者（如高危复发）可考虑延长服用至 10 年。目前尚无证据显示，服用他莫昔芬 5 年后的绝经前患者，后续应用卵巢抑制联合第三代芳香化酶抑制剂会进一步使患者受益。托瑞米芬在绝经前乳腺癌中的价值尚待大型临床研究的确认，在我国日常临床实践中，常见托瑞米芬代替他莫昔芬。

(3) 卵巢去势推荐用于下列绝经前患者：① 高风险且化疗后未导致闭经的患者，可同时与他莫昔芬联合应用；卵巢去势后也可考虑与第三代芳香化酶抑制剂联合应用（TEXT 与 SOFT 联合分析提示卵巢去势联合第三代芳香化酶抑制剂优于卵巢去势联合三苯氧胺）；② 不愿意接受辅助化疗的中度风险患者，可同时与他莫昔芬联合应用；③ 对他莫昔芬有禁忌者。

《中国癌症杂志》2015 年第 25 卷第 9 期

(4) 卵巢去势有手术切除卵巢、卵巢放射及药物去势。若采用药物性卵巢去势，目前推荐的治疗时间是 2 ～ 5 年。

(5) 如患者应用他莫昔芬 5 年后处于绝经后状态，可继续服用芳香化酶抑制剂 5 年，或停止用药。

10.1.3.5 绝经后患者辅助内分泌治疗的方案及注意事项

(1) 第三代芳香化酶抑制剂可以向所有绝经后的 ER 和（或）PR 阳性患者推荐，尤其是具备以下因素的患者：① 高复发风险患者；② 对他莫昔芬有禁忌的患者或使用他莫昔芬出现中、重度不良反应的患者；③ 使用他莫昔芬 20mg/d × 5 年后的高风险患者。

(2) 芳香化酶抑制剂可以从一开始就应用 5 年（来曲唑、阿那曲唑或依西美坦），也可以在他莫昔芬治疗 2 ~ 3 年后再转用芳香化酶抑制剂满 5 年，或直接改用芳香化酶抑制剂满 5 年；也可以在他莫昔芬用满 5 年之后再继续应用 5 年芳香化酶抑制剂，还可以在芳香化酶抑制剂应用 2 ~ 3 年后改用他莫昔芬用满 5 年。不同种类的芳香化酶抑制剂都可选择。

(3) 选用他莫昔芬 20mg/d × 5 年，是有效而经济的治疗方案。治疗期间应每 6 ~ 12 个月行 1 次妇科检查，通过 B 超检查了解子宫内膜厚度。

(4) 也可选用他莫昔芬以外的其他雌激素受体调节剂，如托瑞米芬。

(5) 绝经前患者内分泌治疗过程中，因月经状态改变可能引起治疗调整。

(6) 芳香化酶抑制剂和黄体激素释放激素类似物（luteinizing hormone-releasing hormone analogue，LHRH-a）类似物可导致骨密度下降或骨质疏松，因此在使用这些药物前常规推荐骨密度检测，以后在药物使用过程中，每 6 个月监测 1 次骨密度，并进行 T- 评分（T-Score）。T-Score 为小于 -2.5，为骨质疏松，开始使用双膦酸盐治疗；T-Score 为 -2.5 ~ -1.0，为骨量减低，给予维生素 D 和钙片治疗，并考虑使用双膦酸盐；T-Score 为大于 -1.0，为骨量正常，不推荐使用双膦酸盐。

10.1.4　乳腺癌术后辅助曲妥珠单抗治疗临床指南

10.1.4.1　适应证

原发浸润灶大于 1.0 cm HER-2 阳性时，推荐使用曲妥珠单抗；原发肿瘤在 0.5 ~ 1.0 cm 时，可考虑使用。中国专家团不考虑对直径不超过 0.5 cm 的浸润性 HER-2 阳性肿瘤应用辅助曲妥珠单抗。

(1) HER-2 阳性是指免疫组织化学法 +++，或原位杂交法（in situ hybridization，ISH）阳性。

(2) 经免疫组织化学检测 HER-2 为 ++ 的患者应进一步作 ISH 明确是否有基因扩增。

10.1.4.2　相对禁忌证

(1) 治疗前 LVEF<50%。

(2) 同期正在进行蒽环类药物化疗。

10.1.4.3　治疗前谈话

(1) 目前多项临床研究结果显示，对于 HER- 2/neu 蛋白过表达或基因扩增（HER-2 阳性）的乳腺癌患者，采用 1 年曲妥珠单抗辅助治疗可以降低乳腺癌的复发率。

(2)曲妥珠单抗是一种生物靶向制剂,经10年以上的临床应用证实其不良反应少,但其中较严重的不良反应是当其与蒽环类药物联合应用会增加充血性心力衰竭的机会。

(3)曲妥珠单抗高昂的价格,HER-2状态确认的重要性及其检测费用。

10.1.4.4 治疗前准备

(1)精确的HER-2检测。建议将浸润性乳腺癌组织的石蜡标本(蜡块或白片)送往国内有条件的病理科进行复查。

(2)心功能检查(心脏超声或核素扫描,以前者应用更为普遍)。

(3)签署治疗知情同意书。

10.1.4.5 治疗方案和注意事项

(1)曲妥珠单抗6 mg/kg(首次剂量8 mg/kg)每3周方案,或2 mg/kg(首次剂量4 mg/kg)每周方案。目前暂推荐的治疗时间为1年,可与化疗同时使用或化疗后序贯使用。6个月的短期疗程并未证实其疗效相当,2年的疗程未得到更佳的预后获益,故均暂不推荐。

(2)担心心脏毒性者可选择心脏毒性较低的718 719

TCH方案,低复发风险者(对应人群可参考APT临床试验)可以选择紫杉醇周疗加曲妥珠单抗。

(3)首次治疗后观察4~8 h。

(4)与蒽环类药物同期应用须慎重,但可以在前、后阶段序贯应用。与非蒽环类化疗、内分泌治疗或放疗都可同期应用(附录Ⅵ、Ⅶ)。

(5)每3个月监测1次LVEF。治疗中若出现LVEF<50%或低于治疗前大于等于16%,应暂停治疗,并跟踪监测LVEF结果,直至恢复大于50%以上方可继续用药。若不恢复,或继续恶化或出现心力衰竭症状则应当终止曲妥珠单抗治疗。

10.2 乳腺癌新辅助化疗临床指南

10.2.1 新辅助化疗的适宜人群

10.2.1.1 一般适合临床Ⅱ、Ⅲ期的乳腺癌患者

(1)临床分期为ⅢA(不含T3.N1.M0)、ⅢB、ⅢC期。

(2)临床分期为ⅡA、ⅡB、ⅢA(仅T3.N1.M0)期,对希望缩小肿块、降期保乳的患者,也可考虑新辅助化疗。

10.2.1.2 对隐匿性乳腺癌行新辅助化疗的可行性

对不可手术的隐匿性乳腺癌行新辅助化疗是可行的。其中隐匿性乳腺癌定义为腋窝淋巴结转移为首发症状，而乳房未能检出原发灶的乳腺癌，在排除其他部位原发肿瘤后，尽管临床体检和现有的影像学检查均不能发现乳房肿块，甚至术后病理也未查及乳腺内的原发病灶，但还是可以诊断为这是一类特殊类型的乳腺癌。

10.2.2 新辅助化疗的禁忌证

(1) 未经组织病理学确诊的乳腺癌。推荐进行组织病理学诊断，并获得 ER、PR、HER-2/neu 及 Ki-67 等免疫组织化学指标，不推荐将细胞学作为病理诊断标准。

(2) 妊娠早期女性。妊娠中期女性患者应慎重选择化疗。

(3) 年老体弱且伴有严重心、肺等器质性病变，预期无法耐受化疗者。

10.2.3 新辅助化疗前的谈话

(1) 新辅助化疗的定义：新辅助化疗是指在手术或手术加放疗的局部治疗前，以全身化疗为乳腺癌的第一步治疗，后再行局部区域治疗。基于目前循证医学的证据，新辅助化疗的疗效和辅助化疗的疗效是一样的，但可以使部分不能保乳的患者获得保乳的机会，部分不可手术的患者获得手术的机会；但是一部分患者（<5%）在新辅助化疗的过程中可能出现进展，甚至丧失手术的机会。

(2) 新辅助化疗的意义：① 新辅助化疗是局部晚期乳腺癌或炎性乳腺癌的规范疗法，可以使肿瘤降期以利于手术，或变不能手术为能手术；② 若能达到 pCR，则预示较好的远期效果；③ 对于肿瘤较大且有保乳意愿的患者可以提高保乳率。

(3) 部分乳腺癌对新辅助化疗初始治疗方案不敏感：若 2 个周期化疗后肿瘤无变化或反而增大时，应根据实际情况考虑是否需要更换化疗方案或采用其他疗法。

(4) 接受有效的新辅助化疗之后，即便临床上肿瘤完全消失，也必须接受既定的后续治疗，包括手术治疗，并根据手术前后病理结果决定进一步辅助治疗的方案。

10.2.4 新辅助化疗的实施

10.2.4.1 治疗前准备

(1) 病灶基线体检。精确测量乳腺原发灶和腋窝淋巴结的最长径（多个肿块时取其最长径之和）。

(2) 基线影像学评估。乳房超声、乳腺 X 线下肿瘤的最长径（建议采用MRI 评估）。

(3) 血常规、肝肾功能、心电图、胸片、肝脏超声检查。局部晚期乳腺癌或炎性乳腺癌患者还需加做全身骨扫描、胸部 CT。既往有心脏病史的患者建议行必要的心功能检查（如心超测 LVEF）。

(4) 治疗前必须对乳腺原发灶行空芯针活检，诊断为浸润性癌，或原位癌（可能存在组织学低估）同时伴有细针穿刺证实的同侧腋窝淋巴结转移，明确组织学诊断及免疫组织化学检查（隐匿性乳腺癌除外）。

(5) 肿大的区域淋巴结是否为乳腺癌转移，应通过穿刺获得病理证实。

(6) 育龄妇女应妊娠试验阴性并嘱避孕。

(7) 告知化疗的不良反应，签署化疗知情同意书。

(8) 需要在原发灶内放置标记物，或对肿瘤表面皮肤进行标记，为化疗后续手术范围提供原发灶依据。

(9)推荐在新辅助化疗前对淋巴结阴性的患者进行腋窝前哨淋巴结活检，可以为后续的手术和全身治疗提供更多的信息。对新辅助化疗后前哨淋巴结活检的安全性和价值目前仍存在争议——可能会降低部分患者的腋窝淋巴结清扫率。

10.2.4.2　常用的含蒽环类和紫杉类的联合化疗方案（附录Ⅵ、Ⅶ）及注意事项

10.2.4.2.1　联合化疗方案

(1) 以蒽环类为主的化疗方案，如 CAF、FAC、AC、CEF 和 FEC 方案（C：环磷酰胺；A：多柔比星，或用同等剂量的吡柔比星；E：表柔比星；F：氟尿嘧啶）。

(2) 蒽环类与紫杉类联合方案，如 A（E）T、TAC（T：多西他赛）。

(3) 蒽环类与紫杉类序贯方案，如 AC→P 或 AC→T（P：紫杉醇）。

(4) 其他化疗方案，如 PC（P：紫杉醇；C：卡铂）。

10.2.4.2.2　注意事项

(1) 新辅助治疗方案应同时包括紫杉类和蒽环类药物，HER-2 阳性者应加用抗 HER-2 的药物。

（2）绝经后激素受体强阳性的患者可考虑单用内分泌治疗，推荐使用芳香化酶抑制剂。新辅助内分泌治疗应持续 5 ~ 8 个月或至最佳疗效。

（3）在门诊病历和住院病史中须记录患者当时的身高、体重以及体表面积，并给出药物的每平方米体表面积的剂量强度。一般推荐首次给药剂量不得低于推荐剂量的 85%，后续给药剂量应根据患者的具体情况和初始治疗后的不良反应，可以 1 次下调 20% ~ 25%。

（4）每个新辅助化疗方案仅允许剂量下调 2 次。

（5）在治疗有反应或疾病稳定的患者中，推荐手术前用完所有的既定周期数。

10.2.4.3　疗效评估以及化疗的疗程

（1）建议在化疗第 1 个周期的最后 1 天，亦即计划第 2 个周期化疗之前，进行细致的体检，初步了解化疗的治疗反应，如果明确肿瘤增大，要考虑早期进展的可能。

（2）一般情况下，建议在化疗第 2 个周期末，即计划第 3 个周期之前全面评估疗效。新辅助化疗前后的检查手段应该一致，评价结果按照 RECIST 标准或 WHO 标准分为 CR、PR、SD 和 PD。

（3）无效的患者建议更改化疗方案重新进入评价程序，或改变总体治疗计划，改用手术、放疗或者其他全身治疗措施。

（4）对 CR 或 PR 的患者，目前推荐完成既定的新辅助化疗疗程，即便肿瘤退缩明显，也应完成原计划疗程（除非不能耐受），避免因化疗有效而临时中断新辅助治疗、立即手术的情况。专家推荐对新辅助化疗患者在术前即完成辅助化疗的总疗程数（如 6 或 8 个周期），术后可不再化疗。

10.2.5　乳腺癌经新辅助化疗降期后的处理

10.2.5.1　手术分类

（1）乳房手术：手术可根据个体情况选择保留乳房或全乳切除。

（2）腋窝淋巴结手术：新辅助化疗前的前哨淋巴结为阴性，新辅助化疗后可免去腋窝淋巴结评估。新辅助化疗前，腋窝淋巴结穿刺证实为转移或者前哨淋巴结有转移，需行腋窝淋巴结清扫。大多数中国专家不建议对新辅助化疗前腋窝淋巴结穿刺证实为转移、通过化疗降期后行前哨淋巴结活检为阴性的患者免于腋窝清扫。

10.2.5.2　新辅助化疗后病理检查及病理学疗效判定

(1) pCR 的定义有两种：① 一般是指乳腺原发灶中找不到恶性肿瘤的组织学证据，或仅存原位癌成分；② 严格意义上是指乳腺原发灶和转移的区域淋巴结均达到 pCR。

(2) pCR 的确定应当由病理医生完成，但临床医生有责任协助病理医生找到原病灶部位，经过多点取材检查后，才能确定 pCR。

(3) 残存肿瘤的组织学分型、分级，ER、PR 及 HER-2 等免疫组织化学结果可供参考。无论是术前还是术后获得的病理资料，只要出现 1 次 ER、PR 或 HER-2 阳性，就可以给予相应的内分泌治疗或曲妥珠单抗治疗。

10.2.5.3　术后辅助治疗

(1) 术后辅助化疗：目前尚有争议。一般可以根据术前化疗的周期数、疗效以及术后病理检查结果而再继续选择相同化疗方案，或更换新的化疗方案以及不辅助化疗，鉴于目前尚无足够证据，故无法统一。一般新辅助化疗加辅助化疗的总周期数为 6 ~ 8 个周期。若新辅助化疗时已经完成了所有的辅助化疗周期，可考虑不再使用化疗。

(2) 术后辅助放疗：推荐根据化疗前的肿瘤临床分期来决定是否需要辅助放疗以及放疗范围。放疗范围包括全胸壁和锁骨上和锁骨下范围，临床上内乳有累及或者临床上高度怀疑内乳可能会累及的需行内乳放疗。

(3) 辅助内分泌治疗、辅助分子靶向治疗：参见乳腺癌术后辅助全身治疗临床指南。新辅助加辅助曲妥珠单抗的总治疗时间为 1 年。

10.3　晚期乳腺癌解救性全身治疗临床指南

晚期乳腺癌包括复发和转移性乳腺癌，是不可治愈的疾病。治疗的主要目的是缓解症状、提高生活质量和延长患者生存期。应尽可能在决定治疗方案前对复发或转移部位进行活检，尤其是孤立性病灶，以明确诊断和重新评估肿瘤的 ER、PR 和 HER-2 状态。局部治疗，如手术和放疗在初治为 Ⅳ 期乳腺癌中的价值还不明确。只有当全身药物治疗取得很好的疗效时，才可考虑姑息性的局部治疗，以巩固全身治疗的效果。

10.3.1　晚期乳腺癌内分泌治疗指南

10.3.1.1　适应证

(1) ER 和（或）PR 阳性的复发或转移性乳腺癌。

(2) 骨或软组织转移灶。

(3) 无症状的内脏转移。

(4) 复发距手术时间较长，一般大于 2 年。

(5) 原则上内分泌治疗适合于激素受体阳性的患者，但是如果是受体不明或受体为阴性的患者，如临床病程发展缓慢，也可以试用内分泌治疗。

10.3.1.2 治疗前谈话

(1) 复发或Ⅳ期乳腺癌的全身治疗主要以延长无进展生存期及生存期、提高生活质量为目的，而非治愈性。因此，应优先选择毒性较小的治疗方案。只要情况允许，毒性较小的内分泌治疗优于细胞毒治疗。

(2) 内分泌治疗的不良反应。

10.3.1.3 内分泌药物

(1) 绝经后患者的内分泌治疗包括：芳香化酶抑制剂包括非甾体类（阿那曲唑和来曲唑）和甾体类（依西美坦）、雌激素受体调变剂（他莫昔芬和托瑞米芬）、雌激素受体下调剂（氟维司群）、孕酮类药物（甲地孕酮）、雄激素（氟甲睾酮）、大剂量雌激素（乙炔基雌二醇）。

(2) 绝经前患者的内分泌治疗包括：他莫昔芬、LHRH 类似物（戈舍瑞林和亮丙瑞林）、外科手术去势、孕酮类药物（甲地孕酮）、雄激素（氟甲睾酮）和大剂量雌激素（乙炔基雌二醇）。

10.3.1.4 内分泌一线治疗的选择和注意事项

(1) 没有接受过抗雌激素治疗或无复发时间较长的绝经后复发患者，他莫昔芬、芳香化酶抑制剂或氟维司群都是合理的选择。

(2) 他莫昔芬辅助治疗失败的绝经后患者可选芳香化酶抑制剂或氟维司群。

(3) 既往接受过抗雌激素治疗并且距抗雌激素治疗 1 年内复发转移的绝经后患者，芳香化酶抑制剂是首选的一线治疗。

(4) 未接受抗雌激素治疗的绝经前患者，可选择应用他莫昔芬、卵巢去势、卵巢去势加他莫昔芬或芳香化酶抑制剂。

10.3.1.5 内分泌解救治疗的选择及注意事项

(1) 尽量不重复使用辅助治疗或一线治疗用过的药物。

(2) 他莫昔芬治疗失败的绝经后患者可选芳香化酶抑制剂或氟维司群。

(3) 一类芳香化酶抑制剂治疗失败患者可选另外一类芳香化酶抑制剂（加或不加依维莫司）或氟维司群（500 mg）；若未证实有他莫昔芬抵抗，也可选用他莫昔芬。

(4) ER 阳性的绝经前患者可采取卵巢手术切除或其他有效的卵巢功能抑制治疗，随后遵循绝经后妇女内分泌治疗指南。

(5) 二线内分泌治疗之后的内分泌治疗，应选择既往内分泌治疗获益的药物。

10.3.2 晚期乳腺癌化疗的临床指南

10.3.2.1 适应证（具备以下 1 个因素即可考虑首选化疗）

(1) 激素受体阴性。

(2) 有症状的内脏转移。

(3) 激素受体阳性但对内分泌治疗耐药。

10.3.2.2 治疗前谈话

(1) 化疗的目的是改善生活质量，延长无进展生存期及生存期。

(2) 化疗的不良反应。

10.3.2.3 治疗前准备

(1) 首次化疗前应检测血常规、肝肾功能、心电图。以后每次化疗前后应常规检测血常规，使用蒽环类药物者还须检查心电图或 LVEF。心脏或肝肾功能异常者需监测血常规、心电图、LVEF 或肝肾功能。

(2) 育龄妇女应妊娠试验阴性并嘱避孕。

(3) 签署化疗知情同意书。

10.3.2.4 化疗方案和注意事项

(1) 推荐的首选化疗方案包括单药序贯化疗或联合化疗。与单药化疗相比，联合化疗通常有更好的客观缓解率和疾病至进展时间，然而联合化疗的毒性较大且生存获益有限。此外，序贯使用单药能降低患者需要减小剂量的可能性。需要使肿瘤迅速缩小或症状迅速缓解的患者选择联合化疗，耐受性和生活质量作为优先考虑因素的患者选择单药序贯化疗。

(2) 常用单药包括：蒽环类，如多柔比星、表柔比星、吡柔比星、聚乙二醇化脂质体多柔比星；紫杉类，如紫杉醇、多西他赛、白蛋白结合紫杉醇；抗代谢药，如卡培他滨和吉西他滨；以及非紫杉类微管形成抑制剂，如长春瑞滨、艾日布林。

(3) 常用的联合化疗方案包括：环磷酰胺、多柔比星和氟尿嘧啶（FAC/CAF）；氟尿嘧啶、表柔比星和环磷酰胺（FEC）；环磷酰胺、吡柔比星和氟尿嘧啶（CTF）；多柔比星、环磷酰胺（AC）；表柔比星、环磷酰胺（EC）；多柔比星联合多西他赛或紫杉醇（AT）；环磷酰胺、氨甲喋呤和氟尿嘧啶（CMF）；多西他赛联合卡培他滨；吉西他滨联合紫杉醇。对于三阴性乳腺癌，可选择吉西他滨加卡铂或顺铂。

（4）其他有效的单药还包括环磷酰胺、顺铂、口服依托泊苷、长春花碱、米托蒽醌和氟尿嘧啶持续静脉给药方案。

（5）标准的药物治疗为应用一个治疗方案直至疾病进展换药，但由于缺乏总生存期方面的差异，应该采用长期化疗还是短期化疗后停药或维持治疗需权衡疗效、药物不良反应和患者生活质量。

（6）蒽环类药物有心脏毒性，使用时须评估 LVEF，至少每 3 个月 1 次。如果患者使用蒽环类药物期间发生有临床症状的心脏毒性，或虽无症状但 LVEF<45% 或较基线下降大于 15%，需先停药，充分评估患者的心脏功能，后续治疗应该慎重。尽管早期有临床试验提示同时使用右丙亚胺和蒽环类药物可能会降低化疗的客观有效率，但是荟萃分析显示右丙亚胺会引起较重的粒细胞减少，但是并未降低化疗的疗效，且可降低约 70% 的心力衰竭发生率。

10.3.3　HER-2 阳性的晚期乳腺癌治疗的临床指南

10.3.3.1　适应证

HER-2/neu 阳性的复发或转移性乳腺癌。

HER-2 的规范化检测和阳性的判定应参照 ASCO/CAP 指南或中国相关的指南。

（1）HER-2/neu 阳性是指免疫组织化学检测为 +++，或荧光原位杂交法（fluorescence in situ hybridization，FISH）或者色素原位杂交法（chromogenic in situ hybridization，CISH）显示 HER-2 基因扩增。

（2）免疫组织化学检测 HER-2 为 ++ 的患者，应该进一步行 FISH 或 CISH 检测明确是否有基因扩增。

10.3.3.2　相对禁忌证

（1）治疗前 LVEF<50%。

（2）同时进行蒽环类化疗。

（3）治疗过程中，LVEF 较基线下降大于等于 15%。

10.3.3.3　治疗前谈话

（1）在常规化疗的基础上加用曲妥珠单抗不但可以提高客观有效率和中位 PFS，而且可延长患者的总生存期。

(2) 曲妥珠单抗是一种生物靶向制剂，经 10 年以上的临床应用总体安全性良好，但有可能影响心脏射血功能和增加充血性心力衰竭的机会。

(3) 曲妥珠单抗价格较贵，HER-2/neu 状态确认的重要性及其检测费用。

10.3.3.4　治疗前准备

(1) 准确的 HER-2/neu 检测。有条件尽量行转移灶的再次活检，以证实转移灶的 HER-2 状态是否有转变，并可将原手术组织的标本和转移灶标本（蜡块或白片）送往国内有条件的病理科进行复查。

(2) 心功能检查（心脏超声或核素扫描，以前者应用更为普遍）。

(3) 签署治疗知情同意书。

10.3.3.5　一线治疗方案的选择和注意事项

(1) 曲妥珠单抗可联合的化疗药物和方案有紫杉醇联合或不联合卡铂、多西他赛、长春瑞滨和卡培他滨，以及联合多西他赛 + 帕妥珠单抗。

(2) HER-2 和激素受体同时阳性的晚期乳腺癌患者中，对病情发展较慢或不适合化疗的患者，可以选择曲妥珠单抗联合内分泌治疗。

(3) 使用期间，每 3 个月检查 1 次 LVEF。

10.3.3.6　二线治疗方案的选择和注意事项

在含曲妥珠单抗方案治疗后发生疾病进展的 HER-2 阳性转移乳腺癌患者中，后续治疗应继续阻滞 HER-2 通路。

(1) 可保留曲妥珠单抗，而更换其他化疗药物，如卡培他滨。

(2) 也可换用拉帕替尼加用其他化疗药物，如卡培他滨。

(3) 也可停细胞毒药物，而使用两种靶向治疗药物的联合，如拉帕替尼联合曲妥珠单抗，或帕妥珠单抗联合曲妥珠单抗（目前尚未在国内进行临床试验）

(4) 也可考虑使用 TDM-1。

10.4　终末期乳腺癌姑息性治疗临床指南

姑息治疗是一门临床学科，通过早期识别、积极评估、控制疼痛和治疗其他疾病相关症状，包括躯体、社会心理和心灵的困扰来预防和缓解身心痛苦，改善因疾病而威胁生命的患者和他们家属的生活质量。

10.4.1　适应人群

(1) 有未控制的肿瘤相关症状，如疼痛、呼吸困难、厌食和恶液质、恶心呕吐等。

(2) 有与肿瘤诊断和治疗相关的中、重度生理和心理问题。

(3) 有严重的伴发疾病、精神和社会心理状况。

(4) 预期生命小于等于 6 个月。

(5) 患者及家属有对疾病发展过程了解和参与治疗决定的需求。

(6) 患者及家属有姑息治疗的需求。

10.4.2　治疗前谈话

(1) 与患者及家属沟通，使他们了解该疾病发展的自然病程和预后，抗肿瘤治疗的意义和可能带来的不良反应和并发症，理解后续治疗的性质和方法。

(2) 了解患者及家属对姑息治疗的预期和要求，做出相应的治疗决定和制定具体措施。

(3) 治疗过程中反复与患者及家属沟通，及时了解他们的治疗预期和要求的变化。

10.4.3　主要措施

(1) 提供疼痛控制与其他痛苦症状的临床医疗服务，使患者尽可能减轻痛苦。

(2) 维护和尊重生命，把死亡看作一个正常的过程。不提倡放弃治疗和安乐死，也反对过度治疗。既不刻意加速死亡，也不刻意延缓死亡。

(3) 整合患者的精神心理和心灵为一体进行姑息照护。

(4) 提供支持系统，以帮助患者尽可能以积极的态度生活直到死亡。同时帮助患者家属正确对待患者的疾病过程和他们的居丧。运用团队工作满足患者和他们亲人的整体需求，包括居丧服务与咨询。

(5) 同样适用于疾病过程的早中期，主要目的仍然是减轻患者身心痛苦，提高生活质量。

10.4.4　肿瘤相关症状的控制

10.4.4.1　疼痛

10.4.4.1.1　肿瘤晚期疼痛的处理应遵循三阶梯治疗原则

所谓癌痛三阶梯治疗，就是在对疼痛的性质和原因做出正确的评估后，根据患者疼痛程度适当选择相应的止痛剂。即对于轻度疼痛的患者主要选用非阿片类止痛药 ± 辅助药物；对于中度疼痛的患者主要选用弱阿片类药物 ± 非阿片类止痛药 ± 辅助药物；对于重度疼痛患者选用强阿片类药物 ± 非阿片类止痛药 ± 辅助药物。

(1) 按阶梯用药：按阶梯用药是指止痛药物的选用应根据患者疼痛程度由

轻到重，按顺序选择同强度的止痛药物，即由弱到强或由一级过渡到三级。除非是重度疼痛，可以直接从第三级强阿片类药物开始，以使疼痛快速减轻，缓解症状。另外，对一些患者有神经疼痛或精神心理症状的可以适当加辅助药物以增加疗效。

(2) 按时用药：按时用药是指止痛剂有规律地按规定间隔时间给予，在稳态情况下大多使用控释剂型。每一种止痛剂必须先对患者疼痛的控制进行滴定剂量，由小到大调整至最佳剂量。这样对于血药浓度的控制，药物剂量的计算和疼痛持续性缓解有益。如果患者在使用止痛剂同时有突发性剧痛，可以在原来的用药剂量上及时给予相应的剂量缓解，并在以后用药时重新滴定患者的总剂量。

(3) 口服或无创用药：提倡无创用药，以口服给药为主。方法简便，且不易产生药物依赖。在不能口服或口服反应过大的情况下也可选用另外的给药方法。

(4) 个体化用药：药物的使用需因人而异，具体分析。

(5) 注意具体细节：对用止痛剂的患者要注意监护，密切观察其疼痛的缓解程度和药物的不良反应，并及时采取必要的措施，目的是使患者获得最佳疗效而不良反应最小。并且随着疼痛控制及症状缓解，有的患者还可以逐步减少用药剂量而达到最优化治疗。

10.4.4.1.2 麻醉止痛剂的不良反应及处理

(1) 总体而言，阿片类药物用于癌性疼痛是安全有效的，但需要使用高剂量麻醉止痛剂的患者或长期使用麻醉止痛剂的患者，会发生一些症状如便秘、嗜睡、尿潴留等；其他症状包括有毒代谢产物蓄积而产生中毒现象，症状包括难治性恶心、嗜睡、瘙痒；神经性中毒症状包括幻觉、谵妄、肌颤和感觉异常；严重可致呼吸抑制。

(2) 治疗和预防这些不良反应的方式包括给予足够的水分以及改变麻醉止痛剂的种类，还要停止使用其他会增加不良反应的药物，事先对于预期会发生的不良反应进行预防性处理，对于已经出现的症状做相应的对症处理，并可使用解毒拮抗剂。

(3) 谨慎对待脏器功能不全，尤其是肝肾功能不全的患者，麻醉止痛剂的剂量要削减，避免可能发生的代谢产物蓄积造成对机体的伤害。

10.4.4.1.3 麻醉止痛剂的耐药性和依赖性：

(1) 麻醉止痛剂的耐药性：一方面癌症患者因疾病的进展导致疼痛的加重而必须增加麻醉止痛剂的剂量，另一方面可能因患者产生耐药性而需要增加先前止痛剂的剂量以达到相同的止痛效果。此种正常的生理现象机制可能是因麻醉止痛剂受体水平的改变或因代谢产物改变而造成。

(2) 生理上的依赖性：对于长期使用麻醉止痛剂的患者，生理上的依赖是常见的正常药理反应。若突然中断麻醉止痛剂或突然减低剂量，或应用麻醉止痛剂的拮抗剂，患者可能会产生戒断现象（如：焦躁不安、颤抖、发热、出汗、瞳孔放大、心跳加快、肌肉和腹部疼挛）。此时需要减少或停止麻醉止痛剂，必须以每天减少 10% ~ 20% 的速度缓慢递减。

(3) 心理上的依赖性（成瘾性）：心理依赖性（成瘾性）是一种用某种物质后产生的心理变态强迫症，结果造成使用者生理、心理和社会学方面的伤害，而且即使发生伤害，使用者仍会强迫性地持续使用药物。实际上，无酒精或药物依赖病史的癌症患者若合理地使用适当的麻醉止痛剂是很少发生心理上成瘾的危险。

10.4.4.2　厌食和恶液质

终末期患者常发生厌食和营养不良，又可称为厌食 - 恶病质综合征，主要是肿瘤导致的机体代谢功能紊乱，包括细胞因子分泌异常，胰岛素、肾上腺皮质激素代谢紊乱，免疫功能抑制，脂肪和蛋白质分解增加等，也有因为肿瘤治疗的影响，或心理因素造成。

(1) 临床表现包括：体重明显减轻、肌肉萎缩、厌食、乏力、味觉异常、贫血及低蛋白血症、水肿、褥疮、精神萎靡等。

(2) 治疗原则主要考虑纠正代谢的异常，适当营养支持，加强心理支持和护理。在具体临床实施中要掌握既不能给予过少营养成分和量而达不到营养支持的目的，也不能给予太多的支持，特别是对于老年和脏器功能有障碍的患者。

(3) 根据实验室检查指标和出入量给予一定的营养物质和能量，建议以肠内营养为主，为纠正水电解质异常或肠内营养不足可适当进行静脉营养，此外固醇类皮质激素、孕激素（甲地孕酮、甲羟孕酮）、胃动力药物等可适当作为辅助治疗。

10.4.4.3　恶心和呕吐

(1) 明确呕吐原因，有治疗相关性呕吐（如化疗、放疗等）、疾病相关性呕吐（如脑转移、胃肠道梗阻等）。

(2) 针对原因进行治疗，如放疗和化疗前预防性给予止吐药物、脑转移者给予脱水、胃肠道梗阻者给予胃肠减压等处理。

(3) 非特异性的恶心呕吐给予多巴胺受体拮抗剂或苯二氮䓬类药物，尤其适用于焦虑所致的恶心呕吐。

(4) 顽固性恶心呕吐可持续静脉给药或皮下给药，如可进行多巴胺受体拮抗剂的剂量滴定至最大获益和耐受水平。若恶心仍持续存在，可考虑加用 5-羟色胺受体拮抗剂和（或）抗胆碱能药物和（或）抗组胺药物，糖皮质激素，持续止吐药物滴注，安定类药物甚至大麻类药物。针灸和镇静剂也可考虑。

(5) 注意剧烈呕吐有可能引起上消化道出血，另须注意电解质平衡。

10.4.4.4 疲乏

疲乏是肿瘤晚期一种很常见的严重症状，几乎所有的晚期患者都有疲乏现象，特别是病情进展至终末期。它能使患者心理和生理承受能力降低，失去正常的生活能力。患者可能在病程的早期就有疲乏现象，也可能因肿瘤相关治疗而加重疲乏症状。

(1) 临床表现为体力不足、倦怠不适、嗜睡、智能减退，这些严重影响患者的生活质量。疲乏也可能使患者的其他症状如疼痛、抑郁、睡眠障碍等更加严重。

(2) 疲乏多数因营养不良、恶病质、药物和放射治疗、疼痛、情绪和睡眠障碍、水电解质紊乱（如低血钾、低血钠、脱水等）、缺氧、代谢障碍（如肿瘤消耗、血糖变化、酸中毒）、血象过低（如贫血）、心肝肾功能衰竭、内分泌紊乱或感染等引起。

(3) 治疗一般先针对病因（如止痛、抗感染、保护心肝肾功能），纠正不足（如水电解质、血糖、红细胞、白细胞、血小板，血氧），支持治疗中可考虑加用一些皮质激素如地塞米松或孕激素甲地孕酮、甲羟孕酮，也可佐以精神兴奋剂如哌甲酯。

10.4.4.5 昏迷

昏迷是脑功能严重障碍的一种临床表现，其生命体征尚存而持续性意识丧失。终末期患者尤其是生命时间无多的患者多见。根据对疼痛有无退缩反应、瞳孔反射与角膜反射是否存在等可将昏迷程度分成浅昏迷和深昏迷。

(1) 临床表现：① 浅昏迷时，患者意识大部分丧失，无自主活动，受强刺激时，可出现痛苦表情和肢体退缩反应，受到疼痛刺激时可出现防御反射。角膜反射、眼球运动和吞咽反射尚存在。常有病理反射，可发生尿失禁或尿潴留。② 深昏迷时，患者意识完全消失，所有深浅反射均消失，四肢松弛性瘫痪，仅维持呼吸循环功能。

(2) 肿瘤患者出现昏迷的常见原因为颅脑占位性病变、恶性肿瘤中枢神经系统受侵犯、高热、感染、代谢障碍、电解质紊乱、脑出血等。

(3) 癌症患者出现昏迷多数预示病情已晚，预后极差，治疗宜适度。① 病因治疗：对颅脑占位性病变，恶性肿瘤中枢神经系统受侵犯行脱水、激素等治疗。高热、感染、代谢障碍、电解质紊乱、脑出血等应针对病因支持治疗。浅昏迷可用局部姑息性放疗。② 支持治疗：保证糖分和营养适度，维持静脉通路，纠正酸碱失衡，保持水和电解质的平衡。③ 加强护理：尽量使患者头部偏向一侧，注意保暖，留置导尿管，保持皮肤干燥清洁，注意防治褥疮。另外，保持呼吸道通畅，缺氧或呼吸困难可给予氧气，有感染时选用合理抗生素，必要时可酌情使用醒脑静等药物。但深昏迷时，患者已无多大痛苦，若家属同意或有要求，可不进行过度处理。

11. 乳腺癌患者康复治疗共识

11.1 康复治疗的定义

康复包括生理功能的恢复、心理状态的调整以及社会活动能力的恢复。乳腺癌的康复治疗就是在乳腺癌正规治疗同时或结束后，帮助患者恢复机体生理功能、调整心理状态，并且能够回归社会，重建被疾病破坏了的生活。

11.2 康复治疗的内容

11.2.1 患侧肢体功能的康复

11.2.1.1 循序渐进的患侧上肢功能锻炼

功能锻炼对于恢复患者肩关节功能和消除水肿至关重要，但必须严格遵守循序渐进的顺序，不可随意提前，以免影响伤口的愈合。

循序渐进方法：① 术后 1 ~ 2 d，练习握拳、伸指、屈腕；② 术后 3 ~ 4 d，前臂伸屈运动；③ 术后 5 ~ 7 d，患侧的手摸对侧肩、同侧耳（可用健肢托患肢）；④ 术后 8 ~ 10 d，练习肩关节抬高、伸直、屈曲至90°；⑤ 术后 10 d 后，肩关节进行爬墙及器械锻炼。

功能锻炼的达标要求是：2 周内患侧上臂能伸直、抬高绕过头顶摸到对侧的耳。达标后仍需继续进行功能锻炼。术后 7 d 内限制肩关节外展。严重皮瓣坏死者，术后 2 周内避免大幅度运动。皮下积液或术后 1 周引流液超过 50 mL 时应减少练习次数及肩关节活动幅度（限制外展）。植皮及行背阔肌皮瓣乳房重建术后要推迟肩关节运动。

11.2.1.2　预防或减轻上肢水肿

一般认定患侧上肢周径比对侧上肢周径长小于 3 cm 为轻度水肿，3 ~ 5 cm 为中度水肿，大于 5 cm 为重度水肿。具体办法：

(1) 预防感染：保持患侧皮肤清洁；不宜在患肢手臂进行有创性的操作，例如抽血、输液等；洗涤时戴宽松手套，避免长时间接触有刺激性的洗涤液；避免蚊虫叮咬；衣着、佩戴首饰或手表时一定要宽松。

(2) 避免高温环境：避免烫伤；患侧手臂不要热敷，沐浴时水温不要过高；避免强光照射和高温环境。

(3) 避免负重：避免提、拉、推过重的物品；避免从事重体力劳动或较剧烈的体育活动。

(4) 其他：尽快恢复手臂功能；乘坐飞机时戴弹力袖套。

(5) 淋巴水肿的自我护理方法：

① 轻度或中度淋巴水肿：抬高手臂；沿淋巴走向自下而上向心性按摩；做手臂功能恢复训练；戴弹力袖套。

② 重度淋巴水肿：戴弹力袖套，行物理治疗。如手臂出现变红或异常硬等症状，亦或水肿严重时应考虑有感染发生，应抗感染及对症处理。

11.2.2　营养和运动

乳腺癌疾病本身的进展或治疗期间的不良反应均有可能导致患者营养不良，而饮食过剩造成超重，也是乳腺癌患者康复期所面临的问题之一。癌症患者同时也是第二原发癌症、心血管疾病、糖尿病、骨质疏松症的高危人群，合理的营养、健康的生活方式在乳腺癌患者康复期显得尤为重要。维持健康的体重，充足的体力活动以及健康的饮食，可以降低疾病复发风险，增加无病生存的概率。

11.2.2.1　饮食营养

目前尚没有证据证明某一类食品的饮食与乳腺癌的复发或转移相关。

(1) 美国癌症学会（ American Cancer Society，ACS）主要推荐的是遵从富含水果、蔬菜、粗粮和豆制品的饮食。美国的公共卫生学院推荐成人每天至少喝 2.0 ~ 3.0 杯蔬菜汁，1.5 ~ 2.0 杯水果汁、一些观察性研究认为，乳腺癌存活者的蔬菜和粗粮摄入量高，总体死亡率可降低 43%。现在不推荐膳食补充剂（如多种维生素）。

(2) 需要禁忌胎盘及其制品和未知成分的保健品。

11.2.2.2 运动

康复期应选择一项适合自己并能终生坚持的有氧运动。推荐进行有规律的锻炼，每周至少 150 min 的中等强度锻炼，1 周 2 次的力量训练。可向患者推荐的运动有快走、骑车、游泳、打太极拳以及有氧舞蹈等。

均衡饮食及有氧运动可增强人体免疫系统、有效减轻精神压力、改善睡眠、缓解由癌症及对其治疗而引起的疲劳症状，增加人体对疾病的抵抗能力。

11.2.2.3 建立健康的生活方式

(1) 保持正常的体重。

(2) 坚持日常锻炼。

(3) 减少酒精的摄入，不要抽烟。

(4) 慎用保健品。

11.2.3 心理状态的调整

乳腺癌患者的不良情绪主要集中在自尊、身体影响、焦虑和抑郁。

医护人员需要了解患者的心理变化特点及心理状态调整的过程，以提供必要的心理干预。医护人员可以在认知、决策、应对技能等方面提升患者的自我控制能力，指导患者合理地运用暗示、宣泄等应对技巧，以增加对于困境的忍耐力。避免给予患者过多的同情与怜悯，向患者强调保持常态的重要性，帮助患者尽快摆脱患者角色，积极面对生活。

(1) 提供充分信息，帮助患者理性接受患病事实。医护人员可参与患者的认知矫正，帮助她们进行适当的反思，减少错误的想法，减轻患者的恐惧。

(2) 帮助患者寻找积极的生存目的，建立生活的信心。医护人员必须及时且正确地评估患者当前的期望，包括患者与其家属之间的依赖关系。帮助患者意识到自身的价值，对家庭其他成员的重要性，以增加其与疾病抗争的信心。

(3) 激发患者的承担意识，协助其有效地控制自我。实施以患者为中心的医疗护理模式，帮助患者充分发挥她们的决策权，激发她们的自我承担意识。

11.2.4 性康复指导

(1) 了解乳腺癌及其治疗对性生活可能产生影响的全部信息。需要告诉她们的是导致女性产生性欲的性激素是雌激素。女性约一半的雌激素是由位于肾脏上方的肾上腺产生的，而卵巢产生另一半的雌激素。女性只需要很少量的雌激素就能维持性欲所需要的正常水平。

(2)无论将采用何种治疗手段，经爱抚获得愉悦的能力不会改变。

(3)试着享受其他感觉性愉悦的方式，伴侣间应该互相帮助，通过触摸和爱抚来达到性高潮。

(4)与伴侣进行关于性问题的交流。沉默是性健康最大的敌人，如果永远不敢开口咨询，那么将永远不会解脱。

相关建议：

(1)改善与伴侣有关性生活方面的沟通。

(2)尝试感性的按摩。

(3)读一本性知识的好书，增加对性的知识和技巧。

(4)增加性幻想。

(5)与伴侣分享自己的性幻想。

(6)鼓励伴侣在性活动中更积极主动。

(7)告诉伴侣以自己喜欢的方法来进行。

11.2.5　生育指导

虽然目前没有证据显示生育会影响乳腺癌患者的预后，但在选择是否生育，以及何时生育时必须充分考虑患者疾病复发的风险和治疗对后代的影响，与患者也要有充分的沟通。以下情况可考虑生育：

(1)乳腺原位癌患者手术和放疗结束后。

(2)淋巴结阴性的乳腺浸润性癌患者手术后2年。

(3)淋巴结阳性的乳腺浸润性癌患者手术后5年。

(4)需要辅助内分泌治疗的患者，在受孕前3个月停止内分泌治疗[例如诺雷得、三苯氧胺或其他选择性雌激素受体调节剂（selective estrogen receptor modulaors，SERM）]，直至生育后哺乳结束，再继续内分泌治疗。

11.2.6　术后随访指导

(1)随访意义：早期乳腺癌患者术后应定期随访，以了解患者的生存状况，以及患者对辅助治疗的依从性和不良反应等。

(2)随访时间:术后（或结束辅助化疗后）第1~2年每3个月1次，第3~4年每4~6个月1次，第5年开始每年1~2次。

（3）随访检查内容：触诊体检、肝脏超声、血生化和血常规。

（4）其他特殊检查：乳房 X 线（每年 1 次），妇科检查（三苯氧胺治疗中每年 1 ~ 2 次），骨密度（芳香化酶抑制剂治疗中）。

（5）骨扫描、CT 或 MRI 等可用于有症状的患者，但不推荐无症状患者常规应用。

11.2.7　提供综合社会支持，恢复社会活动能力

医护人员可以根据患者的需要，积极调动社会资源，给患者提供帮助、鼓励和支持，最大限度地恢复患者的社会功能。2000 年，澳大利亚颁布了第一个关于对乳腺癌患者支持性照护的循证指南，称为"心理社会的临床实践指南：为乳腺癌患者提供信息、咨询和支持"。指南中特别建议所有的女性都应该得到治疗小组的情感支持和社会支持，也应该得到同辈支持小组的信息和支持。从这一点可以看出，在乳腺癌患者的社会支持网络中，应涵盖专业支持、家庭支持和同辈支持。

（1）专业支持：以提供医学信息和心理支持为主，可以开设康复课程、专业讲座，设立康复热线、康复值班室、康复网站，出版康复相关的书籍等。

（2）家庭支持：以鼓励家属参与患者的诊治和康复过程为主，可以开设家属信息咨询窗口，为家属提供交流平台等。

（3）同辈支持：以康复病友志愿者的参与为主，可以采用病房探视或新病友座谈会的形式，建议在医护人员的专业指导和监督下进行。

12. 乳房重建与整形临床指南

12.1　乳房重建的目的

女性因各种原因，特别是接受乳房恶性肿瘤手术治疗后，可能造成乳房的缺失或乳房外形的毁损。乳房重建可以帮助乳腺癌患者重塑身体外形，使两侧乳房外形基本对称，能够使患者在穿上衣着后，自信地恢复正常的社会和生活角色。

12.2　乳房重建的指征

乳房重建适合于因各种原因准备或已经接受乳房切除的女性，或因为保乳手术导致乳房明显变形的患者。

12.3　乳房重建的类型

根据重建的时间，乳房重建可以分为即刻重建和延期重建两大类。乳房

重建可以在全乳切除的同时，在一次麻醉过程中完成，称为即刻重建；也可以在全乳切除术后的数月或数年后进行，称为延期重建，这一重建的时间往往取决于患者。乳房重建的时机选择取决于很多因素，只有充分考虑了两种重建手术的优缺点，以及患者自身的诸多因素，才能确定最佳的时间。

根据重建的材料，乳房重建可以分为自体组织（皮瓣）重建、植入物重建以及联合两种材料（如背阔肌联合植入物）的重建。

12.4 乳房重建的原则与注意事项

(1) 乳腺癌手术后的乳房重建应该由一支专业的多学科团队完成，在术前对患者进行充分评估，评估内容包括肿瘤治疗策略、体型、个体及家属的要求、合并的疾病及有无吸烟史，从而确定手术的安全切缘、乳房重建的最佳时机和方法、手术与辅助治疗的顺序安排。任何乳房重建手术不应该干扰乳腺癌的标准手术治疗及其他综合治疗；有长期吸烟史、肥胖的患者发生植入物和自体组织重建并发症的风险增加，因此建议将有长期吸烟习惯和体重超重视为乳房重建手术的相对禁忌；炎性乳腺癌需要切除大量的乳房皮肤，其生物学行为不良，患者在接受新辅助系统治疗和全乳切除术后，需要尽快接受辅助放疗，若选择进行即刻乳房重建应慎重。

(2) 保留皮肤的全乳切除可以使接受即刻乳房重建后的乳房的美容效果得到极大的改善。证据显示，与传统的全乳切除手术比较，保留皮肤的全乳切除不会增加局部和区域的肿瘤复发风险。对于乳腺癌患者而言，保留乳头乳晕复合体的全乳切除手术也受到关注，其有助于提高乳房重建术后的患者满意度。回顾性研究显示，乳头乳晕复合体受肿瘤累及的比例较低，随访中重建患者该区域的局部复发率较低，有丰富经验的多学科团队可以开展保留乳头乳晕复合体联合即刻乳房重建术，建议严格限定在早期、生物学行为较好的患者，包括肿瘤组织学分化较好、无脉管浸润、淋巴结阴性、肿瘤距乳头超过 2 cm，术中乳晕下病理学评估无肿瘤累及；但是乳头 Paget 病、肿瘤伴乳头血性溢液应作为禁忌证。

(3) 保乳手术过程中，通常采用肿块广泛切除或更大范围的区段／象限切除术，足够安全的切缘距离意味着切除较大范围的正常乳腺组织，有可能导致乳房局部腺体缺失，术后或放疗后出现乳房变形、乳头乳晕复合体移位等乳房外观的不满意。在不影响肿瘤局部疗效：的前提下，术前由肿瘤外科医生或整形外科医生对乳房的缺损进行评估，并做好相应准备，术中采用肿瘤整形手术技术，运用容积移位或容积置换技术，在缺损部位进行局部的充填；可根据肿瘤部位、乳房大小和乳房下垂情况设计相应的切口。这一术式可以通过一次麻醉和手术过程完成，能在一定程度上改善乳房的形态与外观；和常规保乳手术相同，也需要在原术腔放置4～6枚惰性金属夹以备术后放疗时作为瘤床的标记。手术标本应该常规标记切缘，进行术后的病理评估；应该在术前与患者充分沟通，一旦出现切缘阳性的结果，应补充进行区段切除，甚至可能行全乳切除，并考虑即刻乳房重建。

肿瘤整形技术也可以在已经完成保乳治疗，存在乳房局部凹陷、乳头移位、轮廓畸形的患者中，采用延期的方式进行重建。轻度畸形的患者可以考虑进行游离脂肪移植，尽管有体外研究显示，脂肪干细胞及其旁分泌作用可能诱导局部肿瘤复发，但是大样本回顾性研究并未在临床上发现不利的影响。已经接受放疗的乳房如存在明显畸形，局部皮瓣修复可能导致切口愈合不良、重建失败的风险，应考虑使用远处组织（皮）瓣进行修复重建，最为常用的是部分背阔肌肌（皮）瓣。

(4) 乳房重建的方法包括植入物、自体组织以及联合上述两种材料。植入物重建一般建议两步法，先行放置组织扩张器，再择期更换为永久假体；少部分乳房皮肤缺损不多的患者，也可以在胸大肌下方，联合生物补片等，直接放置永久假体；植入物首选硅胶假体，其手感、美观度要优于盐水囊假体。自体组织重建可以选择多种带蒂或游离皮瓣，转移至胸壁进行乳房塑型；最为常用的自体组织皮瓣包括：扩大背阔肌肌皮瓣、带蒂横型腹直肌肌皮瓣（transverse rectus abdominalis musculocutaneous flap，TRAM）、游离横型腹直肌肌皮瓣（free-transverse rectus abdominalis musculocutaneous flap，F-TRAM）、保留肌束的游离TRAM（muscle sparing - transverserectus abdominalis musculocutaneous flap，MS-FTRAM）、腹壁下血管穿支皮瓣（deep inferior epigastric artery perforator，DIEP）、臀上动脉穿支皮瓣（superior gluteal artery perforator flap，SGAP）等。游离皮瓣乳房重建涉及显微外科技术，以及游离皮瓣的术后监测团队的建立。

(5) 乳房重建和整形手术中尚需要考虑到其他的手术方式，包括对侧乳房的缩乳成型、乳房提升、隆乳，目的是达到双侧乳房的对称效果，这些手术可以考虑和患侧乳房重建同期进行；一般而言，乳头乳晕重建应该考虑延期实施，以便获得更为理想的对称度，术者应该在术前和患者充分沟通。

12.5　术后放疗与乳房重建的关系

明确需要接受术后辅助放疗的患者，建议考虑进行延期重建。放疗可能对重建乳房的外形造成不利影响，有经验的团队可考虑即刻重建后再给予放疗。当考虑进行组织扩张和植入物即刻重建时，建议先放置组织扩张器，在放疗开始前或结束后更换为永久性假体。假体置换手术在放疗前完成，能够降低切口相关的并发症。如果组织扩张器置换为永久假体在放疗结束后进行，建议在放疗后半年左右，待放疗导致的皮肤反应缓解后为妥。曾经接受放疗的患者如果采用植入物重建，常发生较严重的包囊挛缩、移位、重建乳房美观度差和植入物暴露，因此，放疗后的延期乳房重建，不宜使用组织扩张器和植入物的重建方法，而应该首选自体组织皮瓣。

13. 乳腺原位（内）癌治疗指南

乳腺原位癌的概念尽管提出已久，但鉴于目前对其生物学行为及自然病史仍不完全明了；因此，在过去的几十年里，在筛查、诊断和治疗等方面存在着较大的争议。本文试图就乳腺原位癌的管理达成一些共识，便于临床医师参考。

13.1　乳腺原位癌的诊断

13.1.1　定义与分类

13.1.1.1　LCIS

经典型 LCIS 中的小叶内终末导管或腺泡呈实性膨大，其中充满均匀一致的肿瘤细胞。肿瘤细胞体积小而一致，黏附性差。细胞核呈圆形或卵圆形，染色质均匀，核仁不明显。细胞质淡染或淡嗜酸性，可含黏液空泡致细胞核偏位呈印戒细胞样，细胞质也可透亮。LCIS 包括多种亚型：多形性型、旺炽型、透明型、肌样细胞型等。其中较为重要的是多形性亚型。多形性 LCIS 中的肿瘤细胞黏附性差，细胞核显著增大，有明显的多形性，可有显著的核仁和核分裂象，有时可见粉刺样坏死或钙化，需与高级别 DCIS 相鉴别。非典型性小叶增生（atypical lobular hyperplasia，ALH）和 LCIS 在形态学上具有相似之处，但累犯终末导管小叶单位（terminal ductal lobular unit，TDLU）的程度不同。当 TDLU 单位中大于等于 50% 的腺泡被诊断性细胞所充满并扩张时可诊断为 LCIS，小于 50% 时则诊断为 ALH。

13.1.1.2　DCIS

　　DCIS 又称导管内癌，为非浸润性癌，多数发生于 TDLU，也可发生于大导管，是局限于乳腺导管内的原位癌。典型的 DCIS 在钼靶上多表现为不伴肿块的簇状微小钙化灶，恶性钙化还可表现为细小点样、线状、分支状钙化等。

　　在实际工作中，多采用以核分级为基础，兼顾坏死、核分裂象以及组织结构的分级模式，将 DCIS 分为 3 级，即低级别、中级别和高级别。高级别 DCIS 往往由较大的多形性细胞构成，核仁明显、核分裂象常见。管腔内常出现伴有大量坏死碎屑的粉刺样坏死，但腔内坏死不是诊断高级别 DCIS 的必要条件。低级别 DCIS 由小的单形性细胞组成，细胞核圆形，大小一致，染色质均匀，核仁不明显，核分裂象少见。肿瘤细胞排列成僵直搭桥状、微乳头状、筛状或实体状。中级别 DCIS 结构表现多样，细胞异型性介于高级别和低级别 DCIS 之间。

13.1.2　自然病程和预后

13.1.2.1　发展为浸润性癌的风险

　　LCIS 发展为浸润性癌的风险相对较小，具有癌变间期长、双侧乳房和多个象限发病的特点。一些研究发现，在诊断为 ALH 和 LCIS 的妇女中，终生发生癌变的概率为 5% ~ 32%，平均癌变率为 8%。LCIS 癌变发生于双侧乳房的机会均等，而不仅仅局限于原发 LCIS 部位。多数观点认为，LCIS 是癌变的危险因素，有些研究则认为 LCIS 是癌前病变。有研究显示，LCIS 多数进展为浸润性小叶癌，但是也可进展为浸润性导管癌（invasive ductal carcinoma，IDC）。这是一个值得重视的癌前病变，对其治疗需要更有效而确切的方法。

　　DCIS 被普遍认为是 IDC 的前驱病变，DCIS 不经治疗最终可能会发展为 IDC。对最初误诊为良性病变而导致未能获得治疗的 DCIS 研究显示，从 DCIS 进展为 IDC 的比例为 14% ~ 53%。

13.1.2.2　发展为浸润性癌的危险因素

　　有关 LCIS 发展为浸润性癌的危险因素研究较少，可能与患者年龄、种族和手术方式有关；此外，一些研究表明有乳腺癌家族史的 LCIS 患者，发生癌变的风险增加。

　　DCIS 进展为浸润性癌的危险因素与患者年龄、肿瘤体积、切缘状况及组织病理学分级有关。

13.1.3　诊断

13.1.3.1　LCIS 的诊断

LCIS 可无任何临床症状，亦可没有乳房肿块、乳头溢液、乳头肿胀及皮肤改变等体征，有时仅有类似增生样改变。依据中国女性乳腺特点，应完善乳腺钼靶、乳腺超声检查，必要时可行乳腺 MRI；拟行保乳手术患者，术前必须行乳腺钼靶检查。在乳腺钼靶摄片发现有钙化、肿块、结构紊乱后，其通过粗针穿刺活检（包括空芯针穿刺以及真空辅助穿刺活检）或开放活检均可被诊断。如穿刺活检提示为 LCIS 患者，需行开放活检以除外 DCIS 及浸润癌。但如果是因筛查发现钙化而进行的粗针穿刺活检，并且在单条穿刺组织中发现的普通型 LCIS 仅累犯小于 4 个 TDLU，则可以进行常规的影像学随访而不行开放活检。LCIS 亦有因其他乳房病变进行手术活检时发现。典型的 LCIS 与低级别的 DCIS 很相似，可采用 E- 钙黏蛋白及 P120 免疫组织化学染色来鉴别。

13.1.3.2 DCIS 的诊断

依据中国女性乳腺特点，应完善乳腺钼靶、乳腺超声检查，必要时可行乳腺 MRI。拟行保乳手术的患者，术前必须行乳腺钼靶诊断。至少有 90% 的 DCIS 是在钼靶筛查中被发现，多数表现为微小钙化灶，部分表现为微小钙化灶肿块影或致密影，约 10% 患者有可触及的肿块，约 6% 患者钼靶表现为假阴性。DCIS 的典型 MRI 表现为沿导管分布的导管样或段样成簇小环状强化，也可表现为局灶性、区域性或弥漫性强化，孤立性或多发性肿块。B 超下 DCIS 多表现为边界不清的肿块，内部呈低回声，肿块内多具有弥漫、成堆或簇状分布的针尖样、颗粒状钙化，肿块内血流多较丰富。粗针穿刺活检及开放活检都是获取 DCIS 组织学诊

断的手段，但穿刺活检提示为 DCIS 患者，需行开放活检以排除浸润癌。在穿刺结果为 DCIS 患者中，25% 有 IDC 成分；在穿刺结果为 LCIS 患者中，开放活检后有 17% ~ 27% 病理升级为 DCIS 或浸润性癌。因此建议穿刺活检后行开放活检。

13.2 LCIS 初诊的治疗

13.2.1 手术治疗

空芯针穿刺活检发现 ALH 和 LCIS 后需行病灶切除活检是目前多数研究结果的共识，其主要目的是为了最大限度地降低 DCIS 和浸润性癌的共存风险。

多形性 LCIS 可能有与 DCIS 相似的生物学行为，临床医生可以考虑病灶完整切除及切缘阴性，但是这样保证切缘阴性的手术其有效性仍缺乏临床数据。LCIS 与 IDC 或 DCIS 并存并非保乳的禁忌证，肿瘤切缘检出 LCIS 时，通

过广泛局部切除以获得阴性切缘仍缺乏依据。

13.2.2　非手术治疗

LCIS 患者病灶切除后，如果没有合并其他癌变，可以考虑观察治疗。此外，放射治疗是不推荐的，也没有数据支持对多形性 LCIS 进行放射治疗。

13.2.3　预防性治疗

13.2.3.1　药物预防性治疗

2013 年，美国临床肿瘤学会（American Society of Clinical Oncology, ASCO）发布了药物预防乳腺癌的更新指南。主要推荐意见如下：

他莫昔芬（20 mg/d，口服 5 年）被认为是绝经前、后妇女降低浸润性、ER 阳性乳腺癌风险的选择。他莫昔芬结合雌激素受体检测，目前是预防 ER 阳性乳腺癌的有效选择。

雷洛昔芬（60 mg/d，口服 5 年）也被认为是降低浸润性、ER 阳性乳腺癌风险的选择，同样结合雌激素受体检测，但仅适用于绝经后妇女。

依西美坦（25 mg/d，口服 5 年）和阿那曲唑（1 mg/d，口服 5 年）被认为是绝经后妇女降低浸润性、ER 阳性乳腺癌风险的另一种选择。依西美坦和阿那曲唑均为芳香化酶抑制剂，是降低绝经后妇女雌激素水平的一类药物，ER 阳性乳腺癌患者术后使用可降低乳腺癌复发风险。MAP.3 试验中位随访 3 年的结果显示，依西美坦使绝经后 ER 阳性高危妇女浸润性乳腺癌发病风险降低 65%。在 IBIS-Ⅱ研究中位随访 5 年的数据中，阿那曲唑组乳腺癌发病风险比安慰剂组降低 53%。本次推荐是基于以上两项临床试验的结果。

针对 35 岁以上、有发生乳腺癌高风险（包括既往手术证实为乳腺小叶不典型增生、导管不典型增生、LCIS 及 DCIS）的女性，都可以考虑以上 4 种药物的使用可能，讨论可基于危险因素例如年龄、家族史、药物史和生育史等。

2014 年，NCCN 降低乳腺癌风险指南同样将他莫昔芬作为绝经前乳腺癌高危女性预防用药的 1 类推荐药物，将他莫昔芬、雷洛昔芬、依西美坦及阿那曲唑作为绝经后乳腺癌高危妇女预防用药的Ⅰ类推荐药物。

13.2.3.2　预防性双乳切除术

对于具有乳腺癌高危因素的女性来说，预防性双乳切除术可降低 90% ~ 95% 的乳腺癌发病风险。LCIS 作为乳腺癌的一项高危因素，可以结合患者的其他风险因素（如家族史，有关 BRCA 基因突变等）行预防性双乳切除。但此种手术目前必须经过伦理委员会批准。

13.3　DCIS 初诊的治疗

13.3.1　局部治疗

13.3.1.1　手术

13.3.1.1.1　全乳切除术

全乳切除术对 98% 的 DCIS 患者是一种治愈性处理方法。一组统计数据显示，在病灶小于 10 mm 的患者中，行全乳切除术的约占 10%，而大于 20 mm 的患者中约占 72%；在低级别和高级别 DCIS 中，分别有约 11% 和约 54% 的患者行全乳切除术。虽然无临床研究评价全乳切除在 DCIS 中的疗效，但 NCCN 专家委员会仍考虑其可有效降低局部复发率。

13.3.1.1.2　肿物局部扩大切除术

近来的研究发现，肿块切除（不包括腋窝淋

巴结清扫）+ 全乳放疗（NCCN 指南 I 类推荐）与乳房切除术有相似的生存率。愿行保乳手术的患者，如切缘阳性可再次扩大切除，乳房肿瘤切除术不能做到切缘阴性时应行全乳切除。在全乳切除或肿瘤再次扩大切除时发现有浸润性病变的患者，应按照浸润性癌的原则进行处理（包括淋巴结分期）。阴性切缘的定义目前仍存在争议。目前 NCCN 专家共识认为，切缘小于 1 mm 是不够的。2015 年 St. Gallen 共识则认为，IDC 的阴性切缘定义（即肿瘤切缘墨汁染色阴性）同样适用于 DCIS。回顾性研究表明，扩大切缘（大于 10 mm）不能进一步降低保乳手术结合术后放疗的局部复发率。

13.3.1.1.3　前哨淋巴结活检

对于明显为单纯 DCIS 的患者，在明确诊断没有浸润性癌以及不存在肿瘤转移时，不应当进行全腋窝淋巴结清扫。然而，仍有一小部分明显为单纯 DCIS 的患者最后在进行手术时被发现为浸润性癌。因此，如果明显为单纯 DCIS 的患者准备接受全乳切除术或进行保乳手术，为避免手术部位（如肿瘤位于乳腺腋尾部）对将来前哨淋巴结活检可能带来的影响，可考虑在手术当时进行前哨淋巴结活检。结合国内部分医院尚不能做连续切片的实际情况，前哨淋巴结活检尤为必须。对于准备接受全乳切除的患者这一点则更为重要。

13.3.1.2　放疗

DCIS 保乳手术后行全乳放疗可以降低约 50% 的同侧复发风险。对临床医师评估为复发风险"低"的患者，可仅行保乳手术而不接受放疗（NCCN 指南 2B 类推荐）。目前仅有回顾性研究支持这一观点，而且研究的长期随访结果显示，按危险度分组可能仅筛选出部分复发时间点延迟的患者，而非低复发风险患者。即便是部分中危或低危的患者，放疗后的局部复发率显著低于未放疗的患者。

13.3.2 系统性治疗

13.3.2.1 化疗

目前未见关于 DCIS 患者进行化疗的大规模临床试验报道，因此化疗未证明对于 DCIS 患者的临床管理有明确作用。

13.3.2.2 内分泌治疗

13.3.2.2.1 SERM

以下情形考虑采用他莫昔芬治疗 5 年以降低保乳手术后同侧乳腺癌复发风险。

(1) 接受保乳手术（肿块切除术）加放疗的患者，尤其是 ER 阳性的 DCIS 患者；ER 阴性的 DCIS 患者他莫昔芬疗效：尚不确定。

(2) 仅接受保乳手术的患者。对于接受全乳切除术的 DCIS 患者术后可通过口服他莫昔芬或雷洛昔芬来降低对侧乳腺癌风险，但需权衡化学预防的临床获益与不良反应。

13.3.2.2.2 芳香化酶抑制剂

绝经后 DCIS 患者术后（包括保乳手术及全乳切除术）可考虑通过芳香化酶抑制剂预防并降低对侧乳腺癌风险。具体参照本章 2.3 预防性治疗。

13.3.2.3 靶向治疗

对于 HER-2 阳性的 DCIS 患者，目前各指南均未推荐辅助抗 HER-2 靶向治疗。NSABP B-43 Ⅲ期临床试验预计入组 2 000 例接受乳房肿块切除术和放疗的 HER-2 阳性 DCIS 患者，随机进入放疗＋曲妥珠单抗治疗组或者单纯放疗组，随访结果尚未公布。

13.4 原位癌复发的风险和处理

全球范围多项前瞻性对照研究提示，保乳手术组的 8 ~ 10 年局部复发率为 4% ~ 20%，全乳切除术组为 2% ~ 9%，但保乳手术组＋放疗后的局部复发率可降低至与全乳切除术相同或略低水平。许多因素决定局部复发的风险：肿块可触及、体积大、分级高、切缘距离肿瘤近或切缘阳性、年龄小于 50 岁或者复发风险指数高。美国南加州大学提出根据 van Nuys 预后指数（van Nuys prognostic index，VNPI）判定复发风险，其中包括肿瘤大小、边缘、核分级和坏死以及患者年龄（评分：4 ～ 12 分）。目前关于 VNPI 的研究尚没有前瞻性随机试验，现有试验的研究结果存在不一致性，故 VNPI 并未被众多学者所认可。

临床上，对单纯的 LCIS，应进行降低风险的随访。而手术治疗后的 DCIS 患者，则应接受每 6 ～ 12 个月 1 次的病情随访和体格检查，持续 5 年后改为每年 1 次。每 12 个月应进行 1 次乳房 X 线摄片（保乳手术患者放疗后每 6 ～ 12 个月 1 次）及乳腺超声检查。对于乳腺原位癌，复发中约一半是乳腺浸润性癌，一半仍为原位癌。

对复发后仍为原位癌的患者，则仍按照原位癌治疗。而复发为浸润性癌的患者，则按照浸润性癌的原则进行处理（包括淋巴结分期），本节不作赘述。

13.5 乳腺 DCIS 治疗方式选择的参考

国外某些学者采用 VNPI 作为一个客观的指标以协助临床医生对 DCIS 治疗方式进行决策。VNPI 对 DCIS 按肿瘤大小、患者年龄、手术切缘、肿瘤细胞核分级 4 个方面综合考虑，每一方面评分分为 1 分（最佳）至 3 分（最差），4 个方面总分由最低的 4 分（最佳）至最高的 12 分（最差）。VNPI 10 ～ 12 分者建议行全乳切除术，VNPI 4 ～ 6 分者可行单纯局部切除术，而 VNPI 7 ～ 9 分者则建议行局部广泛切除联合全乳放疗。VNPI 的具体评分方法详见附录Ⅸ。

注：目前对于 VNPI 的临床应用价值仍有争议，在此仅供临床医师参考。

14.HER-2 阳性乳腺癌临床诊疗专家共识

HER-2 是乳腺癌明确的预后指标和药物疗效：的预测指标。作为第一个靶向抗 HER-2 的人源化单克隆抗体，曲妥珠单抗的问世改变了 HER-2 阳性乳腺癌患者的预后，影响了乳腺癌的诊治模式，是乳腺癌药物治疗的重要突破。2007 年拉帕替尼作为晚期乳腺癌二线治疗药物在欧美批准上市，2013 年已在中国上市。帕妥珠单抗和 T-DM1 也已经在国外上市，尚未进入中国大陆。为了更好地推广规范的 HER-2 检测，准确评估患者预后，更大地发挥抗 HER-2 的靶向治疗药物使用的疗效，减少治疗盲目性，使更多患者获益，中国抗癌协会乳腺癌专业委员会专家组成员，根据现有国内外研究结果讨论后达成以下共识。

14.1 标准 HER-2 检测和结果判定

(1) HER-2 是乳腺癌重要的预后指标，同时也是抗 HER-2 药物的预测指标。

(2) 靶向抗 HER-2 药物治疗适应证是 HER-2 阳性浸润性乳腺癌。

（3）HER-2 阳性的定义，可以是标准免疫组织化学 +++，或 ISH 阳性。

（4）如果患者免疫组织化学检测显示 HER-2 为 +++，可以直接判断为 HER-2 阳性；如果免疫组织化学检测 HER-2 为 ++，应该再进行 ISH 检测以明确。如果标准实验室免疫组织化学检测结果 HER-2 为 + 或 HER-2 为 -，则判断为 HER-2 阴性。

（5）HER-2 阳性判断也可以通过 FISH 检测。在合格实验室进行的 FISH 检测，按照 ASCO/ CAP 标准，比值大于等于 2.0 或 HER-2 基因拷贝数大于等于 6 则可判断为 HER-2 阳性；HER-2 基因拷贝数为 4 ~ 6 为结果不确定，病理专家宜增加计数细胞数量重新进行 ISH 检测，或结合免疫组织化学结果判断。

（6）如果患者病情发展不符合 HER-2 阴性患者特点，临床认为有可能是 HER-2 阳性，或者复发转移患者治疗过程中为了争取治疗机会，建议重新检测 HER-2，可以用原发肿瘤标本，但提倡复发病灶再活检，方法可以用免疫组织化学或 ISH。

14.2　HER-2 阳性复发转移乳腺癌治疗原则

14.2.1　治疗原则

（1）HER-2 阳性晚期复发转移乳腺癌，首选治疗应该是含曲妥珠单抗为基础的治疗，根据患者激素受体状况、既往（新）辅助治疗用药情况，选择治疗方案，使患者最大受益。

（2）曲妥珠单抗单药治疗 HER-2 阳性转移性乳腺癌有一定疗效，但更多临床研究显示，曲妥珠单抗与化疗药物联合效果更好。NCCN 指南推荐 HER-2 阳性晚期乳腺癌一线治疗为帕妥珠单抗、曲妥珠单抗双靶向联合紫杉类药物。在帕妥珠单抗不能取得疗效的情况下，曲妥珠单抗联合紫杉醇或多西他赛，可以作为首选的一线方案。曲妥珠单抗联合紫杉醇的同时也可加用卡铂进一步提高疗效。曲妥珠单抗也可联合长春瑞滨、卡培他滨等其他化疗药物作为一线治疗。

（3）研究结果显示，曲妥珠单抗联合阿那曲唑一线治疗 HER-2 阳性同时 ER/PR 阳性晚期乳腺癌，无进展生存期、临床获益率和至疾病进展时间均显著优于阿那曲唑单药；所以，HER-2 与激素受体均阳性的绝经后转移性乳腺癌患者，在疾病发展缓慢或无内脏转移的患者中也可以采用曲妥珠单抗联合芳香化酶抑制剂等内分泌治疗药物。

14.2.2　曲妥珠单抗治疗后的疾病进展治疗策略

NCCN 指南推荐经曲妥珠单抗联合化疗治疗进展后的患者采用 T-DM1 进行解救治疗。在不能获得该药物的情况下，可有下列治疗策略。

(1) 拉帕替尼联合卡培他滨：临床研究证明，对曲妥珠单抗为基础的方案治疗失败的乳腺癌，拉帕替尼联合卡培他滨比单用卡培他滨的至疾病进展时间延长，所以曲妥珠单抗方案治疗后疾病进展 HER-2 阳性患者可以选择拉帕替尼联合卡培他滨。

(2) 曲妥珠单抗联合卡培他滨：有研究显示疾病进展后使用曲妥珠单抗联合卡培他滨较卡培他滨单药显著提高无疾病进展时间。

(3) 还可以考虑曲妥珠单抗联合拉帕替尼的方案，尤其对经多线治疗后的患者仍可有效。

(4) 继续使用曲妥珠单抗，更换其他化疗药物：在传统细胞毒药物治疗中，出现疾病进展意味着需要更换治疗方案。但曲妥珠单抗由于其作用机制的不同，患者曾经治疗有效而其后出现疾病进展时并不一定需要停药。临床前研究显示，持续应用曲妥珠单抗抑制 HER-2 表达有助于控制乳腺癌细胞生长，而停止曲妥珠单抗，肿瘤生长加快。多项研究显示，一线使用曲妥珠单抗疾病进展后，继续使用曲妥珠单抗比停止使用曲妥珠单抗治疗疗效更好。因此，HER-2 阳性乳腺癌经曲妥珠单抗联合化疗治疗出现疾病进展后，可保留曲妥珠单抗继续使用，而换用其他化疗药物。

14.3 HER-2 阳性乳腺癌曲妥珠单抗辅助治疗原则

临床研究结果表明，曲妥珠单抗用于 HER-2 阳性早期乳腺癌术后辅助治疗，可明显降低复发和死亡。

14.3.1 HER-2 阳性乳腺癌曲妥珠单抗辅助治疗用药推荐

(1) 可以用多柔比星(或表柔比星)联合环磷酰胺,每21天1次,共4个周期,序贯每周1次紫杉醇12次或多西他赛4个周期, 紫杉类药物同时应用曲妥珠单抗周疗剂量为 2 mg/kg(首次剂量为 4 mg/kg),或3周1次剂量为 6 mg/kg(首次剂量为 8 mg/kg), 共1年。或者采用剂量密集方案每2周1次的化疗方案：多柔比星 (或表柔比星) 联合环磷酰胺4个周期序贯紫杉醇4个周期, 紫杉醇同时应用曲妥珠单抗，靶向治疗持续 1 年 (剂量如上)。

(2) 不适合蒽环药物的患者可以用 TCH：多西他赛 75 mg/m²，卡铂 AUC 6，每 21 d 为 1 个周期，共 6 个周期, 同时曲妥珠单抗周疗, 化疗结束后曲妥珠单抗 6 mg/kg，3 周 1 次，至 1 年。最近有研究认为，对于一些淋巴结阴性的早期患者，可以选用每周紫杉醇 80 mg/m²，12 次，联合曲妥珠单抗 1 年的辅助治疗。

目前认为，HER-2 阳性乳腺癌曲妥珠单抗辅助治疗，推荐的用药周期为 1 年，6 个月的短期疗程并未证实其疗效相当，2 年的疗程未得到更佳的预后获益，故均暂不推荐。术后初始治疗未接受曲妥珠单抗的患者，辅助化疗结束后，处于无疾病复发的患者仍可以从延迟使用（中位延迟时间 23 个月）的曲妥珠单抗治疗中获益。

14.3.2 曲妥珠单抗在辅助治疗中的心脏毒性

曲妥珠单抗联合化疗药物可能增加心肌损害，严重者会发生心力衰竭。尽管 NSABP B-31、N9831 和 HERA 三项试验中心脏毒性事件数不高并且可以恢复，但临床研究入选的病例是化疗后经过心脏功能安全筛选的。临床实践中建议在对既往史、体格检查、心电图、超声心动图 LVEF 基线评估后再开始应用曲妥珠单抗，使用期间应该每 3 个月监测心功能。若患者有无症状性心功能不全，监测频率应更高（如每 6～8 周 1 次），出现下列情况时，应停止曲妥珠单抗治疗至少 4 周，并每 4 周检测 1 次 LVEF。

（1）LVEF 较治疗前绝对数值下降大于等于 16%。

（2）LVEF 低于正常范围并且较治疗前绝对数值下降大于等于 10%。

如 4～8 周内 LVEF 回升至正常范围或 LVEF 较治疗前绝对数值下降小于等于 15%，可恢复使用曲妥珠单抗。LVEF 持续下降（大于 8 周），或者 3 次以上因心肌病而停止曲妥珠单抗治疗，应永久停止使用曲妥珠单抗。

14.4 HER-2 阳性乳腺癌的含曲妥珠单抗新辅助治疗

多个临床试验研究证明，HER-2 阳性患者术前新辅助治疗获得 pCR 者无病生存期（disease-free survival，DFS）和总生存期（overall survival，OS）均优于同样治疗未达到 pCR 的患者。曲妥珠单抗联合化疗与单用化疗相比能够显著提高 pCR 率。Buzdar 新辅助治疗试验中，曲妥珠单抗联合紫杉醇序贯 CEF 化疗的 pCR 率高达 65.2%，显著高于单纯化疗组的 26%（P=0.016）。因此，HER-2 阳性乳腺癌的新辅助化疗应考虑曲妥珠单抗联合化疗。

对于拉帕替尼与曲妥珠单抗联合能否较单靶向治疗显著提高 pCR，不同临床试验的结论不一致，目前认为对某些特定患者，双靶治疗能获得更好疗效，而对有些患者，单用曲妥珠单抗即能获得良好效果，但尚无成熟工具可区分这些患者；虽然有限的新辅助临床研究显示帕妥珠单抗联合曲妥珠单抗能较单靶向治疗提高 pCR，但帕妥珠单抗在国内尚未上市。

术前新辅助治疗用过曲妥珠单抗的患者，术后辅助推荐继续使用曲妥珠单抗，治疗总疗程为 1 年。HER-2 阳性乳腺癌患者如果术前新辅助治疗未用过曲妥珠单抗，术后辅助治疗推荐曲妥珠单抗。

现代乳腺癌诊断和分类，应该是在标准的传统病理组织学基础上，联合更好的免疫组织化学诊断和更新的分子病理诊断。乳腺癌的科学合理综合治疗，有赖于病理科、影像科和临床有关学科合作，在国内外治疗指南和临床诊疗专家共识的基础上规范预后指标和预测指标的检测，合理治疗，提高患者生活质量与生存率。

15. 乳腺癌局部和区域淋巴结复发诊治指南

15.1 局部和区域复发的定义

局部复发是指早期乳腺癌乳房保留治疗后同侧乳腺内，或可手术乳腺癌乳房切除术后同侧胸壁再次出现肿瘤；区域复发是指患侧的淋巴引流区，包括腋窝、锁骨上 / 下及内乳淋巴结区域出现肿瘤。孤立性复发是指在发现局部区域复发时，通过常规检查未发现合并其他部位的转移。

15.2 诊断

完整全面地检查以明确复发时有无合并远处转移。

细针穿刺虽然可以提供复发的依据，但仍需要获得复发灶的组织诊断，并确定复发病变的生物学标志物（ER、PR 和 HER-2）状态。

胸部 CT 等影像学检查，需要覆盖完整的胸壁和区域淋巴结。如果复发患者既往曾接受术后放疗，则诊断复发时的影像学检查需要明确复发病灶在放射野内还是放射野外，以及距离放射野边缘的距离。此外，还需要增加对有无放射性肺损伤的评估。如接受过术后放疗的患者出现臂丛神经症状或上肢水肿，且临床无明显淋巴结肿大，推荐行增强 MRI 或正电子发射计算机断层显像（PET/CT）扫描，有助于鉴别复发和放射性纤维化。18FDG PET/CT 可与CT 同时进行，有助于评估患者复发的完整范围，尤其是当胸部 CT 表现可疑或不能确定性质时；有助于评估有无远处转移，并有助于鉴别治疗后改变与复发。

15.3 治疗原则

无论乳房保留治疗后复发还是乳房切除术后复发，均需要多学科评估和治疗，以最大程度优化治疗原则，目的在于一方面有效地控制局部疾病，另一方面尽可能地减少或延迟再次复发或远处转移的发生。

15.3.1 保乳术后同侧乳房复发

(1) 单灶复发或可手术的复发患者，补救性乳房切除是最主要的局部治疗手段，可以获得 60% ~ 70% 的 5 年局部控制率和约 85% 的总生存率。如果首次手术时未行腋窝淋巴结清扫，乳房切除术的同时可行 I ~ II 组腋窝淋巴结清扫。若以往曾经行腋窝淋巴结清扫，经临床或影像学检查发现淋巴结侵犯证据时可行腋窝手术探查或补充清扫。保乳手术可作为乳房切除术的替代方法，加或不加部分乳腺照射；未接受放疗者，可考虑保乳术 + 放疗；临床或影像学腋窝无淋巴结可扪及，且既往未接受腋窝清扫者，可考虑前哨淋巴结活检。

(2) 若复发范围广泛或累及皮肤，甚至呈现炎性乳腺癌表现，则需先行全身治疗后再考虑局部手术和（或）放疗。

(3) 补救性乳房切除术后一般不考虑胸壁放疗，但如腋窝淋巴结有转移而既往未行区域淋巴结照射的患者需补充锁骨上 / 下淋巴结的照射。

15.3.2 乳房切除术后复发

与保乳术后孤立乳房内复发患者相比，乳房切除术后胸壁和区域淋巴结复发的患者预后较差；同时首发胸壁复发患者，后续锁骨上淋巴结转移率较高。而首发区域淋巴结复发的患者，后续胸壁复发率也可高达 30%。所以在既往没有接受过术后放疗的患者，在首次复发行放疗时，需包括易再次复发的高危区域。

15.3.3 胸壁复发

胸壁结节可切除者，推荐局部广泛切除。但是单纯手术切除的后续再次复发率可达 60% ~ 75%，放射治疗可以显著降低再次复发率，是局部区域性复发患者综合治疗的主要手段之一。首次复发患者局部小野照射会带来高达 50% 以上的再次复发率，且小野照射后再次复发中有 2/3 位于原射野以外，所以在既往没有接受过术后放疗的患者中照射靶区需要覆盖患侧全胸壁，并需要对锁骨上 / 下淋巴引流区进行预防性照射。弥漫性复发患者需要先行全身治疗，根据局部病变的退缩情况并排除远处转移后，再行胸壁和区域淋巴结的放疗。

对于以往曾经行术后放疗的患者，再次照射的价值尚未证实，若复发病变不能手术或切除不完全，在充分考虑术后放疗与复发的间隔时间，放疗后正常组织改变的程度、局部－区域复发的风险，并且平衡了再照射的风险和益处之后，可针对复发病变局部再照射。

胸壁结节较大或不可切除如有全身治疗指征，经全身治疗后结节缩小预计有切除可能者，先全身治疗有助于增加局部治疗成功的可能性。

15.3.4　孤立的腋窝淋巴结复发

手术切除为主要的治疗手段，若以往未行腋窝淋巴结清扫，则需要补充清扫。而腋窝淋巴结清扫后复发患者如可手术，则对复发灶行补充切除。在既往未行术后放疗的患者补充腋清扫后，需对锁骨上／下淋巴引流区和胸壁行预防性照射。对于复发病变未能完全切除的患者，照射范围还需包括腋窝。

15.3.5　锁骨上淋巴结复发

如既往未行放疗，放疗靶区需包括锁骨上／下淋巴引流区和胸壁；如既往有乳房和胸壁照射史，可单独给予锁骨上／下淋巴引流区的放疗，照射野需与原照射野衔接。对既往无放疗史患者，可考虑行锁骨上淋巴结清扫术。

15.3.6　内乳淋巴结复发

内乳淋巴结复发的治疗原则与锁骨上淋巴结复发相同。如既往无胸壁照射史，放疗范围除包括内乳区外，还需要包括患侧胸壁。但胸壁和其他区域淋巴结复发患者，在放疗靶区的选择上，原则上不需要对内乳区进行预防性照射。

15.3.7　放射治疗技术

与二维治疗相比，基于 CT 定位的三维治疗

计划可以显著提高靶区覆盖程度，并合理评估正常组织照射体积和剂量，推荐在复发患者中尽可能采用。全胸壁和区域淋巴结照射剂量达到 50 Gy，共 25 次或相应的生物等效剂量后对复发灶需要加量至 60 Gy，对未切除的复发灶照射剂量需要在 60 Gy 以上，但必须控制正常组织损伤。加热配合局部放疗可以在一定程度上改善局部控制率。胸壁照射时，需要加与组织等效的填充物以保证皮肤剂量及皮下组织的剂量充分。

15.3.8　全身治疗策略

下列情况需要考虑全身治疗：局部－区域病变较大或不可切除，但经全身治疗后病变缓解有可能变得可以切除者；孤立的局部区域复发在得到有效的局部治疗后，巩固化疗有可能改善无病生存和总生存，应考虑化疗，尤其是复发病灶对内分泌治疗不敏感或无效者；激素受体阳性患者内分泌治疗，具有可持续治疗和降低再次复发率的价值；复发灶广泛乃至放射治疗难以覆

盖完整的靶区；同期放化疗可以提高局部控制率；HER-2 阳性患者可以联合靶向治疗。与其他复发转移患者的治疗原则一致，应密切跟踪治疗方案的疗效，并适时调整治疗方案。推荐局部 - 区域复发患者参加前瞻性临床研究。

16. 乳腺癌骨转移的临床诊疗指南

16.1 概述

在晚期乳腺癌中，骨转移的发生率为 65% ~ 75%，而首发症状为骨转移者占 27% ~ 50%。骨痛、骨损伤、骨相关事件（skeletal-related events, SREs）及生活质量降低是乳腺癌骨转移常见的并发症。SREs 包括骨痛加剧或出现新的骨痛、病理性骨折（椎体骨折、非椎体骨折）、椎体压缩或变形、脊髓压迫、骨放疗后症状（因骨痛或防治病理性骨折或脊髓压迫）及高钙血症。

16.2 骨转移的诊断方法

骨放射性核素扫描（emission computed tomography，ECT）是骨转移初筛诊断方法。具有灵敏度高、早期发现、全身成像不易漏诊的优点；但也存在特异度较低、不易区分成骨性还是溶骨性病变、也不能显示骨破坏程度的缺点。骨 ECT 检查推荐用于乳腺癌出现骨疼痛、骨折、碱性磷酸酶升高、高钙血症等可疑骨转移的常规初筛诊断。乳腺癌分期高于 T3N1M0 患者进一步行常规分期检查。骨 ECT 检查也可选择性用于乳腺癌患者的常规分期检查。

MRI、CT 和 X 线检查是骨转移的影像学确诊检查方法。对于骨 ECT 扫描异常的患者，应该针对可疑骨转移灶部位进行 MRI、CT（骨窗）、X 线检查，以确认骨转移情况，并了解骨破坏的严重程度。

PET/CT，可以直接反映肿瘤细胞对葡萄糖的摄入，已有临床研究提示 FDG-PET 具有与骨扫描相似的灵敏度，更高的特异度，对乳腺癌骨转移治疗后病情的跟踪优于骨扫描；但是专家组认为目前 PET/CT 在骨转移诊断的价值有待进一步研究，临床并不作为常规推荐。

所以骨转移的临床诊断，ECT 可以作为初筛检查，X 线、CT、MRI 可以明确有无骨转移，PET/CT 的价值有待进一步研究。临床上各种诊断方法应该合理应用，必要时需要通过骨活检取得病理诊断。

16.3 乳腺癌骨转移的临床表现

乳腺癌骨转移多见为多发性溶骨性病变，有些患者在溶骨病变治疗后的修复可以在影像学中表现为过度钙化而被误诊为成骨性改变。对这部分患者应追溯其首诊时的 X 片是否有溶骨性改变。

乳腺癌骨转移的特点：伴有疼痛的骨转移严重影响患者生活质量，但骨转移本身一般不直接对生命构成威胁；有效的治疗手段较多，不合并内脏转移的患者生存期相对较长。

16.4　骨转移的治疗

16.4.1　治疗目标

乳腺癌骨转移综合治疗的主要目标：① 缓解疼痛，恢复功能，改善生活质量；② 预防和治疗 SREs；③ 控制肿瘤进展，延长患者生存期。

16.4.2　治疗方案

乳腺癌骨转移，作为复发转移性乳腺癌已经是全身性疾病，可以选择的治疗手段有：① 化疗、内分泌治疗、分子靶向治疗等；② 双膦酸盐治疗；③ 手术治疗；④ 放射治疗；⑤ 镇痛和其他支持治疗。应根据患者具体病情，制定个体化综合治疗方案（图 3）。

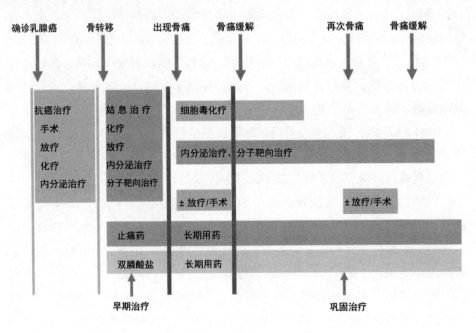

图 3　乳腺癌骨转移综合治疗

16.4.3　治疗原则

全身治疗为主，其中化疗、内分泌治疗、分子靶向治疗作为复发转移性乳腺癌的基本药物治疗，双膦酸盐类可以预防和治疗 SREs。合理的局部治疗可以更好地控制骨转移症状，其中手术是治疗单发骨转移病灶的积极手段，放射治疗是有效的局部治疗手段。

复发转移性乳腺癌选择治疗方案，要考虑患者肿瘤组织的激素受体状况（ER/PR）、HER-2 情况、年龄、月经状态以及疾病进展是否缓慢。原则上疾病进展缓慢的激素反应性乳腺癌患者可以首选内分泌治疗，疾病进展迅速的复发转移患者应首选化疗，而 HER-2 过表达的患者应考虑含曲妥株单抗的治疗方案。

进展缓慢的复发转移性乳腺癌的特点：

(1) 原发和（或）复发转移灶肿瘤组织 ER 阳性和（或）PR 阳性。

(2) 术后无病生存期较长的复发转移患者（如术后 2 年后出现复发转移）。

(3) 仅有软组织和骨转移，或无明显症状的内脏转移（如非弥散性的肺转移和肝转移，或肿瘤负荷不大且不危及生命的其他内脏转移）。

激素反应性乳腺癌的概念，是基于患者可能从内分泌治疗中获益的角度来界定哪些患者适合内分泌治疗，认为满足下列条件中 1 条或数条的患者有可能从内分泌治疗中获益：

(1) 原发灶和（或）复发转移灶 ER 和（或）PR 阳性。

(2) 老年患者。

(3) 术后无病间期较长。

(4) 既往内分泌治疗曾获益。

基于乳腺癌骨转移一般不直接构成生命威胁，且不合并内脏转移的患者生存期相对较长，因此尽量避免不必要的强烈化疗。而晚期乳腺癌患者，如治疗后疾病长期保持稳定则应视为临床获益，因为持续稳定 6 个月以上的患者生存期与临床缓解(CR+PR)的患者相同。基于内分泌治疗更适合长期用药，可以尽量延长治疗用药时间，延长疾病控制时间。

绝经后复发转移性乳腺癌，一线内分泌治疗的首选为第 3 代芳香化酶抑制剂，包括阿那曲唑、来曲唑、依西美坦，因为在三苯氧胺治疗失败的复发转移性乳腺癌的二线治疗中，第 3 代芳香化酶抑制剂比甲地孕酮更有效。在复发转移性乳腺癌的一线内分泌治疗中，第 3 代的芳香化酶抑制剂明显优于三苯氧胺。绝经前复发转移性乳腺癌患者首选化疗，如果激素受体阳性患者适合或需要用芳香化酶抑制剂进行内分泌治疗时，首选双侧卵巢切除手术，后续联合芳香化酶抑制剂。药物性卵巢功能抑制联合芳香化酶抑制剂也是可以考虑的方案（但尚缺乏临床证据）。

乳腺癌骨转移患者，如 ER 和 PR 阴性、术后无病间隔期短、疾病进展迅速、合并内脏转移、对内分泌治疗无反应者应考虑化疗。具体化疗方案参考全身治疗指南（晚期 / 复发转移性乳腺癌化疗部分），但单纯骨转移患者一般不采用联合化疗。

16.4.4　放射治疗

放射治疗是乳腺癌骨转移姑息性治疗的有效方法。骨疼痛是骨转移的常见症状，也是影响患者生活质量及活动能力的主要原因。脊椎、股骨等负重部位骨转移并发病理性骨折的危险性约 30%，病理性骨折将显著影响患者的生存质量和生存时间。放射治疗用于乳腺癌骨转移治疗的主要作用是缓解骨疼痛、减少病理性骨折的危险。

放射治疗方法包括体外照射与放射性核素治疗 2 类。

体外照射是骨转移姑息治疗的常用有效方法。体外照射的主要适应证：有症状的骨转移灶，用于缓解疼痛及恢复功能；选择性用于负重部位骨转移的预防性放疗，如脊柱或股骨转移。骨转移放射治疗的体外照射常用剂量及分割方法有 3 种方案：300 cGy/ 次，共 10 次；400 cGy/ 次，共 5 次；800 cGy/ 次，单次照射。3 种方案照射的缓解骨疼痛的疗效及耐受性差异无统计学意义。单次放疗方案的治疗费用显著低于分次照射，但再放疗及病理性骨折发生率高于分次放疗。骨转移单次照射技术尤其适用于活动及搬动困难的晚期癌症患者。

放射性核素治疗对缓解全身广泛性骨转移疼痛有一定疗效，但是有些核素治疗后骨髓抑制发生率较高，而且恢复较缓慢，约需 12 周，可能会影响化疗的实施。因此，放射性核素治疗的临床使用应充分考虑选择合适的病例和恰当的时机。

放射治疗缓解骨痛的有效率为 59% ~ 88%。值得注意的是，放疗缓解骨痛的显效需要一定的时间，因此对于在放射治疗明显显效前的患者及放射治疗不能完全控制疼痛的患者，仍然需要根据患者的疼痛程度使用止痛药以及必要的双膦酸盐治疗，可以使用负荷剂量。

16.4.5　手术治疗

骨转移外科治疗目的是提高患者生活质量，骨外科技术的进步能够使癌症骨转移患者最大限度解决对神经的压迫、减轻疼痛、恢复肢体功能，从而改善患者生活质量。应对骨转移患者密切随访观察、早期发现骨转移灶、对具有潜在病理骨折的长骨是否需要手术作出恰当的判断是提高患者生活质量的重要保证。

外科手术治疗乳腺癌骨转移的方法包括骨损伤固定术、置换术和神经松解术。固定术治疗可考虑选择性用于病理性骨折或脊髓压迫，预期生存时间>4周的乳腺癌骨转移患者。预防性固定术治疗可考虑选择性用于股骨转移灶直径>2.5cm，或股骨颈骨转移，或骨皮质破坏>50%，预期生存时间>4周的乳腺癌骨转移患者。

16.4.6　止痛药治疗

止痛药是缓解乳腺癌骨转移疼痛的主要方法。骨转移疼痛的止痛药治疗应遵循WHO癌症三阶梯止痛指导原则：首选口服及无创给药途径；按阶梯给药；按时给药；个体化给药；注意具体细节。

止痛药物包括非甾体类抗炎止痛药、阿片类止痛药、辅助用药。

常用非甾体类抗炎药包括：乙酰氨基酚、布洛芬、双氯芬酸钠、吲哚美辛、萘普生、塞来昔布、氯诺昔康等。

常用阿片类止痛药包括：吗啡缓释片、芬太尼透皮贴剂、羟考酮控释片、吗啡即释片、可待因、美沙酮等。哌替啶不宜用于癌痛治疗。

辅助用药包括三环类抗抑郁药、抗惊厥类药、神经弛缓剂和糖皮质激素等。

非甾体类抗炎药是骨转移疼痛药物止痛治疗的基础用药，当止痛效果不佳时，或出现中重度疼痛时，推荐合用阿片类止痛药。选择阿片缓释剂按时用药，有利于持续缓解骨疼痛。然而，骨转移疼痛患者在持续慢性疼痛的同时，大约63%的骨转移患者伴有突发性（爆发性）疼痛。对频繁发作的突发性疼痛的患者，可以通过增加止痛药的按时用药剂量缓解疼痛。对少数患者则无法通过增加止痛药按时用药剂量控制疼痛，甚至因无法耐受药物不良反应而不能增加按时用药的剂量。控制突发性疼痛的主要方法是备用速效或短效止痛药。控制突发性疼痛的短效止痛药单次用药剂量一般为日用剂量的5%～10%。对于难治的突发性疼痛患者，可考虑使用患者自控药泵法给药。发生神经病理性疼痛时，应根据病情选择辅助用药。例如出现灼痛、坠胀痛等表现时，可选择合用阿米替林、去甲替林或多虑平等三环类抗抑郁剂；出现电击样疼痛或枪击样疼痛等表现时，可选择合用加巴喷丁或卡马西平等抗惊厥剂。止痛药可与双膦酸盐类药、放疗等方法综合治疗。

16.5　乳腺癌骨转移双膦酸盐临床应用专家共识

16.5.1　双膦酸盐类药物的共性和个性

16.5.1.1　作用原理

双膦酸盐是焦膦酸盐分子的稳定类似物。破骨细胞聚集于矿化骨基质后，通过酶水解作用导致骨重吸收，而双膦酸盐可以抑制破骨细胞介导的骨重吸收作用。双膦酸盐可以抑制破骨细胞成熟，抑制成熟破骨细胞的功能，抑制破骨细胞在骨质吸收部位的聚集，抑制肿瘤细胞扩散、浸润和黏附于骨基质。

16.5.1.2　适应证

① 高钙血症；② 骨痛；③ 治疗和预防 SREs。SREs 对乳腺癌骨转移患者的生活质量具有至关重要的影响，它包括病理性骨折、脊髓压迫、为了缓解骨痛或预防和治疗病理性骨折或脊髓压迫而进行放疗、骨骼手术、改变抗癌方案以治疗骨痛、恶性肿瘤所至高钙血症。目前在乳腺癌骨转移中使用双膦酸盐的主要目的正是降低 SREs 的发生率。

临床研究证实，双膦酸盐可以有效治疗乳腺癌的骨转移。正如英国国家临床推荐治疗方案研究所（NICE）的建议，这类药物目前正被广泛用于治疗晚期乳腺癌的骨并发症。而随后的临床研究证明，双膦酸盐可以预防乳腺癌骨转移患者发生 SREs。所以乳腺癌骨转移，如果预期的生存期大于等于 3 个月，且肌酐低于 30 mg/L，在治疗病情所需的化疗和激素治疗的同时，应及时给予双膦酸盐治疗。

16.5.1.3　临床用药及使用方法

双膦酸盐化学结构中与中心碳原子连接的侧链不同，双膦酸盐类药物的临床活性和功效亦有所不同。

第 1 代双膦酸盐以氯膦酸二钠为代表，这些药物在 30 年前进入临床使用。

用量和用法：氯膦酸二钠目前有静脉、口服 2 种制剂可供选择，双膦酸盐口服制剂方便在家用药，也方便和口服化疗药物和内分泌药物联合使用。临床上也可以先采用静脉滴注氯膦酸二钠 400 mg/d，连用 3d，而后口服氯膦酸二钠 1 600 mg/d，共 3 ~ 4 周作为 1 个周期的用法。氯膦酸二钠主要经肾脏清除，因此，在氯膦酸二钠治疗过程中一定要维持足够的水分摄入。氯膦酸二钠胶囊应整粒吞服。任何情况下不能将氯膦酸盐与含有钙或其他二价阳离子的牛奶、食物或药物同服，因为它们会减少氯膦酸盐的吸收。

第 2 代是含氮的双膦酸盐，包括帕米膦酸二钠、阿仑膦酸钠，这些药物抑制骨吸收的体外活性作用要强于第 1 代药物。

用量和用法:帕米膦酸盐静脉滴注,每次 60 ~ 90 mg,输注时间不短于 2 h,每 3 ~ 4 周用药 1 次。

第 3 代为具有杂环结构的含氮双膦酸盐唑来膦酸和不含环状结构含氮的伊班膦酸,作用强度和疗效比第 2 代进一步提高。

用量和用法:

唑来膦酸盐 4 mg iv >15 min,每 3 ~ 4 周注射 1 次。伊班膦酸盐 6 mg iv >15 min,每 3 ~ 4 周注射 1 次。

(1)伊班膦酸治疗转移性骨病:常规剂量为 6 mg,每 3 ~ 4 周静脉注射 1 次,每次静脉注射不短于 15 min。

(2)伊班膦酸负荷剂量(loading dose):伊班膦酸负荷剂量可快速缓解伴有严重疼痛的转移性骨痛患者,使用方法:6 mg/d,连续 3 d 静脉注射,以后每 3 ~ 4 周常规使用 6 mg/ 次。

伊班膦酸目前在国外有静脉、口服 2 种制剂可供选择,静脉滴注 6 mg 伊班膦酸和口服 50 mg 伊班膦酸疗效相当,而口服制剂可方便在家用药,也方便和口服化疗药物和内分泌药物联合使用。

16.5.2 双膦酸盐的使用适应证和用药时机

具体使用情况见表 5。

专 家 观 点	推荐使用双膦酸盐	不推荐使用双膦酸盐
骨转移引起的高钙血症	√	
骨转移引起的骨痛	√	
ECT 异常,X 线 (或 CT、或 MRI) 证实的骨转移	√	
ECT 异常,X 线正常,但 CT 或 MRI 显示骨破坏	√	
影像学诊断是骨破坏,即使没有骨痛症状	√	
ECT 异常,X 线正常,且 CT 或 MRI 也未显示骨破坏		√
存在骨转移风险（乳酸脱氢酶高或碱性磷酸酶升高）的患者		√

表 5 双膦酸盐推荐使用情况

单个随机临床研究提示,乳腺癌骨转移需接受双膦酸盐治疗者也可考虑地诺单抗注射液（denosumab，地诺塞麦）治疗。

16.5.3 双膦酸盐的使用方法及注意事项

(1) 在使用双膦酸盐前，应该检测患者血清电解质水平，重点关注血肌酐、血清钙、磷酸盐、镁等指标。

(2) 临床研究表明，第 1 代氯膦酸盐、第 2 代帕米膦酸盐和第 3 代唑来膦酸和伊班膦酸盐都有治疗乳腺癌骨转移的作用，都可以用于治疗高钙血症、骨痛、预防和治疗 SREs。已有临床研究结果显示，第 3 代双膦酸盐唑来膦酸和伊班膦酸有疗效更好、毒性更低和使用更方便的优点。

(3) 选择药物治疗应考虑患者的一般状况和疾病的总体情况及同时接受的治疗。静脉内使用唑来膦酸和伊班膦酸具有输液时间更短的优势。

(4) 双膦酸盐可以与放疗、化疗、内分泌治疗、止痛药联合使用。

(5) 长期使用双膦酸盐联合治疗时应每日补充钙和维生素 D，剂量为钙 1 200 ~ 1 500 mg/d 及维生素 D3 400 ~ 800 U。

(6) 在轻、中度肾功能不全（肌酐清除率大于 30 mL/min）的患者中无需调整剂量，但严重肾功能不全（肌酐清除率小于等于 30 mL/min）患者，应根据不同产品的说明书进行剂量调整或延长输注时间。

(7) 鉴于有文献报道少数患者在长期使用双膦酸盐后有发生下颌骨坏死的风险，所以使用双膦酸盐前应进行口腔检查，注意每日口腔清洁，用药期间尽量避免包括拔牙等口腔手术。

16.5.4 用药时间及停药指征

16.5.4.1 用药时间

在乳腺癌骨转移全身治疗基础上加用唑来膦酸，或伊班膦酸，或帕米膦酸二钠，或地诺单抗每个月 1 次，对于病情稳定者，连用 12 次后可每 3 个月 1 次。

16.5.4.2 停药指征

(1) 使用中监测到不良反应，且明确与双膦酸盐相关。

(2) 治疗过程中出现肿瘤恶化，出现其他脏器转移并危及生命。

(3) 临床医生认为需要时。

(4) 经过其他治疗后骨痛缓解，不是停药指征。

16.5.5 生化标志物

目前有部分生化指标可能帮助医生了解患者对双膦酸盐的治疗反应，但目前局限于科研领域，不建议临床使用。

16.5.6　临床资料和专家观点

16.5.6.1　双膦酸盐预防骨转移的作用

尽管已有研究提示，双膦酸盐可能有预防骨转移的作用，并可能有潜在的预防内脏转移的作用，但双膦酸盐预防骨转移的临床研究仍在进行中。所以对于没有骨转移影像学证据的患者，以及出现骨外转移但没有骨转移证据的患者，目前均不推荐使用双膦酸盐。

16.5.6.2　双膦酸盐作为乳腺癌术后辅助治疗用药

体外研究显示，双膦酸盐药物有抗肿瘤作用，但临床研究还在进行中。尽管有小样本研究证明，乳腺癌术后标准放疗、化疗、内分泌治疗后，后续加用双膦酸盐治疗可降低骨转移甚至内脏转移的风险，但是大规模研究尚未完成，因此目前不推荐双膦酸盐作为乳腺癌术后辅助治疗用药。中国学者一致认为，虽然有少数临床试验结果的支持，但双膦酸盐降低乳腺癌术后复发转移的价值并不确定。

16.5.6.3　乳腺癌患者抗肿瘤治疗引起的骨丢失

抗肿瘤治疗引起的骨丢失（cancer treatment-induced bone loss，CTIBL）是应该引起重视的临床问题，可以发生在老年患者、化疗后、激素治疗尤其是卵巢功能抑制和芳香化酶抑制剂治疗后，根据 ASCO 骨健康指南，应该检测骨密度（BMD），并根据结果考虑是否使用双膦酸盐药物。ASCO 指南建议所有年龄超过 65 岁，或年龄在 60 ~ 64 岁，但有以下危险因素之一：骨质疏松家族史、体重小于 70 kg、曾发生过非创伤性骨折或其他危险因素的患者常规检查 BMD。ASCO 指南同时建议绝经后妇女无论年龄只要正在接受芳香化酶抑制剂治疗，绝经前妇女正在接受可能导致早绝经的治疗（化疗，卵巢去势）的患者都应该常规检查 BMD。BMD 评分（T-Score）低于 -2.5 开始使用双膦酸盐；BMD 评分在 -2.5 到 -1.0 之间患者考虑使用双膦酸盐；而 BMD 评分高于 -1.0 的患者则不建议使用双膦酸盐。双膦酸盐治疗骨质疏松的用法和治疗骨转移的用法不一样，可以每 3 ~ 6 个月使用 1 次，并且要根据治疗后 BMD 评分的改变调整用药。而乳腺癌患者由于其年龄和治疗均有可能存在骨质疏松，医生应常规对这些女性的骨骼健康进行评估，目前不推荐将双膦酸盐用于骨质疏松的预防。

16.5.6.4　发生 SREs 后是否换药预防 SREs 再次发生的问题

发生某些特殊 SREs（高钙、骨手术、放疗）后，在临床研究中会作为观察终点停止使用双膦酸盐，但临床实践中不应该停用，而应该继续用药。但某一类双膦酸盐使用过程发生首次骨转移加重的 SREs 后，可以考虑换用另一类双膦酸盐。也有专家认为换药是否获益有待更多的临床研究数据支持。

附录二：诊断治疗规范

一、遗传性高危人群

遗传性乳腺癌 – 卵巢癌综合征基因检测标准 a, b

(1) 具有血缘关系的亲属中有 BRCA1/BRCA2 基因突变的携带者。

(2) 符合以下 1 个或多个条件的乳腺癌患者 c：① 发病年龄小于等于 45 岁；② 发病年龄小于等于 50 岁并且有 1 个具有血缘关系的近亲 d 也为发病年龄小于等于 50 岁的乳腺癌患者和（或）1 个或 1 个以上的近亲为任何年龄的卵巢上皮癌 / 输卵管癌 / 原发性腹膜癌患者；③ 单个个体患 2 个原发性乳腺癌 e，并且首次发病年龄小于等于 50 岁；④ 发病年龄不限，同时 2 个或 2 个以上具有血缘关系的近亲患有任何发病年龄的乳腺癌和（或）卵巢上皮癌、输卵管癌、原发性腹膜癌；⑤ 具有血缘关系的男性近亲患有乳腺癌；⑥ 合并有卵巢上皮癌、输卵管癌、原发性腹膜癌的既往史。

(3) 卵巢上皮癌、输卵管癌、原发性腹膜癌患者。

(4) 男性乳腺癌患者。

(5) 具有以下家族史：① 具有血缘关系的一级或二级亲属中符合以上任何条件；② 具有血缘关系的三级亲属中有 2 个或 2 个以上乳腺癌患者（至少有 1 个发病年龄小于等于 50 岁）和（或）卵巢上皮癌 / 输卵管癌 / 原发性腹膜癌患者。

注：

a. 符合 1 个或多个条件提示可能为遗传性乳腺癌 – 卵巢癌综合征，有必要进行专业性评估。当审查患者的家族史时，父系和母系亲属的患癌情况应该分开考虑。早发性乳腺癌和（或）任何年龄的卵巢上皮癌、输卵管癌、原发性腹膜癌提示可能为遗传性乳腺癌 – 卵巢癌综合征，在一些遗传性乳腺癌 – 卵巢癌综合征的家系中，还包括前列腺癌、胰腺癌、胃癌和黑素瘤。

b. 其他考虑因素：家族史有限的个体，例如女性一级或二级亲属小于 2 个，或者女性亲属的年龄大于 45 岁，在这种情况下携带突变的可能性往往会被低估。对发病年龄小于等于 40 岁的三阴性乳腺癌患者应考虑进行 BRCA1/2 基因突变的检测。

　　c.乳腺癌包括浸润性癌和导管内癌。

　　d. 近亲是指一级、二级和三级亲属。

　　e.2 个原发性乳腺癌包括双侧乳腺癌或者同侧乳腺的 2 个或多个明确的不同来源的原发性乳腺癌。

二、乳腺 X 线诊断报告范本

XXXXXX 医院乳腺 X 线检查报告书

患者姓名：XXX	性别：女	年龄：51 岁	放射学检查号码：12345678
门诊号：	住院号：123456	科室：乳腺外科	病区：

临床诊断：左乳肿块　　　　　检查日期：2010.10.10　　　前片 无
投照体位：
　　　　√ 左侧：头足 (轴) 位、侧斜位　　　　　检查设备 GE 2000D
　　　　√ 右侧：头足 (轴) 位、侧斜位
影像学描述：
　　双侧乳腺致密腺体型。
　　左乳腺外上方可见一大小 2.8 cm × 1.8 cm 的肿块影，高密度，边缘不规则并伴有毛刺，内见多形性细小钙化。
　　右乳腺未见明显肿块与异常钙化。
　　双侧皮肤、乳头影正常。
　　双侧腋下可见小淋巴结，形态密度无异常。

影像学评估：
　　左乳外上病灶，考虑为恶性，BI-RADS：5。
　　右乳未见异常发现，BI-RADS：1。

三、超声检查报告范本

医院超声检查报告

患者姓名：XXX	年龄：		性别：		超声号：
住院/门诊号：	临床诊断：		使用仪器：		探头频率：

　　双侧 (左侧、右侧) 乳腺组织回声 (不) 均匀，结构清晰 (紊乱)
　　导管 (未见) 扩张 (内径 mm)，乳腺组织呈条索状 (结节状、团块状) 等回声。
　　左 (右) 乳腺外上象限 (内上、内下、外下、乳晕区域) 点 (按时钟法) 距乳头 ___cm，探及低 (等、高) 回声结节，大小 ___mm×___mm×___mm，形态 (不) 规则，边界 (欠、不) 清晰，边缘光整 (毛刺、成角、分叶状)，内部回声 (欠、不) 均匀，(未) 见点状强回声，后方回声增强 (无变化、衰减)，周围组织 (水肿、受压、变形、无变化)，彩色超声显示内部 (无) 血流信号，呈点状 (条状、网状、团状)，RI_____。
　　双 (左、右) 腋下见淋巴结，大小 ___mm×___mm×___mm，形态 (不) 规则，边界 (欠、不) 清晰，边缘光整 (毛刺、成角、分叶状)，内部回声 (欠、不) 均匀，(未) 见点状强回声，后方回声增强 (无变化、衰减)，彩色超声显示内部 (无) 血流信号，呈点状 (条状、网状、团状)，RI_____。

超声提示：
　　1. 双 (左、右) 乳未见明显占位
　　2. 左 (右) 乳外上象限实性 (混合性、囊性) 占位 (纤维瘤可能……)
检查医师：
检查日期：

　　注：超声报告仅供临床医师参考

四、乳腺 MRI 诊断报告范本

XXXXXXXX 医院乳腺 MRI 检查报告书

| 患者姓名：XXX | 性别：女 | 年龄：51 | 放射学检查号码：12345678 |
| 门诊号： | 住院号：123456 | 科室：乳腺外科 | 病区： |

临床病史：右乳癌待排
检查要求：常规动态增强扫描
检查日期：2010-10-16
前片：无
检查部位和名称：双侧乳房（平扫＋动态增强）
检查设备：3T/1.5T，乳腺专用线圈
检查方法：平扫 AxT1 Ax+SagT2；Ax+Sag Vibrant C+
临床简述：
　　右乳外上扪及肿块，X 和超声检查提示病变性质不确定。末次月经 2010-10-07（或绝经后妇女）。
影像学描述：
　　两侧乳房大小、形态基本对称，两侧腺体丰富，腺体形态分布无异常，增强后实体背景轻度强化。右乳外上象限见一卵圆形肿块影，边缘模糊，边界不清，T1WI 上呈低信号，T2WI 上高信号，增强后呈不规则环形强化，早期强化明显，延迟期强化降低，动态增强曲线成廓清型。病变大小约 3 cm×2 cm×2 cm。左乳内未见明确占位及异常强化影。所示两侧腋下未见明显肿大淋巴结，两侧胸壁肌肉未见异常。两侧乳头及皮肤未见明显异常。

影像学评估：
　　右乳外上病灶，高度怀疑其为恶性，建议活检，BI-RADS：5
　　左乳未见异常发现，BI-RADS：1

报告医师签名：　　　　审核医师签名：　　　　　报告日期：

　　申明：此报告仅供临床医师参考，如有疑问，请及时与放射科联系，联系电话：0000

五、乳腺病理诊断报告范本

XXXX 医院病理诊断报告书

患者姓名：XXX	性别：	年龄：	送检日期：
住院号：	床号：	科室：	送检医师：

肉眼所见：<左乳>乳腺癌改良根治标本，乳腺样本大小为 27 cm×20 cm×3.5 cm。皮瓣面积 19 cm×9 cm，乳头直径 0.9 cm，高出皮肤 0.3 cm，未见明显异常。内上象限，距乳头 2.5 cm，皮下 1 cm 见大小约 3.5 cm×3 cm×2.5 cm 质硬肿块，切面灰白灰红、界限不清。查见腋窝淋巴结 23 枚，直径 0.5 ~ 1.2 cm。

病理诊断：<左乳>浸润性导管癌，2 级，伴导管原位癌 (约占 20%，中等核级，可见粉刺样坏死)。浸润癌最大径 3.5 cm，可见脉管侵犯。周围乳腺呈乳头状瘤及腺病改变。乳头、乳腺表面皮肤及基底切缘均未见癌累及。腋窝淋巴结 (7/23) 查见癌转移。

免疫组化检测提示浸润性癌：ER(+)(强，阳性率约 70%)、PR(+)(中等强度，阳性率约 60%)、HER– 2(++)、Ki–67 阳性率约 30%。

HER–2 FISH 检测结果：

    计数细胞数：40

    HER–2 平均值：14.7

    CEP17 平均值：4.4

    HER–2/CEP17：3.3

结论：HER–2 基因有扩增

报告医师签名：	审核医师签名：	报告日期

六、乳腺癌常用的辅助 / 新辅助化疗方案

中国抗癌协会乳腺癌诊治指南与规范（2015 版）

1. 不含曲妥珠单抗的方案

TAC 方案

多西他赛 75 mg/ m² iv 第 1 天

多柔比星 50 mg/ m² iv 第 1 天

环磷酰胺 500 mg/ m² iv 第 1 天

21 d 为 1 个周期，共 6 个周期

（所有周期均用 G–CSF 支持）

剂量密集 AC → P 方案

多柔比星 60 mg/ m² iv 第 1 天

环磷酰胺 600 mg/ m² iv 第 1 天

14 d 为 1 个周期，共 4 个周期

序贯以紫杉醇 175 mg/ m² iv 3 h 第 1 天

14 d 为 1 个周期，共 4 个周期

（所有周期均用 G–CSF 支持）

AC → P/T 方案

多柔比星 60 mg/ m² iv 第 1 天

环磷酰胺 600 mg/ m² iv 第 1 天

21 d 为 1 个周期，共 4 个周期

序贯以紫杉醇 80 mg/ m² iv 1 h 第 1 天，每周 1 次，共 12 周

或紫杉醇 175 mg/ m² iv 1 h 第 1 天，每 3 周 1 次，共 12 周

或多西他赛 100 mg/ m² iv 第 1 天，21 d 为 1 个周期，共 4 个周期

TC 方案

多西他赛 75 mg/ m² iv 第 1 天

环磷酰胺 600 mg/ m² iv 第 1 天

21 d 为 1 个周期，共 4 个周期

AC 方案

多柔比星 60 mg/ m² iv 第 1 天

环磷酰胺 600 mg/ m² iv 第 1 天

21 d 为 1 个周期，共 4 个周期

FAC 方案

氟尿嘧啶 500 mg/ m² iv 第 1.8 天

多柔比星 50 mg/ m² iv 第 1 天

环磷酰胺 500 mg/ m² iv 第 1 天

21 d 为 1 个周期，共 6 个周期

CMF 方案

环磷酰胺 100 mg/ m² po 第 1 ~ 14 天

甲氨蝶呤 40 mg/ m² iv 第 1.8 天

氟尿嘧啶 600 mg/ m² iv 第 1.8 天

28 d 为 1 个周期，共 6 个周期

EC 方案

表柔比星 100 mg/ m² iv 第 1 天

环磷酰胺 830 mg/ m² iv 第 1 天

21 d 为 1 个周期，共 8 个周期

剂量密集 A → T → C 方案

多柔比星 60 mg/ m² iv 第 1 天

14 d 为 1 个周期，共 4 个周期

序贯以紫杉醇 175 mg/ m² iv 3 h 第 1 天

14 d 为 1 个周期，共 4 个周期

序贯以环磷酰胺 600 mg/ m² iv 第 1 天

14 d 为 1 个周期，共 4 个周期

（所有周期均用 G–CSF 支持）

FEC → T 方案

氟尿嘧啶 500 mg/ m² iv 第 1 天

表柔比星 100 mg/ m² iv 第 1 天

环磷酰胺 500 mg/ m2 iv 第 1 天

21 d 为 1 个周期，共 3 个周期

序贯以多西他赛 100 mg/ m² iv 第 1 天

21 d 为 1 个周期，共 3 个周期

FEC → P 方案

氟尿嘧啶 600 mg/ m² iv 第 1 天

表柔比星 90 mg/ m² iv 第 1 天

环磷酰胺 600 mg/ m² iv 第 1 天

21 d 为 1 个周期，共 4 个周期

序贯以紫杉醇 100 mg/ m² iv 第 1 天

每周 1 次，共 8 周

2. 含曲妥珠单抗的方案

AC → TH 方案

多柔比星 60 mg/ m² iv 第 1 天

环磷酰胺 600 mg/ m² iv 第 1 天

21 d 为 1 个周期，共 4 个周期

序贯以紫杉醇 80 mg/m² iv 1 h 第 1 天

每周 1 次，共 12 周

同时曲妥珠单抗、首次剂量 4 mg/kg，

之后 2 mg/kg，

每周 1 次，共 1 年

也可在紫杉醇结束后曲妥珠单抗首次剂量 8 mg/kg，之后 6 mg/kg，

每 3 周 1 次，共 1 年

在基线、3、6 和 9 个月时监测心功能

剂量密集 AC → PH 方案

多柔比星 60 mg/ m² iv 第 1 天

环磷酰胺 600 mg/ m² iv 第 1 天

14 d 为 1 个周期，共 4 个周期

序贯以紫杉醇 175 mg/ m² iv 3 h 第 1 天

14 d 为 1 个周期，共 4 个周期

（所有周期均用 G–CSF 支持）

同时采用曲妥珠单抗，首次剂量 4 mg/kg，之后为 2 mg/kg，每周 1 次，共

1 年

也可在紫杉醇结束后用曲妥珠单抗，首次剂量 8 mg/kg，之后 6 mg/kg，

每 3 周 1 次，完成 1 年

在基线、3、6 和 9 个月时监测心功能

TCH 方案

多西他赛 75 mg/ m² iv 第 1 天

卡铂 AUC 6 iv 第 1 天

21 d 为 1 个周期，共 6 个周期

同时用曲妥珠单抗，首次剂量 4 mg/kg，之后为 2 mg/kg，每周 1 次，共

17 次

化疗结束后曲妥珠单抗 6 mg/kg，每 3 周 1 次，完成 1 年

在基线、3、6 和 9 个月时监测心功能

DH → FEC 方案

多西他赛 100 mg/ m² iv 第 1 天

21 d 为 1 个周期，共 3 个周期

同时采用曲妥珠单抗，首次剂量 4 m g / k g，之后为 2 mg/kg，每周 1 次，共 9 次

序贯以氟尿嘧啶 600 mg/m² iv 第 1 天

表柔比星 60 mg/ m² iv 第 1 天

环磷酰胺 600 mg/ m² iv 第 1 天

21 d 为 1 个周期，共 3 个周期

在基线、末次 FEC、化疗后 12 和 36 个月监测心功能

AC → TH 方案

多柔比星 60 mg/ m² iv 第 1 天

环磷酰胺 600 mg/ m² iv 第 1 天

21 d 为 1 个周期，共 4 个周期

序贯以多西他赛 100 mg/m² iv 第 1 天

21 d 为 1 个周期，共 4 个周期

同时用曲妥珠单抗，首次剂量 4 mg / k g，之后 2 mg/kg，每周 1 次，共 11 周

化疗结束后用曲妥珠单抗，6 mg/kg

每 3 周 1 次，完成 1 年

在基线、3.6 和 9 个月时监测心功能

TH → FECH 新辅助方案

曲妥珠单抗，首次剂量为 4 mg/kg，之后为 2 mg/kg，每周 1 次，共 23 次

紫杉醇 225 mg/ m² iv 24 h 第 1 天

21 d 为 1 个周期，共 4 个周期

（或紫杉醇 80 mg/ m² iv 1 h 第 1 天，每周 1 次，共 12 周）

序贯以氟尿嘧啶 500 mg/ m² iv 第 1.4 天

表柔比星 75 mg/ m² iv 第 1 天

环磷酰胺 500 mg/ m² iv 第 1 天

21 d 为 1 个周期，共 4 个周期

七、复发或转移性乳腺癌常用的化疗方案

中国抗癌协会乳腺癌诊治指南与规范（2015 版）

1. 联合化疗方案

CAF 方案

环磷酰胺 100 mg/m² po 第 1 ~ 14 天

多柔比星 30 mg/m² iv 第 1.8 天

氟尿嘧啶 500 mg/m² iv 第 1.8 天

28 d 为 1 个周期

FAC 方案

氟尿嘧啶 500 mg/m² iv 第 1.8 天

多柔比星 50 mg/m² iv 第 1 天

环磷酰胺 500 mg/m² iv 第 1 天

21 d 为 1 个周期

FEC 方案

环磷酰胺 400 mg/m² iv 第 1.8 天

表柔比星 50 mg/m² iv 第 1.8 天

氟尿嘧啶 500 mg/m² iv 第 1.8 天

28 d 为 1 个周期

AC 方案

多柔比星 60 mg/m² iv 第 1 天

环磷酰胺 600 mg/m² iv 第 1 天

21 d 为 1 个周期

EC 方案

表柔比星 75 mg/m² iv 第 1 天

环磷酰胺 600 mg/m² iv 第 1 天

21 d 为 1 个周期

AT 方案

多柔比星 60 mg/m² iv 第 1 天

紫杉醇 125 ～ 200 mg/m² iv 第 1 天

21 d 为 1 个周期

AT 方案（Ⅱ）

多柔比星 50 mg/m² iv 第 1 天

多西他赛 75 mg/m² iv 第 1 天

21 d 为 1 个周期

CMF 方案

环磷酰胺 100 mg/m² po 第 1 ～ 14 天

甲氨蝶呤 40 mg/m² iv 第 1.8 天

氟尿嘧啶 600 mg/m² iv 第 1.8 天

28 d 为 1 个周期

XT 方案

多西他赛 75 mg/m² iv 第 1 天

卡培他滨 950 mg/m² po bid 第 1 ～ 14 天

21 d 为 1 个周期

GT 方案

紫杉醇 175 mg/m² iv 第 1 天

吉西他滨 1 250 mg/m² iv 第 1.8 天

21 d 为 1 个周期

GC 方案

吉西他滨 1 000 mg/m² iv 第 1.8 天

卡铂 AUC 2 iv 第 1.8 天

21 d 为 1 个周期

2. 单药化疗方案

蒽环类

多柔比星 60 ～ 75 mg/m² iv 第 1 天

21 d 为 1 个周期。

或多柔比星 20 mg/m² iv qw

表柔比星 60 ～ 90 mg/m² iv 第 1 天

21 d 为 1 个周期

脂质体多柔比星 50 mg/ m² iv 第 1 天

28 d 为 1 个周期

紫杉类

紫杉醇 175 mg/ m² iv 第 1 天

21 d 为 1 个周期

或紫杉醇 80 mg/ m² iv qw

多西他赛 60 ～ 100 mg/m² iv 第 1 天

21 d 为 1 个周期

白蛋白结合型紫杉醇 100 ～ 150 mg/m² iv 第 1.8.15 天

28 d 为 1 个周期

或白蛋白结合型紫杉醇 260 mg/m² iv 第 1 天，21 d 为 1 个周期

抗代谢类

卡培他滨 1 000 ～ 1 250 mg/m² po bid 第 1 ～ 14 天

21 d 为 1 个周期

吉西他滨 800 ～ 1 200 mg/m² iv 第 1.8.15 天

28 d 为 1 个周期

其他微管类抑制剂

长春瑞滨 25 mg/m² iv qw

艾日布林 1.4 mg/m² iv 第 1.8 天

21 d 为 1 个周期

3. HER-2 阳性患者化疗方案

曲妥珠单抗用法

曲妥珠单抗首次剂量 4 mg/kg，之后为 2 mg/kg，每周 1 次。

或曲妥珠单抗首次剂量 8 mg/kg，之后为 6 mg/kg，每 3 周 1 次

4. 一线与曲妥珠单抗联合的化疗方案

联合化疗方案

PCH 三周方案

紫杉醇 175 mg/m² iv 第 1 天

卡铂 AUC 6 iv 第 1 天

21 d 为 1 个周期

PCH 三周方案

紫杉醇 80 mg/m² iv 第 1、8、15 天

卡铂 AUC 2 iv 第 1、8、15 天

28 d 为 1 个周期

PCH 每周方案

紫杉醇 80 mg/m² iv 第 1、8、15 天

卡铂 AUC 2 iv 第 1、8、15 天

28 d 为 1 个周期

单药化疗

紫杉醇 175 mg/ m² iv 第 1 天

21 d 为 1 个周期

或紫杉醇 80 ～ 90 mg/ m² iv qw

多西他赛 80 ～ 100 mg/ m² iv 第 1 天

21 d 为 1 个周期

长春瑞滨 25 mg/m² iv qw

卡培他滨 1 000 ～ 1 250 mg/m² po bid 第 1 ～ 14 天

八、绝经的定义

九、VNPI

VNPI
VNPI=A+B+C+D
A= 肿瘤大小
1: ≤ 15 mm
2:16 ~ 40 mm
3: ≥ 41 mm
B= 切缘情况
1: ≥ 10 mm
2:1 ~ 9 mm
3:<1 mm
C= 细胞核分级
1: 第 1 级
2: 第 2 级
3: 第 3 级
D ＝年龄
1: ≥ 60 岁
2: 40 ~ 60 岁
3: <40 岁

附录三：授权同意书

授权同意书

【被拍摄人资料】

生名：张荣凯　　　　性别：男　　　年龄：26

身份证号码：372310099008222451

关系方式：48150012

　　本人自愿配合拍摄图片及影像，并统一将本人肖像的图片及影像

作品用于使用与

　　出版、互联网、印刷、展览、广告等用途，许可使用的时间和地

或没有限制。

　　本人已经完全理解上诉内容并且自愿签署此文书。

被拍摄人签名：

日期：2016.05.20

授权同意书

【被拍摄人资料】

姓名：王振宝　　　　性别：男　　　　年龄：41

身份证号码：370981197602230015

联系方式：18660254912

　　本人自愿配合拍摄图片及影像，并统一将本人肖像的图片及影像作品用于使用与

　　出版、互联网、印刷、展览、广告等用途，许可使用的时间和地域没有限制。

　　本人已经完全理解上诉内容并且自愿签署此文书。

被拍摄人签名：

日期：2016.05.20

授权同意书

【被拍摄人资料】

姓名：孟繁洪　　　　　性别：男　　　　年龄：

身份证号码：3114█11█████2501█

联系方式：13██72█1█6█

　　本人自愿配合拍摄图片及影像，并统一将本人肖像的图片及影像作品用于使用与

　　出版、互联网、印刷、展览、广告等用途，许可使用的时间和地域没有限制。

　　本人已经完全理解上诉内容并且自愿签署此文书。

被拍摄人签名：

日期：2016.05.20

授权同意书

【被拍摄人资料】

姓名：刘海鹏　　　　性别：男　　年龄：21

身份证号码：█████████████████

联系方式：██████████

　　本人自愿配合拍摄图片及影像，并统一将本人肖像的图片及影像作品用于使用与

　　出版、互联网、印刷、展览、广告等用途，许可使用的时间和地域没有限制。

　　本人已经完全理解上诉内容并且自愿签署此文书。

被拍摄人签名：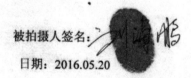

日期：2016.05.20

授权同意书

【被拍摄人资料】

姓名：韩超越　　　　性别：男　　　年龄：17

身份证号码：370528199906152452

联系方式：13065416082

　　本人自愿配合拍摄图片及影像，并统一将本人肖像的图片及影像作品用于使用与

　　出版、互联网、印刷、展览、广告等用途，许可使用的时间和地域没有限制。

　　本人已经完全理解上诉内容并且自愿签署此文书。

被拍摄人签名：韩超越

日期：2016.05.20

授权同意书

【被拍摄人资料】

姓名：郭庆坡   性别：男   年龄：56

身份证号码：1734231953303025879

联系方式：1831598283

　　本人自愿配合拍摄图片及影像，并统一将本人肖像的图片及影像作品用于使用与

　　出版、互联网、印刷、展览、广告等用途，许可使用的时间和地域没有限制。

　　本人已经完全理解上诉内容并且自愿签署此文书。

被拍摄人签名：郭庆坡

日期：2016.05.20

参考文献

1. 李爱华，等。乳汁不足辨证举隅。辽宁中医杂志，1991(10)：34

2. 韩先知，等。产后缺乳治验。四川中医，1992(1)：36

3. 张武。肥胖体质缺乳56例疗效观察。黑龙江中医药，1985(2)：20

4. 张玉才。缺乳的治疗体会。河南中医，1984(1)：35

5. 徐经印。归芪通乳汤治疗产后乳钙50例，陕西中医。1991(12)：538

6. 张润民。中药治疗产后缺乳60例。陕西中医，1990(7)：308

7. 罗心田，等。加味四物汤治疗产后缺乳症107例。湖北中医杂志，1996(3)：14

8. 王乃汉。冬葵滋乳汤治疗缺乳症100例。浙江中医杂志，1996(1)：8

9. 贾冠杰。辨治缺乳57例。新中医，1996(5)：49

10. 黄伏顺。通肝生乳汤治疗产后缺乳61例。陕西中医，1993(6)：252

11. 张莉。通乳丹加减治疗妇女产后缺乳46例。山西中医，1996(3)：18

12. 宁永兰。逍遥散为主治疗产后泌乳障碍分析。安徽中医临床杂志，1995(4)：12

13. 阎荣卫，等。血府血府逐瘀汤治疗产后缺乳。新中医，1990(11)：44

14. 李又刚。催乳立效方。实用中西医结合杂志，1991(4)：238

15. 杜莲英。针灸治疗乳汁缺少症80例小结。中级医刊，1990(1)：59

16. 单宗景。穴位注射治疗缺乳90例。上海针灸杂志，1993(3)：138

17. 胡玉华，等。新妇人大全良方·第一版·北京：中国医药科技出版社，1991.155

18. 成都中医学院妇科教研室主编·中医妇科学·北京：人民卫生出版社，1989.390

19. 年伯臣。中医杂志，1982(8)：47

20. 舒晓春，等。通乳汤治产后缺乳16例。江西中医药，1995(3)：62

21. 孟祥武。产后乳管不通治验。新中医，1996(5)：16

22. 费原子。调肾法治疗泌乳异常。浙江中医学院学报，1990(3)：22

23. 袁忠臣。缺乳验方。湖南中医杂志，1994(2)：26

24. 胡国华。产后恶露不绝对乳汁分泌影响的临床调研。天津中医学院学报，1993(4)：20

25. 哈孝廉。康宫丸防治剖腹产术后无乳症的临床观察。中医医学学报。1994(9)：25

26. 张燕金。增乳膏对乳母泌乳量的影响，福建中医药，1995(1)：13；

27. 张玉芬。益母康冲剂对产后出血与乳汁分泌的影响。中西医结合杂志，1994(1)：44；

28. 刘晓萍。产妇乐合剂治疗产后缺乳400例。北京中医，1995(2)：19

29. 李淑华，菜鸿钧，等。抑生汤治疗乳癖160例临床小结，北京中医学院学报，1991(6)：25

30. 龙家俊。乳块消治疗乳腺增生114例疗效观察，中医杂志，1992(8)：470

31. 王增傲。消乳汤治疗乳腺增生500例，陕西中医，1993(2)：51

32. 白祯祥，白郁仙。乳癖汤治疗乳腺增生病临床观察，1993(4)：17

33. 宋汉章，张青，等。平调消癖汤治疗乳腺小叶增生180例，浙江中医杂志，1994(9)：398

34. 张鲜桃。自拟疏肝解郁汤治疗乳腺增生171例，陕西中医，1994(11)：492

35. 吴胜利，陈建明。治疗乳腺增生症128例疗效分析，上海中医药杂志，1996(1)：26

36. 吴其林，岳松滨。中西医结合治疗乳腺囊性增生病。实用中西医结合杂志，1991(5)：365

37. 杨玉和。中西医结合治疗乳腺增生症120例。实用中西医结合杂志，1992(12)：726

38. 沈海明，等。中西医结合治疗乳腺增生症370例的疗效观察。中医药信息，1993(1)：30

39. 蔡友生。中西医结合治疗乳腺增生症1000例。中西医结合杂志，1993(1)：49

40. 殷敬，郭诚杰教授治疗乳癖经验简介。陕西中医，1990(8)：337

41. 孙景胜，谢珍。针刺乳腺小叶增生52例。针灸学报，1991(4)：34

42. 马俊祥。针刺治疗乳腺增生110例。中国针灸，1992(3)：38

43. 王惠芬，崔玉滢，针药并用治疗乳腺增生 54例，针灸临床杂志，1993，2(3)：30

44. 张耀梅。按摩治疗乳房囊性增生病 13例。按摩与引导，1993(6)：7

45. 王桂英，等。中药内外合治疗乳腺增生 97例。吉林中医药，1993(3)：20

46. 陈鼎。内外合治乳癖 54例。云南中医中药，1995(3)：23

47. 李颖超。中药内服外敷治疗乳腺小叶增生 127例。安徽中医临床，1995(4)：32

48. 陈耀华，等。乳痛贴治疗乳腺增生病 214例。陕西中医，1993(10)：438

49. 王瑞智，乳疾散治疗乳腺增生病 83例。陕西中医，1995(5)：256

50. 苗遂亮。蟾蜍膏治疗乳腺增生病 273例观察。中西医结合杂志，1993(7)：435

51. 赵红军。中药离子导入法治疗乳房囊性增生病 50例。中西医结合杂志，1994(6)：372

52. 李国康。乳核消结汤病灶导入治疗乳腺增生病 120例。中西医结合杂志，1993(6)：361

53. 毛建平。磁片敷法治疗乳腺增生 103例疗效观察。中医药研究，1994(3)：24

54. 张翁杰。RL-I乳腺增生治疗仪治疗乳腺增生 30例。陕西中医，1994(11)：555

55. 陈坚，吴广富。中药理疗治疗乳腺增生性疾病，云南中医中药，1995(4)：24

56. 李去病。大黄虫丸治疗乳腺增生病 66例。陕西中医，1990(4)：163

57. 王启俊，王丽霞。重剂陈皮汤治疗乳腺增生。北京中医，1996(2)：40

58. 贾培林。金桔箍麻籽治疗乳腺增生症。新中医，1991(10)：48

59. 刘勤。单方治疗乳腺增生病。中医研究，1993(3)：30

60. 张宏印，鞠大宏，等。陕西中医学院研究生论文摘要。上海针灸杂志，1995(4)：19

61. 张光丽，陆婉英，等。逍遥散合二陈汤治疗乳腺增生症临床观察。中西医结合杂志，1991(7)：400

62. 林至君。乳腺增生病的辨治思路，中医杂志，1995(8)：494

63. 谢素媛，周旬志，司徒红林。乳腺增生病冷光透照图像与中医辨证

分型关系。广西中医药，1994(2)：10

　　64. 陈尔东，陈艳。乳腺小叶增生症的冷光透照图像分型和施治。中西医结合杂志，1992(5)：313

　　65. 张润清，常淑华。乳房囊性增生的中医分型及近红外线像。北京中医，1995(5)：28

　　66. 姜兆俊，等。姜绍成治疗乳腺炎经验。山东中医杂志，1992(1)：34

　　67. 王国忠，花海兵。中药内外合治急性乳腺炎 103例。浙江中医杂志，1994(4)：163

　　68. 董连华。汗法治疗急性乳腺炎 30例。江苏中医，1992(5)：225

　　69. 陈再兴。麻黄川芎甘草汤治疗早期乳痈26例。浙江中医杂志，1996(5)：207

　　70. 杨际超，赵智，等。公英汤治疗急性乳腺炎 60例，陕西中医，1990(4)：164

　　71. 熊楠华，廖彩森。自拟蒲公英合剂治疗急性乳腺炎的经验小结。江西中医药，1992(2)：11

　　72. 曲文华，于文友。清热化瘀法治疗急性乳腺炎，天津中医学院学报，1995(2)：18

　　73. 金峰。消乳痈汤治疗急性乳腺炎 56例，新中医 1996(2)：53

　　74. 王清华。清、消、下法治疗急性乳腺炎经验谈。福建中医药，1990(3)：30

　　75. 李华春。中草药治疗急性乳腺炎 32例，广西中医药，1993(4)：7

　　76. 陈英，楼丽华。温通法治疗早期急性乳腺炎。浙江中医学院学报，1991(3)：27

　　77. 周玉朱。温通法治乳痈 25例。安徽中医学院学报，1992(4)：38

　　78. 胡昭林。透脓散加味治疗迁延性乳腺炎 12例。北京中医，1996(1)：41

　　79. 张富山。防风通圣散加减治疗急性乳腺炎 113例。中医研究，1992(5)：2

　　80. 李智敏。仙方活命饮加味治疗外吹乳痈 56例。山东中医杂志，1993(5)：17

　　81. 陈支埃。急性乳腺炎的综合疗法。河南中医，1991(1)：37

　　82. 韩贵忠。内外结合治疗乳痈之经验谈。吉林中医药，1993(4)：10

　　83. 唐乾利。加味活络效灵丹治疗乳痈 114例。广西中医药，1990(2)：35

　　84. 张家林。消毒散治疗 73例乳腺炎疗效观察。中西医结合杂志，1992

（10）：632

85. 韩贵忠。内外结合治疗乳痈之经验谈。吉林中医药，1993（4）：10

86. 王国忠，花海兵。中药内外合治急性乳腺炎 103 例。浙江中医杂志，1994（4）：163

87. 何水兴，丁生伟。中西医结合治疗急性乳腺炎。浙江中医学院学报，1994（3）：33

88. 冯立平。舒张法治疗乳腺炎。上海针灸杂志，1990（3）：22

89. 程吉昌。针刺治疗急性乳腺炎 197 例。针灸学报，1990（2）：43

90. 周龙友。针刺治疗乳痈 44 例。针灸学报，1990（1）：31

91. 张秀荣。三棱针点刺治疗急性乳腺炎 258 例。上海针灸杂志，1993（2）：65

92. 梁国玉，关兵。刺血拔罐治疗急性乳腺炎 35 例。中国针灸，1990（7）：41

93. 李建山。刺络拔罐法治疗急性乳腺炎临床观察。针灸临床杂志，1993（4）：41

94. 李自清，张凤艳，等。针刺拔罐抽脓治疗乳痈 553 例临床分析。中国针灸，1990（6）：11

95. 傅建设。按摩肩井穴治疗急性乳腺炎 22 例。浙江中医杂志，1990（11）：525

96. 周恒。捋臂法治疗乳痈 31 例。安徽中医学院学报，1992（2）：封底

97. 陶喜莲，何金明。按摩配合中药治疗急性乳腺炎 48 例。按摩与导引，1992（2）：19

98. 陈步荣。苦黄膏治疗哺乳期乳腺炎。中医研究，1990（2）：41

99. 朴元才。蒲仙矾合剂外敷治疗初期乳痈。浙江中医杂志，1991（8）：356

100. 周连良。内外合治外吹乳痈 154 例。浙江中医杂志，1992（2）：69

101. 司远萍。云南白药外用治愈急性乳腺炎。中医药研究，1994（5）：40

102. 邹传。葱白泥外敷治疗急性乳腺炎。河南中医，1994（4）：56

103. 张先华。蒲公英治疗乳腺炎。四川中医，1991（10）：41

104. 李楠。酒煎海金沙全草治疗急性乳腺炎 36 例。江西中医药，1992（3）：61

105. 张有礼。南天仙子外敷治疗急性乳腺炎。中西医结合杂志，1992（7）：403

106. 陶昔安。土家族动物药用单方选录。中国民族民间医药杂志，1995（3）：45

107. 任芝勤，冯京居。朴硝马齿苋调敷治疗良性乳腺炎。北京中医学院学报，1992(1)：63

108. 闫保祥。瓜公汤治疗乳腺炎。四川中医，1992(2)：46

109. 刘凤兰，陈金亮，等。赤甘汤治疗急性乳腺炎 580例。河北中医，1992(4)：29

110. 梅和平。肺丝汤治疗乳痈。河南中医，1994(2)：51

111. 李淑英，陈学波。半夏葱白栓治疗急性乳腺炎疗效观察。中国实用妇科与妇科杂志，1982(2)：76

112. 樊淳理，郑白林。浅论乳腺增生症及其中医治疗。中医药研究，1992(4)

113. 曾兴云。乳腺增生病辨证施治。陕西中医学院学报，1990(1)

114. 夏步程。谈谈乳腺肿块的辨证论治。中医药研究，1993(2)：36

115. 黄春木，郭丽珠。辨证分型治疗乳癖60例。福建中医药，1991(2)：36

116. 田增光，辨证分型治疗乳腺增生50例。河北中医，1994(5)：25

117. 芮琼。乳腺增生病证治刍议。安徽中医临床杂志，1995(2)：37

118. 陈婉竺。中药治疗乳腺增生病1039例。1994(1)：18

119. 马爱莲，万韬。乳癖的辨治论治体会。河南中医，1992(5)：39

120. 方剑萍，承小敏，章慧忠。中药治疗乳房肿块 600例临床观察。天津中药，1992(2)：9

121. 何任。乳岩与乳癖。浙江中医杂志，1990(3)：97

122. 郑雪君。施梓桥诊治乳疾经验。辽宁中医杂志，1990(4)：12

123. 郭廷赞，郭家兴老中医治疗乳腺病经验。新中医，1990(12)：8

124. 马栓全，等。徐廷素主任医师治疗经验。陕西中医学院学报，1991(1)：13

125. 邹浩生。徐芝银论证乳癖述要。中医药研究，1993(2)：34

126. 童经陆，等。王寿康治疗乳腺增生病经验介绍。光明中医杂志，1994(1)：19

127. 王正炎，王鸿彬老中医治疗乳癖经验。国医论坛，1996(1)：23

128. 张学颖。汤坤标运用消癖散结汤治疗乳腺增生经验。山东中医杂志，1996(5)：226

129. 林至君。乳腺增生症的辨治思路。中医杂志，1995(8)：949

130. 彭芷美。逍遥散加减治疗乳腺增生病107例。江西中医药，1990(1)：35

131. 张金兰。逍遥散为主治疗乳腺增生 42例观察。中西医结合杂志，

1990(12): 731

132. 吴国忠。丹芩逍遥煎治疗乳腺小叶增生117例分析。上海中医药杂志，1994(7): 7

133. 王春河，等。逍遥蠲癖汤治疗单纯乳腺上皮增生症 82例。河北中医学院学报，1996(1): 21

134. 周建华。逍遥蒌贝散加味治疗乳腺增生症 82例。吉林中医药，1994(3): 28

135. 弭阳。神效瓜蒌散治疗乳腺增生病 128例。湖南中医杂志，1993(1)

136. 蔡长友。中药治疗乳腺增生症700例，陕西中医，1991(12): 533

137. 李新华。海藻玉壶汤加减治疗乳腺增生 36例。山东中医杂志，1993(3): 20

138. 梁宏正。梁剑波运用复元通气饮治疗乳腺增生经验。新中医，1996(4): 4

139. 张艳，崔致然。复元活血汤加味治疗乳腺增生病 80例。陕西中医，1994(1): 52

140. 王玉章，消癖糖浆治疗乳腺增生 70例。北京中医，1990(4): 24

141. 康中英。消核片治疗乳腺增生症远期疗效观察。四川中医，1992(7): 9

142. 卓斌。乳核冲剂治疗乳腺增生 280例临床总结。中医杂志，1992(9): 550

143. 周文隆，还精煎治疗乳腺小叶增生症 80例。中国中西医结合杂志，1993(8): 457

144. 陈红凤。乳块消冲剂治疗乳腺增生病80例临床观察。浙江中医杂志，1993(9): 404

145. 魏琳，黄伟。乳痈汤治疗乳腺囊性增生 100例。陕西中医，1990(5): 212

146. 陈英，楼振华，等。散结消肿汤治疗乳腺增生症100例。浙江中医杂志，1990(8): 372

147. 熊小明，全蝎治疗乳癖60例，江西中医药，1994(1): 61

148. 周瑞求，复方蒲公英药膏外敷治疗急性乳腺炎 43例，江西中医药，1994(3): 55

149. 刘健，乳痈单方治验，浙江中医杂志，1990(1): 7

150. 何胜林。湖北中医杂志，1993，（5）：18

151. 姚尚龙，杨磊．疼痛治疗学进展．华中医学杂志，2007，2：73 – 74.7

152. 吴西英，邱翠竹．产后康复按摩对产妇身心健康的影响研究．现代护理，2007，13（22）：2064 – 2066.

153. 毛德身．按摩疗法促进睡眠．新乡医学院学报，2004，2：89.

154. 顾铁，赵桂琴，郑志，等．按摩治疗产后缺乳130例疗效观察．按摩与导引，2002，2：54 – 55.

155. 黄丽红，钟翠芳，周维，等。 足部按摩对产后生殖系统康复的研究．中华现代中西医杂志，2003，5：45 – 50.

156. 雷秋模。实用乳腺病学，人民军医出版社，2012，530–536.